Women's Health
EL GRAN LIBRO DE PILATES

Grijalbo

La información de este libro pretende ser un complemento, no sustituir un adecuado régimen de ejercicio. Todos los tipos de ejercicio conllevan algún riesgo inherente. Los redactores y editores advierten a los lectores que estos deben aceptar toda la responsabilidad sobre su seguridad y conocer sus límites. Antes de poner en práctica los ejercicios de este libro, hay que asegurarse de que el equipo está en buenas condiciones y no correr riesgos que vayan más allá del nivel de experiencia, aptitud, entrenamiento y estado de forma.

Los programas de ejercicios y dietas de este libro no pretenden sustituir ninguna otra rutina o régimen alimentario que haya sido prescrito por un médico. Como ocurre con todos los programas de dietas y ejercicios, el lector debe contar con la aprobación médica antes de empezar. Las menciones de compañías, organizaciones y autoridades específicas presentes en este libro no implican el visto bueno del autor ni del editor, ni tampoco que estas apoyen el libro, al autor o al editor.

Las direcciones de internet y los números de teléfono que se dan en este libro eran exactos en el momento de su impresión.

Título original: *The Women's Health Big Book of Pilates*

Primera edición: abril de 2017

© 2013, Rodale Inc.
Versión española © 2017, Motorpress Rodale, S.L. España
Publicado por acuerdo con Rodale Inc. Emmaus, PA, EE.UU. y Motorpress Rodale, S.L. España
© 2017, Penguin Random House Grupo Editorial, S. A. U.,
Travessera de Gràcia, 47-49. 08021 Barcelona
© 2017, Concepción Rodríguez, por la traducción

Printed in Spain - Impreso en España

Diseño de libro: Laura White
Fotografías: Beth Bischoff
Con la excepción de la imagen de Joseph Pilates en página 2 que es de © Getty Images/Susan Schiff Faludi
Estilismo: Marysol Ortiz
Peluquería/Maquillaje: Anja Grassegger y Misuzu Miyake

ISBN: 978-84-16449-84-2
Depósito legal: B-4.926-2017

Impreso en Soler Talleres Gráficos
Esplugues de Llobregat (Barcelona)

DO 49842

Penguin
Random House
Grupo Editorial

Contenido

Introducción

Desde niña me inculcaron lo importantes que eran la salud y el estado de forma. Era la más pequeña de seis hermanos amantes del deporte, y mi padre aparecía en el almanaque estadounidense gracias a sus proezas en el campo del atletismo. En mi casa, el buen estado físico se daba por sentado. El hecho de que mi padre trabajara en el sector de la electrónica médica y hablara a diario y de forma apasionada sobre la capacidad del cuerpo para curarse a sí mismo también dejó una fuerte impresión en mí. Aprendí desde muy joven que nuestro cuerpo es una entidad milagrosa que en ocasiones necesita nuestra ayuda y nuestra guía y, en otras, lo que precisa es que nos desentendamos del asunto y le dejemos hacer su trabajo.

Cuando tenía once años, a mi madre le diagnosticaron esclerosis múltiple progresiva. Los siguientes veintiséis años que pasamos juntas me permitieron ver el «otro» lado de la salud y el estado físico. Pasamos años con tratamientos alternativos, incontables horas en consultas fisioterapéuticas y, en sus últimos años, realizamos juntas sesiones esporádicas de pilates. A pesar de que mi madre no podía mover la pierna izquierda, tenía muy poco control sobre su mano izquierda y sufría una escoliosis tan grave que las costillas derechas inferiores descansaban sobre el hueso de la cadera, siempre conseguíamos idear imaginativas sesiones de pilates que incrementaban su fuerza (¡unos abdominales increíbles!) y mejoraban su limitada circulación. Lo mejor de todo era que las sesiones hacían que ella se sintiera más fuerte, tanto física como mentalmente. Aquellas sesiones nos resultaban de lo más gratificantes a ambas, y me dieron la confianza necesaria para reconocer el poder del espíritu humano.

Puesto que deriva de dos seres humanos increíbles, mi genética es una extraña mezcla. Por un lado, poseo el físico y la complexión atlética de mi familia paterna pero por desgracia también padezco asma, alergias, una mala circulación y un trastorno del tejido conectivo, heredados de la familia de mi madre. Considero que cada parte de mi herencia posee dones únicos, y practicar pilates me ha ayudado a vivir con ellos y a apreciarlos. Creo sinceramente que en la vida nos dan lo que necesitamos. Si luchas contra los elementos de tu propio cuerpo, de tu salud o de tu vida, es fundamental aceptar esa lucha como lo que mi sabia maestra espiritual denominaba «incómodas oportunidades para progresar». Con esto no pretendo negar la presencia del dolor, pero cuando ves los obstáculos como oportunidades, ¡todo el paradigma cambia! El pilates puede ayudarte a conseguirlo.

Yo descubrí el pilates a los veintitantos años. Por aquel entonces, me había autoproclamado una «rata de gimnasio»: estaba fuerte y sana, me encantaban las pesas, la cinta y las clases de step. Pero los desafíos de las clases de pilates me bajaron los humos. De pronto, me encontré entrenando desde un misterioso y profundo lugar denominado «centro vital», y aquello me resultó complicado y entretenido a la vez. Puesto que no podía permitirme clases particulares de pilates con aquel exótico y tentador equipamiento, me conformé con asistir a todas las clases de grupo que me fuera posible.

Después de unos meses ya sentía una enorme transformación, y acabé ante la puerta del Drago's Gym, en manos de la mismísima primera dama del pilates, Romana Kryzanowska. Romana, que ya tenía más de setenta años, daba clases todas las mañanas religiosamente de siete a una. Puesto que había sido la protegida de Joseph Pilates (él la llamaba «mi discípula más aplicada»), Romana estaba llena de conocimientos, historias, entusiasmo y empeño. Yo sabía que aquel era el lugar donde debía estar. El Drago's fue mi hogar durante años, y yo me convertí en la sombra de Romana para absorber su pasión y su dedicación en la medida que pudiera.

Lo que aprendí con Romana sobre pilates va mucho más allá de la utilización de accesorios como los muelles y las correas. Romana me enseñó lo que son la autenticidad, la lealtad, la jovialidad, la diligencia, la maestría y el aliento, a aprovechar la intuición y la imaginación, a dar órdenes con amabilidad, a empujar con positividad y a ser creativamente compasiva. Todas estas cualidades sirven asimismo para describir cómo practico el pilates a nivel personal, ¡y espero que sirvan también para describir cómo lo practicas tú cuando utilices este libro!

Te contaré un pequeño secreto: todos estamos en guerra con nuestro cuerpo. Como profesora de pilates, siento aún más presión por parecer «perfecta». De hecho, no conozco a ningún modelo, bailarín o instructor que no sea duro consigo mismo o que no haya tenido algún tipo de trastorno dismórfico corporal. Ya seamos delgados, con los abdominales marcados o ninguna de esas cosas, todos tenemos algo que mejorar. Todos somos proyectos en curso, sin terminar. Donde estás ahora no es donde estuviste ni donde estarás; es el presente. Cuanto más te familiarizas con esa idea, más fácil resulta olvidarte del tema y divertirte un poco. Acabar con un cuerpo «perfecto» o no en realidad importa bien poco; no te obsesiones con el resultado ¡y te sorprenderá la transformación que experimentarás!

Muchas veces digo: «El pilates es tan bueno como lo sea el profesor». Pero ¿sabes una cosa? ¡La auténtica profesora eres tú! Mi papel es ser tu guía, tu animadora y, con un poco de suerte, tu inspiración. El pilates me ha ayudado con el asma, con dos embarazos (y dos partos), con una operación cardíaca y con los altibajos emocionales de la vida. Es el pegamento que me mantiene unida. Hoy, siento la misma pasión por el pilates que sentí en mi primera clase, incluso más. Es para mí un inmenso honor conocerte al comienzo de tu propio camino. Con el pilates avanzarás hacia tus objetivos individuales con fuerza, humor, compasión... ¡Y un montón de sudor! Tu cuerpo es un lienzo increíble y moldeable: si decides coger los pinceles, habrá pocas cosas que te impidan crear y descubrir la auténtica obra de arte que eres en realidad.

BROOKE

Sé fuerte y entra en tu propio cuerpo; pues allí es firme tu asidero.

¡Piénsalo detenidamente!

¡No vayas a ningún otro lugar!

[...] Rechaza toda imaginación y fortalécete en lo que eres.

KABIR, poeta místico, 1440-1518

¿Qué es el pilates?

«Puedes resumir lo que es el pilates
con estas palabras:
estiramiento con fuerza y control.
Y la parte del control es la más importante,
porque te obliga a utilizar la mente.»
ROMANA KRYZANOWSKA,
discípula de Joseph Pilates

Seguro que has oído grandes cosas sobre el pilates, has visto los vientres tonificados y has leído numerosos artículos en las revistas. El pilates se ha convertido en uno de los métodos favoritos de todo el mundo para ponerse en forma. Todas las celebridades del planeta lo han probado y lo han recomendado. Todas las supermodelos han utilizado el pilates para volver a las pasarelas muy poco después de dar a luz. Todos los atletas y equipos deportivos han incorporado el pilates a sus regímenes de entrenamiento ganadores. En resumen: ¡El pilates es lo más! Pero... ¿qué es exactamente?

¿Qué es el pilates?

Cuando conocí el pilates a principio de los noventa, llevaba practicándose cerca de setenta años. El apogeo inicial incluyó la apertura de un estudio en los famosos grandes almacenes Henri Bendel de Nueva York, a mediados de los años sesenta. Pero en 1994 yo no había oído hablar de él (ni el 99 por ciento de la población restante, con la excepción quizá de los bailarines). Mis primeros años como instructora de pilates consistieron fundamentalmente en enseñar a personas que querían hacer lo que ellas denominaban «el pilates».

«Es un hombre —les decía yo—. Se trata del nombre del fundador, Joseph Pilates.» (Y solo «Joe» o «tío Joe» para quienes lo conocían.) Siempre estuve convencida de que se pronunciaba Pi-la-tes, como se lee, y reconozco que me hacían bastante gracia las distintas pronunciaciones que he oído a lo largo de los años. «¿Pai-lat-is?» Mmm... no. «¿Puleidis?» No, no. «¿Paileits?» Lo siento, pero no. Y ahora, en un irónico giro del destino, la propia sobrina de Joseph, Mary Pilates, ha aclarado que en realidad se pronuncia Pi-LOTTS. ¿Cómo no voy a sentirme estúpida? Eso demuestra que el proceso de aprendizaje no termina nunca. En cualquier caso, mientras los estadounidenses sigan llamando al cruasán «cru-sont», yo puedo seguir llamando al método pi-la-tes (¡con mis disculpas a la familia pi-LOTTS!).

Hoy en día, la palabra «*pilates*» se utiliza en general para describir movimientos que involucran la faja abdominal. La clase a la que asistes en el gimnasio o estudio puede ser alguna variante del programa original de Joseph Pilates. Cuando la gente me cuenta lo mucho que le gusta el pilates, sonrío y asiento educadamente al tiempo que me pregunto qué estará practicando en realidad... Para ser justa, me alegro por ellos, tanto si lo que hacen es pilates como si no. Si eso consigue que te muevas de forma inteligente y que tu cuerpo cambie a mejor, ¡no dudes en seguir haciéndolo! No obstante, normalmente puedo distinguir un verdadero cuerpo pilates a diez pasos de distancia. No es solo por el tono ni por las proporciones físicas: un cuerpo pilates posee una energía y una fuerza particulares. Si bien existen muchas

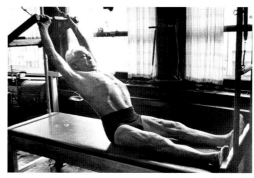

Joseph Pilates

maneras de posicionar el cuerpo a las que llaman pilates, solo hay una filosofía verdadera.

El hombre tras el método

Cuanto más leo sobre la ideología de Joseph y su carácter, cuanto más observo sus movimientos en las grabaciones de archivo, más hondo me cala el alma este método único. Hay un aura especial en todo lo que rodea a Joseph y su trabajo, y he recopilado una breve historia basada en los años de anécdotas que me contaron mi maestra, Romana, y también otros discípulos (los discípulos son la primera generación de maestros que estudiaron con Joseph y Clara Pilates; en otras palabras, los que aprendieron de primera mano las técnicas y principios del método). Con un poco de suerte, lo que viene a continuación arrojará algo de luz sobre los motivos que impulsaron a este hombre multifacético y aclarará cómo llegó a desarrollar lo que hoy día se conoce simplemente como «pilates».

Joseph Hubertus Pilates nació en Alemania en 1883. Su infancia estuvo plagada de achaques como el asma y el raquitismo (debilidad ósea debida a la falta de vitamina D), y sufrió a menudo las burlas de otros niños debido a su falta de fuerza física. Harto de ser el típico «enclenque», Joseph tomó la decisión de echarle agallas y mejorar su aspecto físico: empezó a practicar deportes, sobre todo gimnasia, lucha cuerpo a cuerpo, boxeo y autodefensa. Según se dice, un médico de la familia le regaló un viejo libro de anatomía y Joseph empezó a memorizar los músculos del cuerpo humano y a estudiar los movimientos de los animales. Por lo visto, trabajó su cuerpo hasta tal extremo de excelencia que en cierto momento le pidieron que posara como modelo para los carteles de anatomía que se colgaron en su estudio de la ciudad de Nueva York muchos años después. ¡Menudo desquite!

Cerca de su trigésimo cumpleaños, Joseph se trasladó a Inglaterra para avanzar en sus objetivos pugilísticos y, según algunos, trabajó incluso como instructor de autodefensa para los detectives de Scotland Yard. En 1914, recorrió Inglaterra con su hermano Fred aprovechando su físico ideal para trabajar como estatua griega viviente en un circo alemán. Cuando comenzó la Primera Guerra Mundial, fue internado como «enemigo extranjero» en un campo de prisioneros inglés. Puesto que jamás se rendía, siguió enseñando lucha cuerpo a cuerpo y autodefensa en el campo, y desarrolló una secuencia de ejercicios que se conoce hoy día como «Pilates de suelo» y que Joseph denominó «Contrología». (Más tarde aseguró que sus alumnos abandonaron el campo mucho más fuertes que al entrar, y que ni uno solo de los prisioneros que siguieron su régimen de Contrología enfermó de gripe durante la pandemia de 1918, ¡que mató a unos cincuenta millones de personas en todo el mundo!)

Joseph fue trasladado a otro campo, pero continuó trabajando con sus compañeros prisioneros. Encontró trabajo en una especie de instalación hospitalaria y se convirtió en algo parecido a un terapeuta deportivo para los soldados postrados en cama. Uniendo los muelles del somier al armazón de la cama, Joseph ideó una forma de sujetar las extremidades de los pacientes que los ayudaba al mismo tiempo a fortalecerlas y movilizarlas sin que tuvieran que levantarse de la cama. Esta genial idea fue la piedra angular del magnífico e intrincado sistema de Contrología, y el comienzo del uso de aparatos.

Joseph pasó los seis años siguientes en Alemania, utilizando su Contrología para entrenar a la policía militar y a los boxeadores, entre los que se contaba la prometedora estrella Max Schmeling (¡que ganó el campeonato del mundo de los pesos pesados en 1930! No está nada mal). Luego se trasladó a Nueva York en 1926, seguramente siguiendo el consejo de sus poderosos amigos boxeadores, que querían que Joseph compartiera su revolucionario método. Se instaló en un gimnasio de boxeadores en medio de

¿Qué es el pilates?

Manhattan, cerca del Madison Square Garden original y cerca también de los centros de entrenamiento de muchos atletas y bailarines. Hubo famosos coreógrafos y bailarines que no solo estudiaron con Joseph, sino que empezaron a enviarle a los bailarines lesionados para que los rehabilitara. Romana Kryzanowska, una bailarina que ya sobresalía en la escuela del coreógrafo Balanchine a la tierna edad de diecisiete años, fue a que la curara «el tío Joe» y no solo salió transformada, sino que al final heredó su estudio.

Un legado duradero

Buena parte del motivo por el que el pilates no se ha perdido es que Joseph documentó fielmente su trabajo con fotografías, textos y grabaciones (le gustaban mucho las fotografías y las grabaciones del «antes y después», en las que sus alumnos mostraban las mejoras en sus «deformaciones»). La otra razón es el dedicado trabajo de los alumnos de Joseph (¡y el de los instructores afortunados, como yo!), que han continuado su legado con orgullo.

Desde la época en la que llegó a Nueva York hasta su muerte en 1967, Joseph y su compañera Clara —junto con la órbita de estudiantes-convertidos-en-maestros—, enseñaron a incontables clientes, alumnos y maestros este increíble método que reforma cuerpo y mente y que nosotros hoy en día denominamos simplemente «pilates». Joseph siempre tuvo motivos para sentirse orgulloso, pero, al igual que a muchos otros genios, ¡solo se le reconoció el mérito tras su muerte! Salvo por algún breve brote de popularidad, pasó sus primeros cuarenta y cinco años en Nueva York como un genio marginal conocido sobre todo por los artistas y los bailarines que habían sufrido alguna lesión.

Y si bien Joseph murió sin llegar a ver los frutos de su labor utilizados y apreciados en la medida en que deseaba, sabía muy bien que un día el mundo «lo entendería».

Así pues, no terminemos la historia del querido Joseph explayándonos en la ignorancia de nuestros ancestros; en lugar de eso, celebremos el excitante progreso que hemos conseguido en la salud y el bienestar en los últimos cuarenta años. Un brindis por Joseph... ¡Me alegro muchísimo de que tuviera razón!

Controlología, la ideología detrás del movimiento

Si bien Joseph desarrolló su método a lo largo de toda su vida, siempre se refirió a él como el arte y ciencia de la Controlología, un término que acuñó para describir el «control de la mente sobre los músculos». Los principios de la controlología están presentes en todos los ejercicios del sistema pilates, ya se realicen con equipamiento o no. Y si bien este libro se centra sobre todo en la parte menos relacionada con los muelles del sistema de Joseph, el objetivo de todos los ejercicios de la Controlología sigue siendo el mismo: desarrollar cada músculo del cuerpo «adecuada y científicamente» a fin de mejorar la circulación sanguínea, maximizar la fuerza muscular e incrementar la resistencia. Según él, esto se alcanza «consiguiendo que la mente controle por completo el cuerpo»... Bueno, resulta más fácil decirlo que hacerlo. Pero es posible.

Joseph publicó un libro en 1945 titulado *Return to Life through Contrology* («Regreso a la vida a través de la Controlología»), con el deseo de que sirviera como antídoto a las «horribles» condiciones de vida en la era moderna. En el libro, describe 34 ejercicios de la serie de esterilla que pueden aprenderse y practicarse «sin salir de casa» (¡lo mismo que los ejercicios de este libro!). Joseph no esperaba (ni deseaba) que la gente aceptara sus creencias sin cuestionárselas. De hecho, nos desafió a todos a comprobar si estaba en lo cierto, por nuestro bien... ¡y por el de toda la humanidad! Sí, era así de apasionado.

Recuerda que Joseph nos arrojó el guante fortaleciendo su propio cuerpo, frágil y enfermo, mediante el autoestudio y el movimiento consciente. Demostró que podía hacerse. La Contrología es un método de constancia, fortaleza y victoria ante las adversidades. No fue concebido como un medio meditativo, ni como un sistema de estiramientos suaves, como mucha gente cree erróneamente. La idea que sustenta cada movimiento eleva el trabajo del pilates mucho más allá de los meros ejercicios repetitivos y lo sitúa en su propia rama de la educación física.

La Contrología fue ideada como un método de reacondicionamiento, para que tanto el cuerpo como la mente funcionaran a pleno rendimiento. El pilates pretende ser la base física sólida en la que se apoyen todas tus demás actividades. Tanto si lo que pretendes es mejorar la energía a lo largo del día como si deseas incrementar el rendimiento en un determinado deporte, el pilates te llevará a un nivel superior. Lo que Joseph quería era darte la capacidad de cuidar de ti misma. Otorgaba más importancia a la inteligencia que al músculo. Quería que el cuerpo se moviera en todas las direcciones en las que un cuerpo puede moverse, pero con control. Quería que trabajáramos todo lo que hay entre los dedos de los pies y la coronilla, con columnas vertebrales largas y flexibles y centros fuertes y estables. Quería que mejorásemos nuestra circulación para activarnos y revitalizarnos, y para evitar que enfermáramos. Quería que prestáramos atención a nuestra respiración, nuestros movimientos, nuestra forma de dormir y de sentarnos. Quería que nos comprometiéramos a estudiarnos, que descubriéramos nuestros malos hábitos y que comprendiéramos nuestra capacidad inherente para cambiar aquello que no funciona. Nada escapaba a la Contrología, y, si se estudia con diligencia, Joseph prometía que esta crearía mentes, cuerpos y vidas realmente eficientes. ¡Así que vamos a prepararnos para trabajar en serio!

Cómo te cambiará la vida con el pilates

A lo largo de los años, he tenido la gran suerte de enseñar a centenares de alumnos. Me he quedado sobrecogida al ver lo mucho que se comprometían con la transformación no solo de sus cuerpos, sino de toda su persona. He visto a algunos desarrollar el coraje necesario para tomar decisiones vitales de las que no habrían sido capaces de no haberse visto apoyados por su fuerte cuerpo pilates. Resulta extraño decirlo, pero ¡puedo dar fe de la capacidad que tienen algunos giros y movimientos bien ejecutados para cambiarte la vida! A esto es a lo que debes aspirar.

Transformarás tu cuerpo

Cuando empecé a asistir a clases de pilates, ya me sentía fuerte, y además estaba en un extraordinario estado de forma cardiovascular. Sin embargo, medía 1,80 de estatura y todos esos músculos que había fortalecido en el gimnasio solo servían para hacer que me sintiera grande y torpe, y también algo masculina. Lo más asombroso era que, cuanto más practicaba el pilates, más fuerte me sentía, pero también más elegante y coordinada, y también más sensible a las necesidades de mi cuerpo. Al igual que un formidable Baryshnikov, me sentía ligera y capaz de saltar enormes edificios de un solo brinco. Podía mover mi cuerpo con una nueva rapidez y, lo mejor de todo, lo controlaba por completo.

Podría decirse que Joseph nos echó una reprimenda importante y positiva. Le horrorizaba nuestra sumisión al sedentarismo del modo de vida «moderno» y nuestra pasividad mental ante la responsabilidad de cuidar nuestro propio cuerpo. ¡Tiemblo al pensar lo que habría dicho sobre la generación de la comida basura y los videojuegos! El cuidado de nuestro cuerpo implica ejercer control sobre él, y, para tenerlo, se necesita consciencia, es decir, debes escuchar tu cuerpo y comprender lo que intenta decirte. Cuanto más practicas este arte, mejor se te da descifrar los mensajes. Yo siempre he creído que los dolores y sensaciones de mi cuerpo son como mensajeros tras tu puerta: primero llaman, después golpean ¡y al final la derriban a golpes! (Advertencia: No escuchar a tu cuerpo puede ser muy malo para tu salud.)

Al realizar ciertos movimientos y prestar atención a la reacción de tu cuerpo, ganarás fuerza, tonificarás la silueta y serás capaz de notar el estrés, la tensión, la indigestión, las cefaleas, los dolores, los achaques, las rigideces y la falta de energía; todos ellos síntomas que identifican posibles problemas de salud. Cuanto más practiques, más «control» tendrás y mejor te sentirás con tu cuerpo. Y no por lo que la báscula (o tu jefe, o tu compañero) dice de ti: te sentirás más poderosa gracias al haber tomado consciencia de tu propio cuerpo.

> «Una buena sesión masajeará todo tu cuerpo de dentro afuera. Al final, te sentirás fresco y revitalizado. Te sentirás mejor, tendrás mejor aspecto y dormirás mejor. El pilates es más que un método de ejercicios; es un estilo de vida.»
>
> JAY GRIMES,
> discípulo de
> Joseph Pilates

«Conectar con nuestro cuerpo es aprender a confiar en nosotros mismos, y eso otorga poder.»

MIRKA KNASTER, autora del libro *Discovering the Body's Wisdom* («Descubrir la sabiduría del cuerpo»)

Transformarás tu mente

El pilates te ayuda a utilizar las tres C para afinar la mente y llevarte allí donde quieras en el mundo del fitness: concentración, control y compromiso.

CONCENTRACIÓN

La belleza del pilates reside en que, a pesar de que te obliga a utilizar la mente de forma activa, también te permite desconectar de las preocupaciones del mundo. Mientras lo practicas, nada es tan importante como la tarea que tienes entre manos. El pilates se convierte en su propia «meditación en movimiento», y tu mente se calma cuando le permites concentrarse en una o dos tareas en lugar de en veinte. No te equivoques, se trata de una escapadita de trabajo. La precisión de los movimientos requiere toda la capacidad cerebral, pero trabajar en la coordinación para realizar los movimientos es pan comido para tu mente. Cuando enseño y practico el pilates, me resulta útil repasar en mi mente las imágenes de los vídeos de estilo militar de Joseph (que ahora, por suerte, están disponibles para todos en YouTube). Eso me recuerda que este método es una búsqueda atlética de dominio muscular que requiere una intensa concentración mental.

CONTROL

Nunca se me ha dado bien esquiar; no me gusta congelarme el trasero mientras intento repasar la técnica. Pero una vez accedí a ir a Utah a una excursión de esquí con mis primos. El primer día fue... bueno, horrible. Lo peor no era el frío, sino mi absoluta torpeza; los esquís, los guantes y los bastones moviéndose hacia todos los lados. Enganché un bastón en el esquí de mi compañero de silla y, al salir, envié al pobre

desconocido directo al bosque (si estás por ahí, ¡lo siento muchísimo!). Aquella noche me fui a dormir cansada y frustrada, y juré que pasaría más tiempo en la cabaña al día siguiente, pero ocurrió algo extraño. Soñé que esquiaba... y que me gustaba; me sentía cómoda y capaz mientras me deslizaba por las pendientes con facilidad. Me desperté entusiasmada y ¿sabes una cosa? ¡Esquié! Por supuesto, no me convertí en una candidata a los juegos olímpicos, pero mis primos me llevaron a algunas pistas negras y me divertí de verdad... ¡porque podía hacerlo!

El pilates cambia tu forma de pensar respecto al movimiento. A medida que progresas, reconoces que la mente puede conseguir que tus músculos respondan como pequeños soldaditos, ¡de la manera exacta que tú deseas! Eso es tener mucho poder. Pero primero debes chocar los talones tres veces y creer que puedes hacerlo. El pilates dice: ¿Quieres ese cuerpo? Pues crea ese cuerpo. Sí. ¡Puedes hacerlo!

¿Estás fortaleciendo tus músculos oculares poniendo los ojos en blanco ante mi optimismo? Genial, ¡entonces funciona!

COMPROMISO

A todas aquellas de vosotras con fobia al compromiso, ¡hola y bienvenidas! Yo misma estoy en vías de recuperación y admito que mis relaciones amorosas con las cosas nuevas, aunque apasionadas, han sido muy cortas. Sin embargo, aquí estoy, casi veinte años después de mi primera lección de pilates, y más comprometida que nunca con el método. ¿Cómo ha ocurrido algo así? Bueno, la verdad es que soy una persona muy decidida. Cuando algo se me mete en la cabeza, no es fácil hacerme cambiar de opinión (¡pregúntaselo a mi marido!).

¿Qué es el pilates?

El compromiso comienza con la determinación a tener éxito... y cuando obtienes resultados positivos, te enganchas.

Cuando decides salir con alguien, te muestras abierta, positiva y llena de esperanzas de futuro. Por supuesto, todo empieza con la primera cita: si sale bien, quedas para otra, y luego otra, y otra, y así la relación se fortalece. De modo que la pregunta es: ¿te atreves a salir con el pilates? Considera esto como una proposición extraoficial de Joseph: «Cambia de mentalidad ahora mismo y convéncete de que realizarás los ejercicios de Contrología durante 10 minutos por sesión sin fallar. Por asombroso que parezca, una vez que recorras el camino de la Contrología hacia la salud, alargarás inconscientemente tus paseos de 10 a 20 minutos o más sin darte cuenta siquiera».

Él pedía que la gente se comprometiera a realizar los ejercicios cuatro veces a la semana durante tres meses para poder experimentar de verdad los beneficios del método. En esencia, lo que quería en realidad era que llegaran a conocer el pilates. Resulta difícil comprender lo mucho que puede mejorar tu estado físico hasta que lo pruebas. Una vez te atrapa, es incluso más difícil, si no imposible, abandonarlo del todo. Y a medida que tu compromiso crece, los resultados mejoran de manera exponencial.

Transformarás tu espíritu

Puede que te haya sorprendido ver la palabra «espíritu» en un libro de pilates, porque piensas que este último se centra en los abdominales y, bueno, no estamos hablando de yoga, después de todo. Si bien el elemento espiritual del pilates se sitúa en un segundo plano con respecto al físico, Joseph pretendía sin duda alguna que trabajáramos nuestro ser interior tanto como nuestro tronco. Creía que la trinidad del bienestar físico, la calma mental y la paz espiritual nos permite alcanzar la felicidad.

ENTONCES ¿CÓMO NOS ILUMINA EL PILATES?

Conexión

Si bien la práctica del pilates es sin duda física, también es mental, emocional y profundamente intuitiva, si permites que lo sea. Durante el tiempo que llevo practicando pilates en mi esterilla, este se ha convertido en una forma sagrada de observar mi interior y comprobar cómo están mis sentimientos y sensaciones. Antes de que me operaran del corazón, utilizaba el pilates a diario como una forma de meditación en movimiento con la que despejarme la cabeza y superar cualquier resquicio de miedo que quedara en mi cuerpo. ¿Por qué pilates en lugar de una meditación relajada? Para mí, los movimientos del pilates resultan revitalizantes y reconfortantes a un tiempo. El hecho de estar tan familiarizada con los ejercicios me permite desconectar los mensajes del cerebro y centrarme en mi parte emocional. Joseph Pilates quería que los movimientos en la esterilla se practicaran hasta el punto de realizarlos con maestría a nivel subconsciente, de modo que la conexión con nuestro cuerpo no disminuyera, sino que abarcara la conexión con el resto del mundo. A fin de cuentas, conectamos los unos con los otros, igual que con nosotros mismos, de muchas maneras, y no solo físicamente. El compromiso que hemos tomado con nuestra salud y nuestro bienestar nos conecta a todos en un espíritu universal de la humanidad.

«En mi experiencia, tanto en el estudio de Joseph como en mi trabajo, el método funciona con la gente que está dispuesta a realizar un compromiso mental. El principio se remonta hasta Joseph, hasta la Contrología, que asegura que la mente controla el cuerpo. Si una persona no quiere involucrar su mente, no conseguirá mucho más de lo que consigue con otra cosa. Los beneficios solo los recibe la persona dispuesta a comprometerse con el trabajo. A medida que el cuerpo mejora, el espíritu parece mejorar, y la sensación de adaptación con nosotros mismos y, con el mundo, mejora.»

BRUCE KING, discípulo de Joseph Pilates

OTRO APUNTE SOBRE EL ESPÍRITU

He oído muchas historias sobre la «habitación trasera» del estudio de Joseph, donde, si te sentías depre, él te daba un chupito de aguardiente o un arenque ahumado.

Joseph no dedicó mucho tiempo en sus enseñanzas ni en sus escritos publicados a definir cómo nos conecta el ejercicio con su idea del espíritu, así que yo lo dejaré en manos de Mary Bowen, una de las discípulas que trabajó el pilates con Joseph y Clara y que ha enseñado y practicado el método durante casi cincuenta años: «En mi experiencia, el método pilates que he practicado, enseñado y observado contiene siempre una inspiración y un optimismo espiritual que proceden del ejercicio. Además, el espíritu está en todas partes, ¿no es así? El cuerpo es un hogar para el espíritu. Joseph y Clara Pilates lo sabían y lo vivieron».

Respirar

Me encanta la extraña relación que existe entre la respiración y el espíritu. La palabra latina para «espíritu» (*spiritus*) significa en realidad «respiración», y a mí me gusta decir que inhalar es inspirarte con aire. Si nunca antes te has parado a pensar en tu respiración, no eres la única. Hace tiempo escuché un programa de radio cuyo tema de conversación era «10 trucos para sentirte más feliz este año». Uno de los trucos era concentrarse en la respiración durante un minuto al día. Uno de los presentadores protestó: «Vaaaaya, ese no lo conseguiré nunca; no soy tan zen». No pude evitar echarme a reír ante semejante tontería: algo que hacemos alrededor de veinte mil veces al día... ¡es demasiado zen! ¿Sabes una cosa? No es zen, ¡es fitness! ¡Es vida!

Confieso que solo cuando empecé a estudiar anatomía en un centro educativo llamado Breathing Project (Proyecto respiración, y sí, ¡existe de verdad!) y descubrí hasta qué punto la respiración domina los movimientos (lo que resulta terriblemente irónico para una profesional del fitness asmática) me permití investigar las conexiones más profundas. La respiración no consiste solo en llenar nuestros cuerpos de oxígeno para ayudarnos a girar y a mantener distintas posturas. Creo que nuestra reticencia a concentrarnos en la respiración deriva de la secreta sospecha de que eso sacará a la luz emociones no resueltas como el miedo, el sufrimiento, la ansiedad o el desengaño. Esas emociones se quedan atrapadas en nuestro cuerpo mediante distintos patrones musculares de tensión, y se nos da bastante bien pasar por alto sus señales.

La concentración en la respiración, combinada o no con el movimiento, puede ser una linterna que ilumine los rincones más oscuros de nuestros patrones subconscientes, ya sean físicos, mentales o emocionales. A su vez, combinar la respiración consciente con movimientos y emociones conscientes se convierte en un vehículo increíblemente poderoso que nos impulsa hacia una conexión más profunda con nuestro espíritu.

Felicidad

Si controlar nuestra respiración puede ayudarnos a conectar mejor con nosotros mismos y el mundo exterior, la felicidad procede de aceptarnos a nosotros mismos, ya sea aceptarnos tal y como somos o quizá a reconocer que ha llegado el momento de cambiar. Cuando Joseph Pilates dijo: «Un buen estado de forma física es el primer requisito de la felicidad», no hablaba de meternos en unos vaqueros ajustados. Si no te sientes bien con tu cuerpo, mente o espíritu, ¿cómo vas a sentirte feliz y en paz? No es posible. La salud y un buen estado físico van de la mano con la felicidad. Nada eleva más el espíritu como sentirte sana y en forma, tanto por dentro como por fuera.

¿Estás lista?

Una de las citas de Joseph que más me gusta es esta: «Un buen estado de forma física no se consigue con ilusiones, y tampoco se puede comprar». En otras palabras: ¡tienes que trabajártelo!

¿Estás preparada para empezar? Sé sincera contigo misma con respecto a lo que quieres conseguir (o perder) con el pilates y/o con tu plan de fitness en general. Empezar un programa con determinación es fundamental para obtener buenos resultados.

Cómo te ayuda el pilates a ponerte en forma

«Nos deleitamos con la belleza
de la mariposa,
pero rara vez reparamos
en los cambios que ha tenido que sufrir
para conseguir esa belleza.»
MAYA ANGELOU

El pilates es una metodología

única que mejora tanto la mente como el cuerpo... ¡Y aquí averiguarás cómo! La gente suele pensar que el pilates es una especie de yoga o una técnica de esterilla. ¡Pues no lo es! Es una metodología única que ofrece un montón de beneficios tanto para tu cuerpo como para tu mente, entre los que se incluyen: una faja abdominal sólida como una roca, una mejora en la postura y en la flexibilidad, y unos músculos tonificados. Y no solo eso, también reduce el estrés y las toxinas, y te enseña a tomar conciencia de todo tu cuerpo y a controlarlo. Así es como funciona.

El pilates te pone en forma

Incrementarás tu inteligencia

Las últimas investigaciones neurológicas mundiales afirman que ¡el ejercicio nos hace pensar más que el hecho de pensar en sí! ¿Puedes creerlo? Joseph Pilates seguro que estaría de acuerdo. Allá por 1934, impulsó la idea de que cuanto más tiempo pasamos sin aprender a controlar el cuerpo, más disminuye nuestra vitalidad, más mengua nuestra capacidad mental y más cerca estamos de convertirnos en «percheros animados». ¡Menuda comparación! (Admítelo, seguro que has conocido a alguien así.) El efecto del pilates en el cerebro, según explicaba Joseph, tiene lugar mediante la reanimación de miles de células musculares inactivas, que a su vez activan miles de neuronas dormidas: es decir, aumentan la función y la capacidad mental. ¡A mí me suena muy bien!

Joseph se adelantó a su época. En 2011, un equipo de investigadores de la Universidad de Illinois puso cuatro grupos de ratones en distintas dependencias: un grupo disponía de comida deliciosa y lujosas jaulas; otro, de pienso estándar sin ningún tipo de adornos; los dos grupos restantes tenían las mismas condiciones, y además una rueda. Los científicos pusieron a prueba a los ratones y descubrieron que lo único que diferenciaba sus mejoras cognitivas era la rueda. Los ratones que hacían más ejercicio poseían cerebros más sanos y realizaban los test cognitivos significativamente mejor que los otros.

Te convertirás en una experta en el estrés

Hoy día, resulta complicado leer una revista sobre salud que no diga que el ejercicio es bueno para reducir el estrés. Sin embargo, ¿sabías que el ejercicio no solo reduce el estrés, sino que además te prepara para sobrellevar mejor cantidades mayores de estrés? Los investigadores de Society of Neuroscience han descubierto que, cuando se somete a las ratas a condiciones de estrés, aquellas que han podido correr antes reaccionan mejor que las que no han corrido. Parece que el ejercicio es capaz de reestructurar nuestro cerebro para que soporte mejor el estrés negativo. La respiración consciente, la liberación de la tensión muscular, así como la descarga de las «hormonas de la felicidad» (endorfinas, serotonina, dopamina) durante los ejercicios hace que ¡el pilates sea el método perfecto para acabar con el estrés!

Conseguirás un cuerpo duro como una piedra

El prototipo de fuerza ha sido siempre el culturista con un cuerpo lleno de músculos abultados, pero, de verdad, ¿para qué sirve tanta fuerza si te deja tan anquilosado que no puedes moverte? Cuanta más masa muscular hay, más difícil resulta moverse, y más difícil resulta aminorar la velocidad, parar o cambiar de dirección. Si quisieras bailar un tango, ¿elegirías como pareja de baile a Hulk o a Spiderman? ¿Cuál de ellos entraría antes en un coche? ¿Quién subiría más rápido un tramo de escaleras para atrapar un tren o se rascaría la espalda con más facilidad? Estas son las cualidades del movimiento que tienen un auténtico valor en nuestra vida.

El pilates genera este equilibrio entre músculo y movimiento considerando el núcleo corporal (el centro vital) como el punto de encuentro de todas las extremidades. Un cuerpo con un núcleo estable soporta muchísimo mejor los cambios y giros súbitos del ejercicio, los deportes y la vida. El pilates combina un centro sólido con una base más amplia, gracias a que ayuda a crear unos pies más eficaces (hay una diferencia entre tropezar cuando llevas puestos unos tacones de quince centímetros y tropezar cuando vas descalza, ¿no crees?) y una columna equilibrada mediante el perfeccionamiento de la postura. ¿Quién es el superhéroe ahora?

Te sentirás a prueba de balas

Los malos hábitos nos atrapan en patrones de movimiento repetitivos (sentarte con la pierna derecha cruzada sobre la izquierda, llevar el bolso colgado del mismo hombro todos los días, sentarte encorvada sobre un teclado durante horas y horas) y nos llevan a desarrollar en exceso algunos músculos y a inmovilizar otros sin ningún contramovimiento que atenúe los desafortunados efectos. Cuando el cuerpo se desequilibra mucho, algunos de los músculos realizan el grueso del trabajo mientras que otros se atrofian. Es entonces cuando se produce la lesión. Ya habrás oído eso de «Si no se usa, se pierde», pero las lesiones provocadas por desequilibrios encajan mejor en eso de «Si tus músculos no reparten, tú tendrás que ocuparte».

El pilates incrementa uniformemente la fuerza y la longitud de los músculos largos como también de los cortos, y los músculos equilibrados crean cuerpos ágiles, coordinados, flexibles y menos propensos a las lesiones.

Desafiarás a la gravedad

Si llamamos padre al tiempo y madre a la naturaleza, podríamos decir que la gravedad es nuestra abuela, que nos acerca lentamente al suelo. No podemos evitar la gravedad. Actúa sobre nosotros en todo momento del día, y si no luchamos contra ella, trabajaremos involuntariamente para ella.

Nuestros discos intervertebrales (necesarios para absorber los impactos) son los primeros en la línea de fuego frente a la presión de la gravedad. La compresión hace que nuestros discos pierdan humedad a lo largo del día, y, aunque la rellenan por las noches, nunca se recuperan del todo.

A Romana le encantaba decir que el pilates desafía la gravedad. ¡Con el pilates no hay nada que se venga abajo! Incluso cuando descendemos al suelo, siempre nos estiramos hacia arriba. Y, al hacerlo, activamos la musculatura del cuerpo (sobre la del centro vital) para que soporte una parte de la carga compresiva de nuestros discos y órganos. El pilates eleva las cosas porque trabaja el cuerpo desde todas las posiciones para permitir que la sangre circule en nuevas direcciones, sobre todo cuando situamos las piernas por encima de la cabeza. Y muchos de los ejercicios en «reclinación» fueron diseñados para mantener los órganos en el debido lugar y evitar así la compresión cardíaca.

Te mantendrás ágil

Puede que hayas visto u oído el término ROM (por las siglas de «rango de movimiento» en inglés), que hace referencia a la amplitud del movimiento y se usa sobre todo referido a las articulaciones corporales. Cuanto más limitado es el ROM de una articulación, más rígidos y limitados serán los movimientos. Y al contrario: cuanto más amplio es el rango de movimiento de una articulación, más movilidad tendrá (a veces hay demasiada, lo que se denomina hipermovilidad). Existen

«Extiéndete desde tu centro y luego regresa a él.»

Buda

grados «normales» en los rangos de movilidad, gracias a los cuales los médicos y especialistas son capaces de determinar la funcionalidad de las articulaciones.

El pilates te pone en forma

Por suerte, los movimientos de pilates trabajan las articulaciones dentro de todo el rango de movimiento «normal» y confortable, incrementándolo allí donde se necesita y limitándolo donde es preciso.

Y lo consigue de la siguiente manera: las muñecas, los hombros, las caderas, las rodillas, los codos, los tobillos, etc., todos tienen articulaciones en las que el cartílago articular (la parte blanca en el extremo de los huesos que les permiten deslizarse unos sobre otros) está cubierto por un fluido llamado líquido sinovial (palabra que en latín significa «parecido al huevo»), que sirve para nutrir los huesos y lubricar la articulación. Estas articulaciones dependen del líquido sinovial para permanecer sanas. Cuanto menos activa seas, más denso y menos móvil será el fluido de tus articulaciones. El doctor David Williams, investigador médico, bioquímico y quiropráctico, afirma: «El movimiento de la articulación incrementa la producción de lubricina [una proteína del líquido articular]. Esa es la razón por la que la actividad, específicamente los ejercicios que movilizan las articulaciones, es crucial para mantener la salud articular».

Fortalecerás tus huesos

Si bien la densidad no es algo deseable en la mayoría de las zonas del cuerpo, cuando hablamos de huesos, ¡la densidad es lo más! En realidad, los huesos son porosos, pero existe un límite en la porosidad que no debes sobrepasar. Si se vuelven demasiado porosos (piensa en la osteoporosis), los huesos se debilitan y se rompen, así que mantener los huesos «llenos» es fundamental para que permanezcan sanos, sobre todo a medida que envejecemos. Los huesos cambian constantemente; se destruyen y regeneran sin cesar. La actividad, en particular los ejercicios de resistencia del pilates, incrementa el estrés físico de los huesos, y eso es bueno. La fuerza que generan los músculos cuando tiran del hueso crea el estrés necesario para estimular el proceso de regeneración ósea. El pilates es, sin duda, una de las mejores formas de mantener la densidad ósea, sobre todo en ejercicios de carga?

Respirarás fácilmente

Cuando te imaginas tus pulmones, ¿visualizas una especie de globos llenos de aire que se expanden y contraen con cada respiración? Bueno, pues solo aciertas en parte. La verdad es que los pulmones no se extienden por sí solos; «respiran» gracias a las fuerzas externas que actúan sobre ellos. En realidad, los pulmones están formados por un tejido denso a través del cual se intercambian el oxígeno y los gases; y el aire es literalmente absorbido y expulsado gracias al cambio de volumen dentro de las cavidades del pecho y del abdomen. Cuanto más seas capaz de expandir la zona que rodea los pulmones, más volumen y potencia de aire podrás introducir en ellos.

Los ejercicios de pilates consiguen esto mediante el estiramiento y el fortalecimiento de los músculos respiratorios intercostales y abdominales, gracias a movimientos articulados combinados con inspiraciones y espiraciones profundas que liberan espacio y permiten que el flujo sanguíneo sea máximo.

Joseph decía que los beneficios de respirar adecuadamente y llenar todo el cuerpo con oxígeno fresco podían compararse a los del calor generado en la caldera y distribuido por todos los radiadores de tu casa.

Te interesará el corazón más que nada

Tu corazón es el poderoso mago de Oz que se oculta tras tu sistema cardiovascular. Su bombeo constante proporciona a todo el cuerpo el oxígeno y los nutrientes necesarios para que las cosas funcionen. Una circulación sana es fundamental para que tu cuerpo alcance su máximo potencial; te permite combatir la debilidad y la fatiga, así como luchar contra la enfermedad. Según el doctor David Katz, profesor titular de salud pública en la Facultad de Medicina de la Universidad de Yale, el empobrecimiento de la circulación juega un papel esencial en casi todas las enfermedades: desde la demencia hasta la diabetes, pasando por la gripe o la cirrosis. Joseph escribió que el pilates fue concebido para «ejercitar todos los músculos del cuerpo a fin de mejorar la circulación sanguínea». Y le agradecemos que fuera tan concienzudo en su enfoque.

La buena circulación también ayuda a aumentar la energía, y ¡el pilates logra multiplicarla por diez! Todos mis clientes me han señalado que se sienten mucho más llenos de energía tras una sesión conmigo. El pilates revitaliza el organismo y hace que te sientas vivo y lleno de energía. El título del libro de Joseph, *Return to Life through Contrology* no exagera; es un brillante reconocimiento a todos los beneficios del método.

Serás no-tóxica

El sistema linfático es como un servicio ecológico de limpieza para el cuerpo: elimina bacterias, toxinas y desperdicios celulares a través de los nódulos linfáticos y luego deja células inmunológicas frescas y limpias allí donde se necesitan para protegerte de las enfermedades. Joseph se refería a este efecto de la circulación como «la limpieza casera del cuerpo» y lo comparaba con una «ducha interna». El sistema linfático trabaja conjuntamente con el sistema cardiovascular para equilibrar la sangre y reforzar la inmunidad del cuerpo, pero necesita un empujoncillo para no perder la motivación.

Uno de los órganos fundamentales del sistema linfático es el conducto torácico, situado justo por detrás del esternón, entre los pulmones. Con cada inhalación y exhalación, los pulmones lo comprimen y lo liberan como si se tratara del bulbo de una pipeta, empujando el líquido linfático hacia los vasos y facilitando su movimiento por todo el cuerpo. Entiendo que Joseph insistiera en que para respirar correctamente debemos «inspirar y espirar profundamente, intentando con todas nuestras fuerzas expulsar cada partícula de aire impuro de los pulmones».

Puesto que el líquido linfático se vierte a la sangre a través de conductos cada vez más pequeños llamados capilares, puede verse afectado por diferentes estímulos como el ejercicio, la gravedad, la respiración y la presión. Romana decía: «El pilates es un masaje interno para nuestro cuerpo». De hecho, la dinámica de rodar sobre la parte frontal, los costados y la parte trasera de nuestro cuerpo, los movimientos ondulantes y articulados, y la respiración profunda que empleamos en el pilates son perfectos para estimular el sistema linfático.

Pilates elemental: la técnica

«Lo primero que les digo
a mis nuevos alumnos es que olviden
todo lo que han aprendido sobre el ejercicio.
Les digo que están a punto de entrar
en un mundo completamente diferente,
con su propio idioma y su propia manera
de enfocar el ejercicio.»
JAY GRIMES, discípulo de Joseph Pilates

Ya has visto que el pilates implica

una profunda conexión mente-cuerpo; ahora ha llegado el momento de que conozcas los movimientos. A diferencia de lo que ocurre con el levantamiento de peso, donde los movimientos se limitan a grupos de músculos individuales, o en las clases de aeróbic, donde los movimientos no son más que el medio para un fin, cada uno de los movimientos de una serie de esterilla de pilates está diseñado para beneficiarte de muchas formas. A medida que se aprenden los ejercicios, los movimientos empiezan a enlazarse en un orden determinado para mantener el cuerpo en un constante cambio de dirección y nivel (por ejemplo, tumbada, sentada, arrodillada, de pie). Incluso la transición entre los ejercicios se convierte en parte del proceso y ayuda a maximizar los beneficios, sea cual sea la cantidad de tiempo que hayas dedicado al entrenamiento. Puede que suene complicado, pero lo cierto es que hay un montón de formas en las que tu cuerpo puede moverse.

Pilates elemental: la técnica

«En 10 sesiones notarás la diferencia; en 20, verás la diferencia; y en 30 tendrás un cuerpo completamente nuevo.»

JOSEPH PILATES

Mucha gente ha oído hablar de los principios del pilates: concentración, control, centralización, compromiso, respiración, fluidez y precisión. Sin embargo, no todas esas palabras provienen de Joseph. Entre los principios de su método que describió se incluían el apalancamiento, rango y limitación de la tensión y relajación musculares, el equilibrio, la gravedad y la respiración. (Fíjate en que la respiración aparece en ambas listas... ¡Es importante!) Todos estos principios, no obstante, son ideales a los que merece la pena aspirar. Cuanto más pienses en ellos y más los apliques, mejor equipada estarás para dominar los excepcionales matices de este método.

Al principio, sin embargo, limítate a hacerlo lo mejor que puedas y recuerda que, cuanto más te esfuerces en cada ejercicio, ¡más beneficios sacarás de él!

¿Por qué la gente siempre espera obtener mayor provecho del fitness que de otras actividades físicas? Bueno, lo cierto es que no está basado en la genética tanto como en la atención al detalle. El pilates es un método de precisión. En mis más de veinte años como instructora, he comprobado que aquellos que tienen la mente puesta en el ejercicio son los que obtienen más beneficios. En ocasiones, son los detalles los que se te escapan, y tal vez te resulte difícil creerlo, pero un pequeño ajuste puede suponer una gran diferencia. ¿No dicen que el diablo está en las pequeñas cosas? Pues eso. Pero no tienes por qué confiar en mis palabras; compruébalo tú misma.

La jerga del pilates

El inglés de Joseph, con ese acento tan marcado, era bastante limitado y, según dicen, sus instrucciones eran básicamente indicaciones acompañadas de órdenes cortas y bruscas, como: «¡Encoge el abdomen!» y «¡Alarga la columna!». En los años que han pasado desde entonces, gracias a la expresión creativa de los distintos profesores, el pilates ha recopilado un léxico bastante abundante de términos y frases que te incitan a la acción.

Son algo más que dichos ingeniosos y pegadizos. Están diseñados para enseñar el enlazamiento muscular adecuado, la forma acertada y el uso de los principios de movimiento del pilates para que saques el máximo de los ejercicios. Puede que algunas frases no se te queden de inmediato, pero intenta traducir lo que lees con el posicionamiento real de tu cuerpo. Si te ayuda, ¡también puedes crear tus propios términos! Al fin y al cabo, lo que se pretende es que consigas los mejores resultados sin correr ningún riesgo.

Creando un flujo: transiciones, orden, repeticiones, tempo

Lo que se pretende en una rutina de pilates es crear un flujo (o una continuidad estable de movimiento). Las razones son varias. La primera es que la fluidez mantiene los latidos del corazón a un ritmo estable; la segunda es que la transición fluida de un ejercicio a otro desafía tu poder de concentración y coordinación. «Movimiento mínimo» es la consigna que se utiliza para realizar estos suaves movimientos de transición. Cuando se ejecutan de la manera adecuada, entonces las **transiciones** se convierten en ejercicios. Vigila los hábitos inconscientes. Por ejemplo, si siempre cambias de delante a atrás girándote hacia el lado derecho, empieza a hacerlo hacia el izquierdo; si siempre te pones de pie apoyando el pie izquierdo, comienza a apoyar el derecho. Lo mejor es eliminar esas costumbres en cuanto aparezcan para que no generen desequilibrios corporales.

Las transiciones se vuelven cada vez más fáciles a medida que aprendes el **orden** de los ejercicios y comprendes el razonamiento en el que se basan. Una inclinación hacia delante está seguida naturalmente de una inclinación hacia atrás; si mueves la parte superior del cuerpo en un ejercicio, es más que probable que muevas la parte inferior en el siguiente; si estás de espaldas durante uno o dos movimientos, dejarás de estarlo en los dos siguientes. El objetivo de toda esta coreografía es mover tu cuerpo según distintos patrones y planes de movimiento a fin de practicar para la vida real. Bueno, eso era antes de que la gente decidiera que la «vida real» consiste en sentarse en un mismo lugar durante horas mirando la pantalla de un ordenador. Vamos a cambiar eso empezando ¡ahora mismo!

A menudo, la gente se pregunta cómo es posible que un número tan bajo de **repeticiones** por ejercicio tenga un impacto tan importante. La razón es que a menudo haces más de cincuenta ejercicios diferentes en un período de tiempo determinado, así que, en lugar de trabajar los mismos grupos musculares una y otra vez, los abordas de distintas formas desde todas las direcciones posibles. En general, los músculos se vuelven menos eficientes con cada repetición subsiguiente, y ese es el motivo por el que carece de sentido realizar demasiadas veces un mismo ejercicio. Joseph sabía que un exceso de repeticiones generaban fatiga muscular. De hecho, su deseo era que, con el tiempo, los alumnos dominaran sus facultades hasta tal punto que pudieran realizar el movimiento perfecto, tanto en forma como en función, ¡con una sola repetición!

El **tempo** de una rutina de pilates en realidad depende de ti, siempre y cuando te muevas con ritmo. Determina el ritmo de tu cuerpo, de tu respiración y de tu corazón, y síguelo cuando realices los ejercicios. Todo aquello que pueda distraerte del objetivo de dominar los movimientos, como escuchar tus canciones favoritas, está desaconsejado, sobre todo cuando estás empezando. Además, hay un montón de cosas relacionadas con el pilates que debes recordar y con las que puedes ocupar tu mente. Más adelante, cuando los movimientos se graben en tu subconsciente, ¡podrás escuchar todas las canciones que quieras!

En bien de la autenticidad, quiero mencionar que cuando llegues a los ejercicios de suelo del Capítulo 4 verás una serie de abdominales en la que estarás de espaldas durante cinco ejercicios consecutivos, y una Serie de patadas laterales en la que estarás de costado durante al menos tres ejercicios seguidos. Es importante resaltar que tan solo las dos primeras series de abdominales y la primera versión de las patadas laterales forman parte del trabajo de suelo de Joseph; el resto apareció después. Algunas fueron variaciones añadidas por el propio Joseph, quien después publicó sus 34 movimientos originales en 1945, y otras fueron creadas por sus profesores para añadir movimientos específicos a la esterilla.

Utiliza el sentido común cuando realices los ejercicios y no te entretengas demasiado con ninguna posición. Si quieres hacer más variaciones, realízalas de manera enérgica y haz solo unas cuantas repeticiones antes de continuar.

Pilates elemental: la técnica

Aquí, el nombre del juego es «Contrología» (el conocimiento del control), así que resulta lógico pensar que, con cada repetición, deberíamos controlar mejor nuestro cuerpo.

A mí me gusta pensar que son ocasiones y secuencias, y no repeticiones. Hay un truquillo que funciona muy bien con mi espíritu competitivo. ¡Quizá también sirva para ti! En lugar de contar el número de veces que realizas un ejercicio, date solo entre 3 y 5 «secuencias» para hacerlo bien. Cada vez que ejecutes el ejercicio será una nueva oportunidad para acercarte a la perfección. Es como intentar batir tu propio récord, intentar hacer cada movimiento mucho mejor que el anterior.

Seguridad y modificaciones

La mejor manera de no correr riesgos ni de sufrir dolores en una sesión de pilates es permanecer concentrada. Realiza los movimientos tal como se indica y escucha las señales de tu cuerpo.

Además, ¡una dosis saludable de sentido común es lo más conveniente para librarse de los dolores! En primer lugar, asegúrate de que tu médico o terapeuta te ha dado vía libre para realizar los ejercicios. Después, si llegas a un ejercicio que no tienes claro si a tu cuerpo le irá bien, te ofrezco este maravilloso consejo que en su día me dio mi sabia maestra Romana: «Si dudas, ¡no lo hagas!».

Aquí tienes unas cuantas reglas de seguridad que debes recordar cuando practiques:

- Lo importante es el control. Nada de movimientos descuidados. Muévete con precaución y con un objetivo en mente. Eso no significa que tengas que ir excesivamente despacio; todos sabemos que es mejor ir lento, pero seguro, y lo que está en juego es tu seguridad.

- ¡Centro vital! ¡Centro vital! ¡Centro vital! Mantén activados los glúteos, el abdomen y la parte interior de los muslos. Cuando los movimientos se controlan desde un centro sólido, es menos probable hacerse daño.

- Nada de movimientos rápidos ni bruscos. Reserva tu lado más salvaje para ir de bares.

- Mantente dentro del «marco» de tu cuerpo limitando tu rango de movimientos (ROM). Cuando trabajas la fuerza, lo que quieres es mantener el rango articular bajo control y no dejar que las piernas y brazos vayan por su cuenta.

- Mantén los abdominales contraídos hacia la columna cuando soporten el peso de la espalda en movimientos que requieran una extensión de la zona lumbar.

- ¡No ruedes sobre el cuello! En el pilates hay un montón de movimientos de rotación y de formas de elevar las piernas por encima de la cabeza, pero asegúrate de no apoyar el peso del cuerpo sobre las delicadas vértebras de la parte cervical de la columna (el cuello). Cuando corresponda, mantén el peso distribuido en la parte superior de la espalda, los hombros y los tríceps.

- ¡Respeta tus límites! Este es un sistema progresivo de ejercicios, así que reserva los niveles más complicados para el momento en que domines los ejercicios básicos. Resulta mucho más satisfactorio progresar de manera segura que verte obligada a retroceder debido a una lesión.

Y aquí tienes algunas modificaciones más específicas que puedes utilizar cuando empieces a practicar, según tus necesidades:

MODIFICACIONES PARA LA SEGURIDAD DE LA PARTE BAJA DE LA ESPALDA:

- Limita el rango de movimientos. La parte baja de la espalda debe permanecer pegada a la esterilla.

- Dobla las rodillas contra el pecho en lugar de mantenerlas en el aire.

- Coloca las manos, con las palmas hacia abajo, bajo la base de la columna para estabilizar la pelvis.

giren hacia dentro o hacia afuera (mantén la rodilla apuntando hacia el segundo o tercer dedo del pie).

MODIFICACIONES PARA LA SEGURIDAD DEL CUELLO:

- Apoya la cabeza en la esterilla en lugar de mantenerla elevada. Mantén la nuca estirada.

- Coloca un almohadón detrás de la cabeza o del cuello para mantenerlos alineados con la columna.

- Rueda hacia atrás en lugar de hacia arriba. Si sientes dolor al elevar la cabeza para levantar la espalda del suelo, empieza en una posición elevada y luego enróscate hacia atrás hasta el punto donde puedas mantener el control desde tu centro vital.

MODIFICACIONES PARA LA SEGURIDAD DE LAS RODILLAS:

- Limita el rango de movimiento en flexión (inclinación). Coloca una pelota o una toalla de baño enrollada bajo las rodillas para limitar el ROM.

- Sujétate las piernas por debajo de las rodillas, y no por encima (como, por ejemplo, durante el Estiramiento de una sola pierna).

- Haz un alto para comprobar la alineación. Cuando estés de pie, asegúrate de que no tienes las rodillas bloqueadas y de que las rótulas están situadas bajo los huesos de la cadera y sobre los tobillos. Cuando te inclines, comprueba que las rodillas no se

MODIFICACIONES PARA LA SEGURIDAD DE LOS HOMBROS:

- Limita el rango de movimiento de la articulación. Realiza círculos pequeños, y no eleves los brazos por encima de la altura del hombro.

- Tómate un momento para comprobar la alineación. Cuando estés en decúbito prono, comprueba que los hombros estén justo sobre los codos y/o muñecas. Asegúrate de no bloquear los codos durante las flexiones o las planchas.

- *Truco*: Las caras internas de los codos deben quedar enfrentadas.

MODIFICACIONES PARA LA SEGURIDAD DE LAS MUÑECAS:

- Quítales peso. Casi todos los ejercicios que requieren apoyar peso en la muñeca pueden realizarse apoyando el peso en el codo (las inclinaciones laterales pueden ser planchas laterales, las flexiones pueden ser planchas sobre los codos, etc.).

- Aprieta los puños. Crea líneas de fuerza rectas utilizando los puños para impedir la flexión de las muñecas. Cuando cargues peso en los puños, asegúrate de presionar sobre el primer nudillo para conseguir equilibrio, ya que la tendencia es que el puño se hunda por el lado del meñique, y eso NUNCA, con mayúsculas, debe ocurrir.

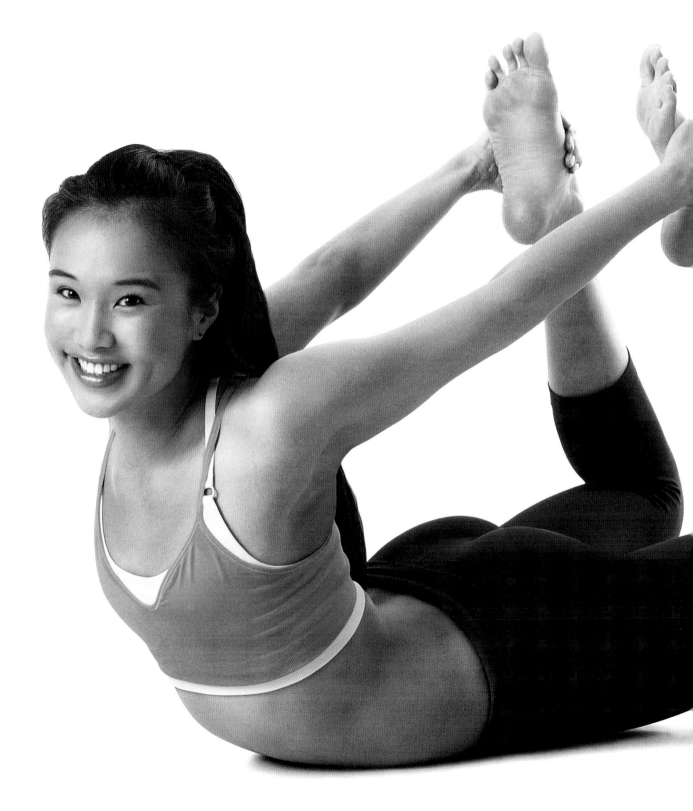

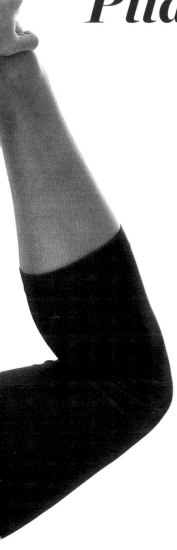

Pilates en la esterilla: las series

Descubre tu nivel

Puesto que el pilates se basa en desarrollar una aguda autoconciencia, lo más lógico es empezar con un pequeño test de concienciación. Se me han ocurrido unas cuantas preguntas que te haría en una sesión particular y que utilizaría para decidir las opciones de ejercicio.

Test de concienciación

- Tengo dificultades para concentrarme durante períodos largos de tiempo.

- Por lo general, no sé decir en qué parte de mi cuerpo siento las cosas.

- Cuando experimento alguna molestia física, no sé muy bien qué hacer al respecto.

¿Esto te suena? Si es así, empieza con las Series de esterilla Nivel I.

- Me gusta ver y sentir cómo se mueve mi cuerpo.

- Soy consciente de cómo me siento, me levanto y camino en distintos momentos del día.

- Soy consciente de mi respiración a lo largo del día y puedo regularla a voluntad.

Si esto encaja más contigo, mira a ver qué tal te va con las Series de esterilla Nivel II.

- Soy una persona muy coordinada que apenas sufre lesiones (físicas).

- Me gusta desafiar mi mente con nuevas estrategias y aprendo rápida y fácilmente.

- Siento un sano equilibrio entre mi fuerza y mi flexibilidad.

Si esto es lo que mejor te define, prueba con las Series de esterilla Nivel III. **(Si es tu primera vez, realiza los movimientos de manera lenta y estable.)**

- Me entusiasman los desafíos físicos que requieren concentración intensa e imaginación.

- Sé todo lo que ocurre en mi reino.

- Puedo saltar a la pata coja mientras me froto la cabeza, me doy palmaditas en el vientre y silbo una canción.

¿Eres esta máquina quinestésica? Pues adelante, prueba las Series de esterilla Nivel IV.

Cómo construir tu rutina

El pilates es una técnica progresiva. Cada movimiento tiene sus propios niveles que varían entre moderado y difícil según la fuerza, la flexibilidad y el riesgo que requiera. He creado opciones de movimiento también progresivas, de modo que, en lugar de descartar un ejercicio por ser demasiado arriesgado, lo he sustituido por su primo amable (etiquetado como «I» o «Preparación») para familiarizarte con lo que está por venir y mantener unas transiciones lo más parecidas posible a la serie completa.

Para los ejercicios que se realizan de pie, léete el apartado «Conoce tus pies», en la página 189, antes de comenzar. Puedes aumentar los desafíos sin necesidad de cambiar de nivel de las siguientes maneras:

- Concéntrate en la fluidez realizando también ejercicios de transición.

- Aumenta o disminuye las repeticiones.

- Aumenta o disminuye el ritmo.

- Prueba con una variación de un ejercicio que ya hayas realizado de un nivel superior.

Cuanto mejor comprendas cómo nos movemos, lo que nos motiva a movernos y por qué, más ricas, eficientes y beneficiosas serán las rutinas. Joseph Pilates se pasó la vida perfeccionando estos movimientos, y cada vez que leo su trabajo (a estas alturas lo habré leído ya varias decenas de veces) descubro algo nuevo. Por lo general, está relacionado con el lugar donde me encuentro en ese momento. Cada vez que abras este libro para hacer ejercicio, elige un elemento que te interese practicar y utilízalo en tu rutina ese día.

Recuerda: Si tu mente no participa, perderás la llave del reino. Centra tu atención en el trabajo que tienes entre manos y no sacrifiques la experiencia por culpa de las prisas. Si has entrado en pánico al leer esto último porque eres del tipo que «desconecta» a menudo, no te agobies, ¡porque resistirse es inútil! Para coronar el monte Pilates, necesitas cierta capacidad mental, no solo para alcanzar la cima, sino para mantenerte a salvo en el proceso.

¡Tengo plena confianza en ti! Te guiaré en cada paso del camino, pero en realidad tú eres tu propia maestra. Escucha tu cuerpo cuando te diga que lo dejes o que sigas adelante, presta atención a los alineamientos y las formas, encuentra la motivación para seguir adelante y utiliza tu imaginación y tu creatividad para idear el sistema que mejor te funcione. Si encuentras un movimiento que te resulta atrayente pero para el que aún no estás preparada, busca una forma de conseguir algunos de esos mismos beneficios alterando el movimiento para que se adapte al estado de tu forma física. O quizá sea más inteligente renunciar a ese ejercicio por el momento e intentarlo de nuevo en el futuro. Tú debes tomar estas decisiones, que son las que te ayudarán a dominar y honrar tu cuerpo.

CÓMO RESPIRAR

Hay algunas veces, pocas, en las que no hay indicaciones sobre la respiración en las instrucciones del ejercicio, pero ¡eso no significa que debas contener el aliento o dejar de respirar! Solo tienes que respirar normalmente en esos movimientos. Si existe una instrucción que te dice que inspires cuando tu instinto te dice que debes espirar, utiliza el patrón respiratorio que mejor te ayude a conseguir tu objetivo en ese instante e intenta más tarde seguir las indicaciones. Si te das cuenta de que respiras sobre todo por la boca (es decir, que no haces ninguna inspiración por la nariz), baja el ritmo y esfuérzate por remediar esa mala costumbre respiratoria. Lo ideal sería que respiraras solo por la nariz, ¡pero inspirar por la nariz y espirar por la boca también está bien!

RODAR HACIA ATRÁS (ROLL-BACK)

Esta es la preparación perfecta para ejercicios de abdominales profundos, de flexión y ejercicios articulares, como el de Rodar como una pelota, Rodar hacia arriba, Estiramiento de las dos piernas, etc. Siempre que te encuentres un ejercicio de estos y necesites modificarlo, Rodar hacia atrás será tu movimiento de partida.

A

- Siéntate con las rodillas flexionadas y las plantas de los pies bien apoyadas en el suelo a unos 60 centímetros de tu trasero. Coloca las manos por detrás de los muslos, con los codos hacia fuera.

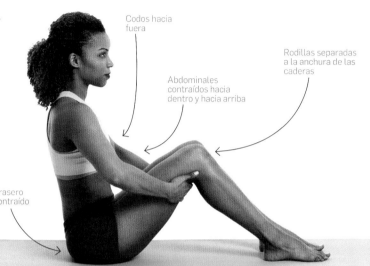

Codos hacia fuera

Abdominales contraídos hacia dentro y hacia arriba

Rodillas separadas a la anchura de las caderas

Trasero contraído

B

- Inspira lentamente mientras inclinas la pelvis ligeramente hacia delante para poder rodar hacia atrás hasta que la espalda quede a medio camino del suelo.
- Mantén la posición mientras cuentas hasta tres.
- Espira mientras ruedas de nuevo hasta la posición inicial.

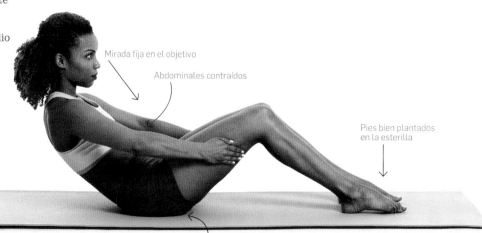

Mirada fija en el objetivo

Abdominales contraídos

Pies bien plantados en la esterilla

Trasero contraído

REPETICIONES: Hazlo de 3 a 5 veces.

ELEVACIÓN DE CADERA

Esta es una gran preparación para la posición vertical, ya que trabaja los músculos de la parte inferior del cuerpo que se encargan de darte un buen apoyo (pies, muslos, caderas, glúteos).

A

- Túmbate de espaldas con las rodillas flexionadas y los pies bien apoyados en el suelo; los talones deben estar cerca de tu trasero.

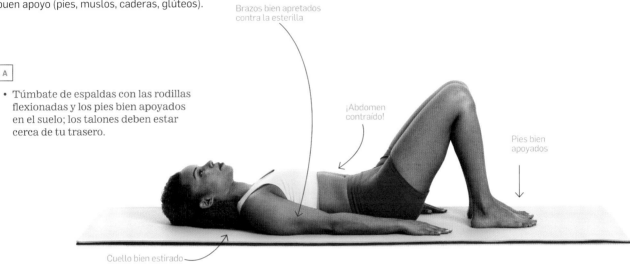

Brazos bien apretados contra la esterilla

¡Abdomen contraído!

Pies bien apoyados

Cuello bien estirado

B

- Inspira lentamente mientras basculas el trasero hacia delante y elevas la pelvis hasta dejarla en una diagonal elevada.
- Mantén la postura mientras cuentas hasta tres.
- Espira mientras regresas a la posición inicial.

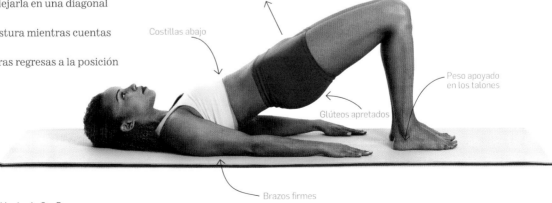

Pubis elevado

Costillas abajo

Peso apoyado en los talones

Glúteos apretados

Brazos firmes

REPETICIONES: Hazlo de 3 a 5 veces.

CIEN X 50 MODIFICADO

Con este ejercicio calientas los músculos haciendo que el corazón bombee sangre.

- Empieza en la posición de Rodar hacia atrás.

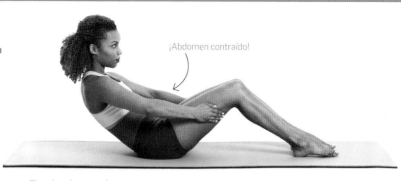

¡Abdomen contraído!

- Mantén la posición, encoge las rodillas hacia el pecho (con la cabeza levantada) y endereza los brazos.

Eleva la cabeza con los abdominales superiores

Junta las piernas con fuerza

- Estira con fuerza los brazos a los costados y empieza a moverlos arriba y abajo con energía (debes llegar más allá del trasero).

- Las rodillas deben permanecer flexionadas contra el pecho, y las piernas bien juntas, como si fueran una sola.

- Inspira profundamente y aguanta la respiración mientras bombeas con los brazos arriba y abajo 5 veces; después, espira lentamente durante otros 5 movimientos de los brazos.

Hombros abajo

REPETICIONES: Hazlo 5 veces (50 bombeos en total).

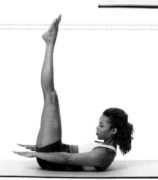

VARIANTE DEL EJERCICIO

Coloca las piernas rectas en un ángulo de 90 grados con respecto al cuerpo y completa los movimientos de brazos.

EL CIEN

A

- Túmbate de espaldas con las piernas juntas y bien apretadas y los brazos estirados y pegados a los costados.

El centro vital ya está activado

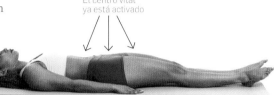

B

- Levanta ambas piernas a escasos centímetros de la esterilla, contrae las nalgas y encoge los abdominales.
- Levanta la cabeza y mírate los dedos de los pies.

AUTOEVALUACIÓN: CUANDO LEVANTAS LAS PIERNAS DE LA ESTERILLA, ¿NOTAS QUE LA ELEVACIÓN SE PRODUCE GRACIAS A LOS MÚSCULOS DEL CENTRO VITAL O QUE ES LA ARTICULACIÓN DE LA CADERA LA QUE LLEVA LA CARGA? INTENTA CAMBIAR LA FORMA DE ELEVAR LAS PIERNAS PARA HACERLO CON LOS ABDOMINALES Y LA CONTRACCIÓN DE LOS GLÚTEOS.

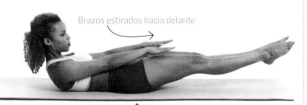

Brazos estirados hacia delante

Glúteos activados

C

- Levanta los brazos por encima de los muslos y bombea arriba y abajo con energía.
- Inspira profundamente y aguanta la respiración durante 5 bombeos, y luego espira despacio durante otros 5.

Abdominales encogidos

Junta bien la parte interna de los muslos

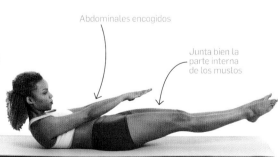

REPETICIONES: Completa entre 2 y 5 series (1 serie está compuesta por 10 bombeos) y trabaja hasta conseguir 100 bombeos.

Brazos a los costados

En lugar de bombear con los brazos por encima de los muslos, mantenlos tan pegados a los costados como puedas y bombea arriba y abajo con energía, estirándolos cada vez más hasta sobrepasar el trasero.

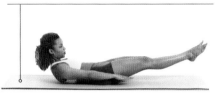

Con barra de pesas

A

Sujeta una barra de pesas bajo los muslos mientras bombeas.

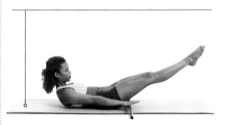

B

Para dificultar aún más el movimiento, sujeta la barra sobre los muslos mientras bombeas.

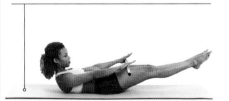

RODAR HACIA ARRIBA (ROLL-UP)

A

- Túmbate de espaldas con las piernas bien juntas, los pies flexionados por los tobillos y los brazos estirados hacia atrás, pegados a las orejas.

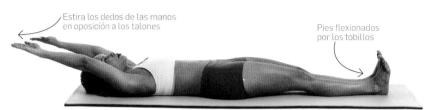

Estira los dedos de las manos en oposición a los talones

Pies flexionados por los tobillos

B

- Inspira lentamente mientras echas los brazos hacia delante, separados a la anchura de los hombros, y apoyas la parte trasera de los hombros sobre la esterilla. La espalda debe estar plana.

- Continúa inspirando mientras elevas la cabeza entre los brazos y comienzas a enrollarte hacia arriba y hacia delante, vértebra a vértebra.

AUTOEVALUACIÓN: ESTIRA LOS BRAZOS HACIA DELANTE PARA INTENTAR TOCAR LA PUNTA DE LOS PIES. AHORA, ESTÍRALOS HACIA DELANTE PARA TOCAR LOS DEDOS DE LOS PIES MIENTRAS EMPUJAS HACIA ATRÁS CON LOS ABDOMINALES. ¿NOTAS LA DIFERENCIA QUE SUPONE LA OPOSICIÓN EN LA RESPUESTA MUSCULAR DE TU CUERPO? ¿SIENTES AMBOS MOVIMIENTOS COMO ESTIRAMIENTOS? ¿CUÁL DE ELLOS NOTAS MÁS «ACTIVO»? LA OPOSICIÓN PERMITE LA FLEXIBILIDAD Y FAVORECE AL MISMO TIEMPO EL CONTROL Y LA FUERZA MUSCULARES.

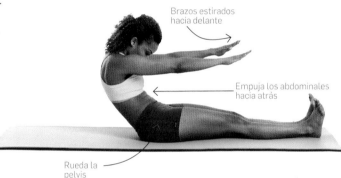

Brazos estirados hacia delante

Empuja los abdominales hacia atrás

Rueda la pelvis

C

- Espira lentamente mientras te inclinas hacia delante, estirando bien los brazos e intentando tocar las rodillas con la frente.

- Realiza el movimiento inverso mientras inspiras lentamente para volver a la posición A.

REPETICIONES: Hazlo de 3 a 5 veces.

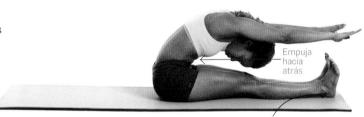

Empuja hacia atrás

Descarga el peso a través de los talones

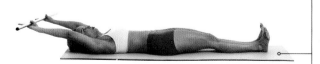

VARIANTE DEL EJERCICIO

Con barra de pesas: Sujeta la barra de pesas en todos los movimientos del ejercicio, manteniéndola nivelada. Utiliza la barra como marco de referencia para saber cómo mueves tu cuerpo en el espacio, y mantén los abdominales contraídos en oposición a la barra en todo momento.

CÍRCULOS CON UNA SOLA PIERNA I

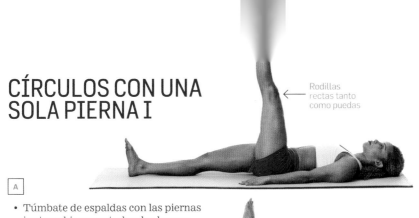

Rodillas rectas tanto como puedas

A

- Túmbate de espaldas con las piernas juntas y bien apretadas; los brazos deben estar estirados y firmes a los costados. La parte trasera de los hombros debe estar pegada a la esterilla.

- Estira una pierna hacia arriba tan recta y tan perpendicular al suelo como puedas.

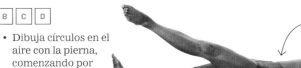

Estira la pierna alejándola de la cadera

B **C** **D**

- Dibuja círculos en el aire con la pierna, comenzando por encima del cuerpo y bajando después hacia el tobillo, hacia fuera, alrededor y de nuevo hacia arriba. Todos los movimientos deben ser controlados.

Abdomen contraído

REPETICIONES:
Completa 5 círculos en cada dirección y luego cambia de pierna.

Pierna estable

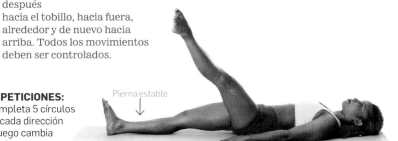

VARIANTE DEL EJERCICIO
Estiramiento preparatorio

Coloca una toalla, una banda elástica o un aro mágico alrededor del metatarso del pie con la pierna elevada y el coxis bien apretado contra la esterilla. Ahora recoge la pierna con suavidad por encima de la cintura y gira el muslo hacia afuera desde la cadera.

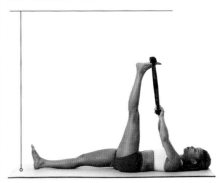

VARIANTE DEL EJERCICIO
Cadera arriba

Incrementa gradualmente la circunferencia de los círculos hasta un punto que te permita separar la cadera de la esterilla con el control de los músculos de tu centro vital.

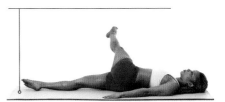

RESPIRACIÓN: INTENTA INSPIRAR DE MANERA CONTROLADA AL COMENZAR EL CÍRCULO Y ESPIRAR DE LA MISMA MANERA PARA TERMINARLO EN UN SENTIDO; DESPUÉS, ESPIRA PARA COMENZAR E INSPIRA PARA TERMINARLO EN EL OTRO SENTIDO. OBSERVA CUÁL ES EL PATRÓN CON EL QUE TE SIENTES MÁS ESTABLE Y HÁBIL, Y SÍGUELO DURANTE UN TIEMPO.

PREPARACIÓN I PARA RODAR COMO UNA PELOTA

Este ejercicio funciona como un masaje: la espalda y los órganos se masajean con el movimiento de los músculos abdominales, que presionan con fuerza en dirección a la esterilla mientras ruedas.

A

- Siéntate en la esterilla con las rodillas flexionadas, los pies juntos y las palmas de las manos bajo la parte posterior de los muslos.
- Levanta los pies unos centímetros sobre la esterilla y crea una curva en C mayúscula con la columna. Alarga la cintura.

Piernas juntas

NOTA: *Usa la posición inicial de Rodar hacia atrás para incrementar tus conocimientos sobre los músculos necesarios para este ejercicio. Cuantas más conexiones como esta encuentres, más fácil te resultará coordinar los movimientos.*

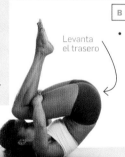

Levanta el trasero

B

- Fija la vista en los abdominales y comienza a rodar hacia atrás y hacia adelante, desde la rabadilla hasta los omóplatos, masajeando la espalda.

C

Fija la mirada en el objetivo

- Inspira al rodar hacia atrás, y espira, hacia adelante.

REPETICIONES: Hazlo 6 veces. Permanece centrada en la esterilla y contrae más los abdominales con cada movimiento. ¿Puedes sentir cada vértebra cuando subes y bajas?

ESTIRAMIENTO DE UNA SOLA PIERNA

Empuja el muslo hacia el pecho

Empuja el muslo hacia delante

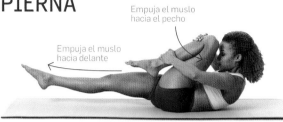

A

- Rueda hacia atrás desde la posición de sentado. Sujeta una de las rodillas contra el pecho, mientras estiras la otra pierna hacia adelante y la sitúas a unos cinco centímetros por encima de la esterilla. Mantén la cabeza levantada y hacia adelante, con los ojos puestos en los abdominales y el coxis bien apoyado.
- Los abdominales deben estar contraídos, y los músculos de tu centro vital, activados.
- Inspira lentamente mientras tiras de la rodilla flexionada todo lo que puedas hacia el pecho.

Abdomen contraído

Hombros abajo

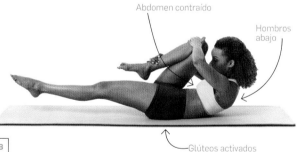

B

Glúteos activados

- Espira despacio mientras cambias de pierna, apretando el pecho contra la rodilla con tanta firmeza como puedas.
- Mantén la alineación del tronco tirando de la rodilla flexionada directamente hacia el hombro y estirando la pierna extendida en línea con la cadera.

REPETICIONES: Coloca cada pierna contra el pecho 5 veces, incrementando la tensión oposicional entre el movimiento de la rodilla flexionada y el estiramiento de la rodilla extendida.

ESTIRAMIENTO DE LAS DOS PIERNAS

Al discípulo de pilates Jay Grimes le gusta decir que todos los ejercicios de pilates exigen, en esencia, «un estiramiento en dos sentidos con un centro fuerte». Utiliza este ejercicio para ejemplificar esta teoría y recuerda que debes mantener un centro fuerte.

A

- Abraza las rodillas contra el pecho, con la cabeza inclinada hacia delante y los codos hacia afuera.

B

- Inspira lentamente mientras estiras las piernas hacia delante y los brazos hacia atrás (estiramiento en oposición) y contraes profundamente los abdominales para sujetar la columna.

C

- Espira despacio mientras regresas a la posición inicial con las rodillas abrazadas; utiliza la presión de las rodillas sobre el vientre y el pecho para empujar el aire fuera de los pulmones.

REPETICIONES: Hazlo 6 veces, profundizando la respiración en cada secuencia.

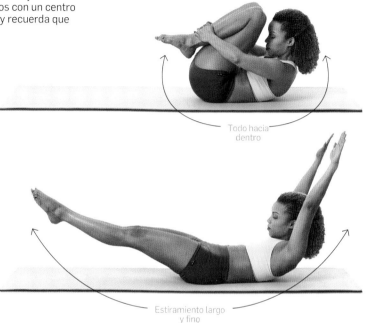

Todo hacia dentro

Estiramiento largo y fino

Crea resistencia con los brazos y las piernas

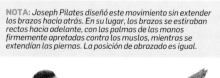

NOTA: *Joseph Pilates diseñó este movimiento sin extender los brazos hacia atrás. En su lugar, los brazos se estiraban rectos hacia adelante, con las palmas de las manos firmemente apretadas contra los muslos, mientras se extendían las piernas. La posición de abrazado es igual.*

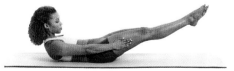

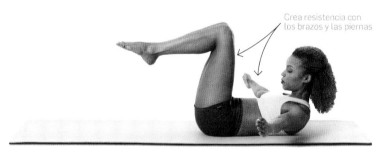

AUTOEVALUACIÓN: ¡PRESTA ATENCIÓN A LA PELVIS! ¿NOTAS CUÁNDO SE INCLINA HACIA DELANTE O HACIA ATRÁS? CUANDO ESTIRES LAS PIERNAS HACIA DELANTE, NO DEJES QUE LA PELVIS SE INCLINE TAMBIÉN HACIA DELANTE. ¿SIENTES QUÉ MÚSCULOS SE ACTIVAN O DESACTIVAN PARA CREAR ESA ESTABILIDAD? SI ES ASÍ, CONTROLAS TU CENTRO VITAL.

FLEXIÓN DE COLUMNA

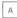

- Siéntate erguida con las piernas abiertas a la anchura de la esterilla y alarga la columna hacia arriba tirando desde la coronilla.
- Estira los brazos hacia delante a la altura del pecho; los hombros deben acomodarse en sus cuencas y los pies deben estar flexionados.
- Inspira lentamente, expandiendo el pecho, la espalda y los costados como si fueras un globo.

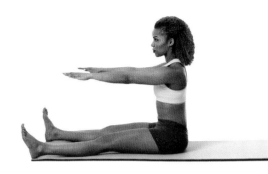

AUTOEVALUACIÓN: CUANDO TE SIENTAS BIEN ERGUIDA, ¿TE APOYAS EN LA PARTE DELANTERA DE LOS HUESOS O EN LA TRASERA? ¿NOTAS LA DIFERENCIA ENTRE LAS DOS POSICIONES? ¿QUÉ POSTURA LE DA MÁS LIBERTAD A LA COLUMNA? ¿CUÁL TE HACE TRABAJAR MÁS LOS ABDOMINALES?

- Espira despacio mientras te enrollas hacia delante, inclinándote vértebra a vértebra hasta lograr una curva en forma de C.
- No te limites a inclinarte hacia abajo desde la cadera. En lugar de eso, empuja los abdominales en oposición a los brazos y mantén la pelvis erguida.
- Cuando hayas soltado todo el aire, inspira muy despacio mientras vuelves a subir vértebra a vértebra para regresar a la posición inicial.

REPETICIONES: Hazlo de 3 a 5 veces; respira más profundamente en cada repetición.

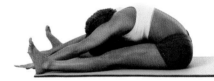

NOTA: *Joseph enseñaba este ejercicio arrastrando las palmas por el suelo entre las piernas. Esta es una buena variante si tienes problemas de hombros.*

VARIANTE DEL EJERCICIO
Con círculos de brazos

Cada vez que asciendas hasta tener la columna erguida, levanta los brazos para incrementar el alargamiento desde la cintura y luego realiza un círculo con los brazos para volver a la posición original.

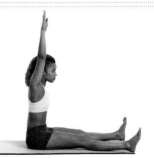

AUTOEVALUACIÓN: CUANDO FLEXIONAS LOS PIES, ¿LO HACES DESDE LA ARTICULACIÓN DEL TOBILLO O DE LOS DEDOS? SI FLEXIONAS DESDE LOS TOBILLOS, PUEDES CONECTAR MEJOR CON LA LÍNEA POSTERIOR DE LA PIERNA Y EL TRONCO HACIA ARRIBA.

PREPARACIÓN I PARA LA MECEDORA CON PIERNAS ABIERTAS

NOTA: *La forma «profesional» de este ejercicio se hace rodando la espalda hacia atrás desde la posición de Estiramiento de espalda y levantando ambas piernas al tiempo que usas los abdominales; luego, agarra los tobillos y sigue.*

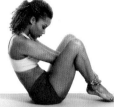

A

- Siéntate en la esterilla con las rodillas flexionadas y los pies juntos. Agárrate los tobillos, uno con cada mano.
- Levanta los talones y equilíbrate sobre el coxis mientras encoges el vientre y alargas la cintura.

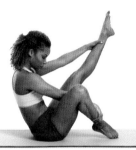

B

- Fija la vista en los abdominales y estira una o ambas piernas hacia arriba, en línea con los hombros, y echándote hacia atrás lo menos posible.

C

- Mantén el equilibrio mientras flexionas las

piernas para tocar la esterilla con la punta del pie, y luego vuelve a estirar las piernas. Como alternativa, puedes simplemente mantener el equilibrio mientras cuentas despacio hasta tres con respiraciones profundas.

REPETICIONES: Hazlo 3 veces, aumentando la estabilidad.

CURIOSIDAD: *Se dice que Joseph se mantenía en equilibrio en esta posición sobre el borde de su escritorio mientras concedía entrevistas. Eso sí que es causar impresión.*

PREPARACIÓN I PARA EL SACACORCHOS

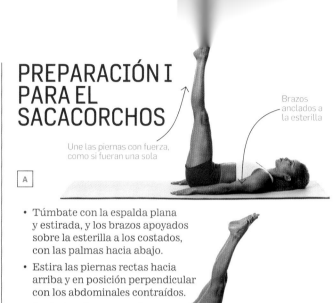

Une las piernas con fuerza, como si fueran una sola

Brazos anclados a la esterilla

A

- Túmbate con la espalda plana y estirada, y los brazos apoyados sobre la esterilla a los costados, con las palmas hacia abajo.
- Estira las piernas rectas hacia arriba y en posición perpendicular con los abdominales contraídos.
- Junta las piernas con fuerza.

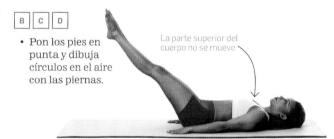

B **C** **D**

- Pon los pies en punta y dibuja círculos en el aire con las piernas.

La parte superior del cuerpo no se mueve

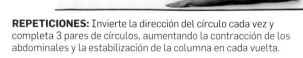

- Inspira lentamente mientras estiras las piernas hacia la derecha y luego hacia delante; espira despacio mientras las estiras hacia la izquierda y vuelves al centro. Puedes invertir el patrón respiratorio.

REPETICIONES: Invierte la dirección del círculo cada vez y completa 3 pares de círculos, aumentando la contracción de los abdominales y la estabilización de la columna en cada vuelta.

PREPARACIÓN I PARA EL SALTO DEL ÁNGEL

A

- Túmbate boca abajo, con la frente hacia abajo, el pubis pegado a la esterilla y los muslos bien juntos.
- Coloca las palmas sobre la esterilla, justo bajo los hombros, encontrando la conexión con una elevación de los abdominales, y presiona los codos contra los costados. Ahora estás en el Cisne.

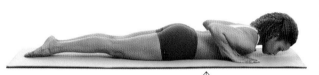

Eleva los abdominales

B

- Inspira lentamente mientras levantas la cabeza y el pecho, buscando un estiramiento desde el hueso púbico hasta la barbilla que pase por el pecho.
- Espira despacio mientras te estiras de nuevo.

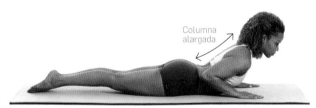

Columna alargada

> **AUTOEVALUACIÓN:** CUANDO ESTÁS EN POSICIÓN DE EXTENSIÓN (CON LA ESPALDA INCLINADA), ¿TIENES LA PARTE INFERIOR DE LA ESPALDA EXCESIVAMENTE ARQUEADA? LO SABRÁS SI SIENTES DOLOR EN ESA ZONA. AVERIGUA SI PUEDES CORREGIR LA POSICIÓN PÉLVICA MIENTRAS ESTÁS EN EXTENSIÓN Y TOMA NOTA DE LOS MÚSCULOS QUE UTILIZAS PARA LOGRARLO. (PISTA: ¡LOS MÚSCULOS DE TU CENTRO VITAL!)

REPETICIONES: Hazlo de 3 a 5 veces intentando crear cada vez más espacio entre las vértebras con cada repetición.

PATADAS CON UNA SOLA PIERNA

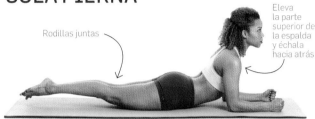

Rodillas juntas

Eleva la parte superior de la espalda y échala hacia atrás

A

- Túmbate boca abajo con la parte superior del cuerpo levantada y apoyada sobre los codos. Los puños deben estar apretados.
- Separa los brazos a la anchura de los hombros y alinea los codos justo por debajo o un poco por fuera de estos.
- Eleva bien el pecho y ancla el pubis a la esterilla. Junta los muslos con fuerza, como si fueran uno solo.

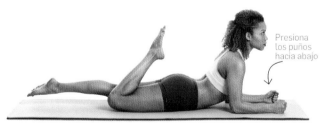

Presiona los puños hacia abajo

B

- Mantén esta posición y eleva ambas rodillas a unos cinco centímetros de la esterilla. Luego toca los glúteos alternativamente con los talones.
- Cambia de pierna, manteniendo el estiramiento de los abdominales hasta la barbilla, pasando por el pecho.

REPETICIONES: Completa 6 series de patadas para incrementar progresivamente el estiramiento de la parte delantera del cuerpo, desde la punta de los dedos del pie hasta las caderas, y desde la parte delantera de la pelvis hasta la coronilla.

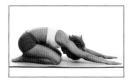

SENTADA EN LOS TALONES

Este es un contraestiramiento de la parte inferior de la espalda y no una posición de descanso, a menos que necesites que lo sea. Utiliza esta posición siempre que sientas la necesidad de contrarrestar una extensión con una flexión hacia delante.

Después de cualquier ejercicio de vientre, contrae los abdominales y presiona las palmas de las manos de manera uniforme sobre la esterilla para elevar el tronco hacia atrás y flexionar las rodillas hasta estar sentada sobre los talones. Puedes apoyar la frente en la esterilla, y también dejar los brazos delante o llevarlos hacia atrás descansando a los costados. Cuando vuelvas arriba, apoya de nuevo el peso en los talones contrayendo los abdominales y rodando la columna vértebra a vértebra hasta quedar erguida.

SERIE DE PATADAS LATERALES

Posición corporal: mantén el equilibrio en el borde lateral del cuerpo.

- Túmbate de costado, con el cuerpo formando una línea recta que parta de la coronilla y baje por la columna hasta la cadera y los talones.

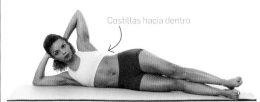

Costillas hacia dentro

- Echa las piernas hacia delante hasta que encuentres un ángulo estable (depende de tus proporciones físicas, pero colocar los pies sobre el borde delantero de la esterilla suele funcionar). El ángulo será menor cuanto más desees desafiar tu estabilidad.

- Levanta la cabeza y coloca las manos, una encima de la otra, detrás de la cabeza, con los codos bien separados y la cabeza en línea con la columna.

- «Casca una nuez» entre los omóplatos (júntalos todo lo posible) y mantén los codos bien separados.

VARIANTE DEL EJERCICIO

La mano de abajo se sitúa detrás de la cabeza, y la de arriba se coloca en la esterilla, por delante del vientre.

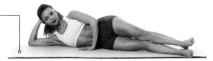

PATADAS LATERALES: ADELANTE/ATRÁS

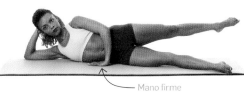

Mano firme

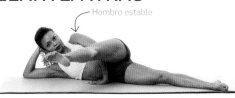

Hombro estable

la columna se extienda un poco para que se expanda la parte frontal del cuerpo.

- Eleva la pierna de arriba por encima de la altura de la cadera, manteniéndola recta y conectada a los abdominales.

- Espira lentamente mientras mueves la pierna hacia atrás, estirando los dedos de los pies en oposición a la coronilla y manteniendo la rodilla a la altura de la cadera. Deja que

- Inspira lentamente mientras balanceas la pierna hacia delante, a la altura del hombro, alargando la cintura y estabilizando la parte superior del cuerpo.

REPETICIONES: Hazlo de 3 a 5 veces procurando «mejorar tu primer intento», como escribió Joseph, con cada balanceo.

PATADAS LATERALES: ARRIBA/ABAJO

AUTOEVALUACIÓN: ¿ES POSIBLE QUE EN TU CUERPO HAYA MÁS EXTENSIÓN DE LA QUE OCUPAS? SI QUISIERAS EXPANDIR UN POCO UNA ZONA ARTICULAR PARA PERMITIR MÁS MOVILIDAD Y MEJORAR LA CIRCULACIÓN, ¿CÓMO ENCONTRARÍAS ESE ESPACIO Y CÓMO LO MANTENDRÍAS?

A

- Inspira lentamente mientras elevas la pierna superior hacia el techo.

B

- Espira despacio mientras la bajas al tiempo que alargas la cintura y estabilizas la parte superior del cuerpo.

REPETICIONES: Hazlo de 3 a 5 veces.

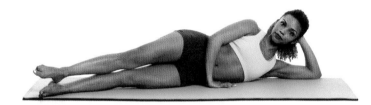

Apoyo ligero sobre la mano

PATADAS LATERALES: CÍRCULOS

NOTA: *el muslo puede girarse hacia fuera desde la articulación de la cadera para ejercitar la corva y la parte interior del muslo, o girarse hacia delante para trabajar más la cadera.*

Cuello alargado

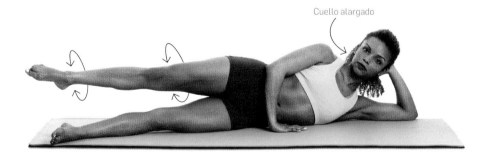

A

- Eleva la pierna de arriba hacia el techo, manteniéndola recta y conectada con los abdominales.
- Imagina que tu pierna está dentro de un gran cilindro con la anchura aproximada de una pelota de baloncesto.

REPETICIONES: Haz círculos con la pierna 6 veces hacia delante y 6 hacia atrás, intentando rozar toda la longitud y amplitud del cilindro.

PREPARACIÓN I PARA LA UVE

A

- Túmbate de espaldas con las rodillas flexionadas, los pies bien apoyados y las piernas bien juntas.

- Estira los brazos hacia atrás por encima de la cabeza, con los bíceps junto a las orejas. Estira una pierna en oposición a las puntas de los dedos de las manos uniendo las rodillas con fuerza.

B

- Inspira lentamente mientras echas los brazos hacia delante, separados a la anchura de los hombros, y sigue apretando los muslos con fuerza.

C **D**

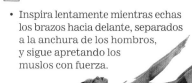

- Cuando los brazos estén paralelos a los muslos, comienza a enrollarte hacia arriba, vértebra a vértebra, en dirección al pie elevado.

- Espira despacio mientras desciendes, colocando cada vértebra un par de centímetros por detrás de donde se encontraba.

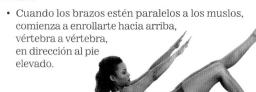

REPETICIONES: Tras contraer el abdomen para estabilizar la parte inferior del cuerpo, cambia de pierna y repite.

PREPARACIÓN II PARA LA UVE

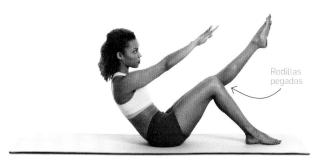

Rodillas pegadas

A

- Comienza en la posición elevada de la Preparación I para la Uve.

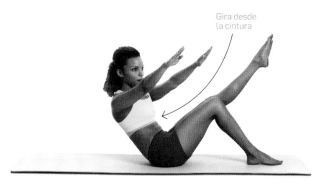

Gira desde la cintura

B

- Gira el torso (los brazos lo seguirán) sobre la pierna extendida y luego vuelve a mirar hacia delante y baja hasta la posición inicial. Cambia de pierna y repite la secuencia.

REPETICIONES: Tienes 4 secuencias (2 en cada lado) para lograr una rotación con la cintura alargada mientras estabilizas la parte inferior del cuerpo.

PREPARACIÓN I PARA LA SIRENA

- Siéntate sobre una nalga con las rodillas flexionadas hacia un lado y coloca las piernas una encima de la otra, rodilla sobre rodilla y tobillo sobre tobillo.
- Utiliza la mano que está al lado de las piernas para tirar de los tobillos hacia el trasero e inspira lentamente mientras elevas el brazo opuesto hasta que los bíceps toquen la oreja.

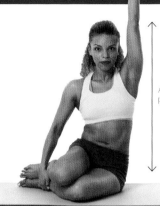

Alarga primero

- Espira despacio mientras te inclinas sobre las piernas, estirando el lado exterior del cuerpo.

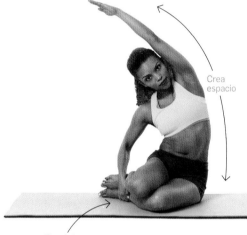

Crea espacio

Tira de los tobillos

NOTA: *Este ejercicio se conoce también como «La sirena», y es una interpretación moderna de la Inclinación lateral, mucho más rigurosa. Para mantener intacta la reputación de Joseph, sería mejor llamarlo «La inclinación de Poseidón» (por la combinación en inglés de Po-Side-On Bend).*

- Vuelve al centro con una inspiración y luego espira lentamente mientras te inclinas hacia el otro lado, colocando la mano en la esterilla en línea con el hombro y flexionando el codo hacia la cadera. Uno de los brazos debe estar siempre por encima de la cabeza y conectado con la cintura.

REPETICIONES: Haz 3 ciclos respiratorios, para crear cada vez más espacio tanto dentro como alrededor de la caja torácica a fin de mejorar la respiración.

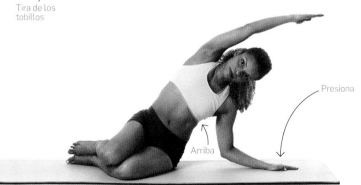

Presiona

Arriba

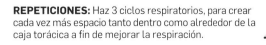

PREPARACIÓN I PARA NATACIÓN

Para las articulaciones de los hombros y las caderas

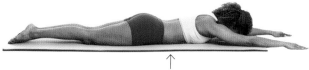

Abdominales elevados hacia la espalda

- Túmbate sobre el vientre con la frente hacia abajo, el pubis pegado a la esterilla y los muslos bien juntos (rectos, sin ningún tipo de rotación). El ombligo debe llevarse hacia la columna.
- Estira los brazos hacia delante, con las palmas hacia abajo, y pon los pies en punta.

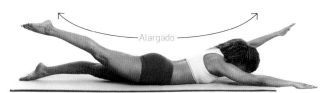

Alargado

B

- Inspira lentamente mientras levantas el brazo izquierdo y la pierna derecha a la misma distancia del suelo (equipara el rango de la articulación del hombro con el rango de la articulación de la cadera). Espira lentamente mientras vuelves a colocarlos en la esterilla.
- Inspira despacio mientras elevas el brazo derecho y la pierna izquierda a la misma distancia del suelo. Espira lentamente mientras vuelves a colocarlos sobre la esterilla.

NOTA: *Puedes elegir si subir y bajar la cabeza con cada chapoteo (elevar la cabeza hace trabajar la columna). Si levantas la cabeza, mantenla en línea con la columna vertebral, y no la eleves si el pecho no sube también.*

REPETICIONES: Completa 2 o 3 series (izquierda, derecha) de estos movimientos de «chapoteo a cámara lenta».

PREPARACIÓN II PARA NATACIÓN

Para las articulaciones vertebrales

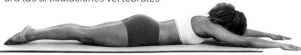

A

- Túmbate boca abajo con la frente hacia el suelo, el pubis pegado a la esterilla y los muslos bien juntos.
- Estira los brazos hacia delante con las palmas hacia abajo y los pies en punta. Encoge el ombligo hacia la columna.

Hueso púbico apretado contra la esterilla

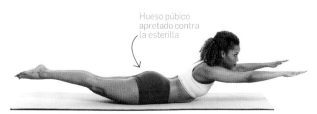

B

- Inspira lentamente mientras separas el pecho, los brazos y los muslos de la esterilla, expandiendo la parte frontal del cuerpo. Contén la respiración y mantén la posición mientras cuentas hasta uno. Luego espira muy despacio mientras regresas a la posición inicial.

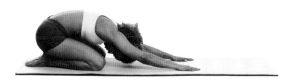

C

- Siéntate sobre los talones (consulta la página 43).

REPETICIONES: Hazlo 3 veces para estirarte tanto que puedas inclinarte hacia los pies y llegar con las manos más allá del borde de la esterilla. Si ya te estirabas más allá de la esterilla antes de empezar, utiliza el perímetro de la habitación como medida.

FOCA

- Siéntate en la esterilla con las rodillas flexionadas. Los dedos de los pies deben estar juntos y las rodillas separadas, de manera que puedas verte los tobillos.

- «Sumerge» las manos entre las piernas y enróllalas por fuera de los tobillos, colocando cada palma sobre uno de ellos.

Inclínate hacia atrás desde la pelvis

B

- Eleva los pies de la esterilla y equilíbrate sobre el coxis con los abdominales contraídos, los muslos bien juntos y los bíceps activados. Inspira lentamente, contrae aún más los abdominales y empieza a rodar hacia atrás hasta la parte superior de la espalda.

- Espira para rodar de nuevo hasta quedar en equilibrio sobre el coxis.

- Intenta realizar 3 Focas sencillas, siempre centrada en la esterilla y encogiendo más los abdominales con cada movimiento. ¿Sientes cómo contacta cada vértebra con la esterilla cuando te mueves hacia atrás y cómo se aparta de ella cuando subes?

C D

- A continuación, añade 2 o 3 palmadas con las «aletas» (es decir, abre y cierra las piernas con los músculos profundos de tu centro vital) mientras permaneces equilibrada sobre el coxis, y otras 2 o 3 más mientras te equilibras sobre la parte posterior de los hombros. Nunca dejes que el peso del cuerpo descanse sobre el cuello.

Las palmadas empiezan en la articulación de la cadera

Equilíbrate sobre la parte posterior de los hombros

REPETICIONES: Muévete como una Foca 6 veces.

PREPARACIÓN PARA PLANCHA

Realizar cualquier tipo de flexión de pilates se parece a Rodar hacia arriba, pero en vertical.

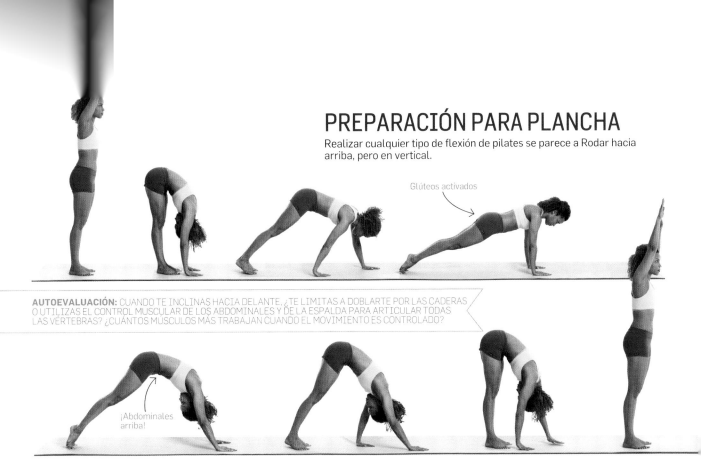

Glúteos activados

¡Abdominales arriba!

AUTOEVALUACIÓN: CUANDO TE INCLINAS HACIA DELANTE, ¿TE LIMITAS A DOBLARTE POR LAS CADERAS O UTILIZAS EL CONTROL MUSCULAR DE LOS ABDOMINALES Y DE LA ESPALDA PARA ARTICULAR TODAS LAS VÉRTEBRAS? ¿CUÁNTOS MÚSCULOS MÁS TRABAJAN CUANDO EL MOVIMIENTO ES CONTROLADO?

A

- De pie y erguida en una de las puntas de la esterilla.
- Inspira lentamente mientras elevas los brazos, alargas la cintura y juntas con fuerza la parte interna de los muslos.

B

- Espira despacio e inclina la cabeza y los brazos hacia delante, separados a la anchura de los hombros, y baja las manos enrollando la columna (y no doblándote por las caderas); los abdominales deben estar contraídos.
- Coloca las palmas en la esterilla con la cabeza sobre las rodillas (dobla las rodillas tanto como sea necesario).

C **D**

- Da 3 pasos y medio con las manos hacia delante, hasta situarte en una posición de plancha rígida de la cabeza a los talones, con el peso de la parte superior del cuerpo apoyado en las manos. Debes quedar equilibrada sobre la punta de los pies.

E

- Elévate utilizando los músculos de tu centro vital e inclina el pecho hacia los muslos, como si hicieras un Bromista invertido.

F **G**

- Baja los talones y camina con las manos (con los brazos rectos) de vuelta hasta los pies con 3 pasos y medio. Las piernas deben permanecer lo más rectas posible hasta que la frente toque las rodillas.

H

- Invierte los movimientos y enrolla la espalda de nuevo hacia la posición vertical con los brazos y la cintura elevados.

AUTOEVALUACIÓN: PRESTA ATENCIÓN A LAS DIFERENCIAS MUSCULARES QUE NOTAS CUANDO BLOQUEAS LAS RODILLAS Y CUANDO NO LO HACES. ¿QUÉ POSICIÓN TE PERMITE MÁS ACCESO A LOS MÚSCULOS DE TU CENTRO VITAL?

REPETICIONES: Hazlo 3 veces e intenta mejorar en cada ejercicio un paso diferente, o dos, de la secuencia.

PARED: CÍRCULOS CON MANCUERNAS

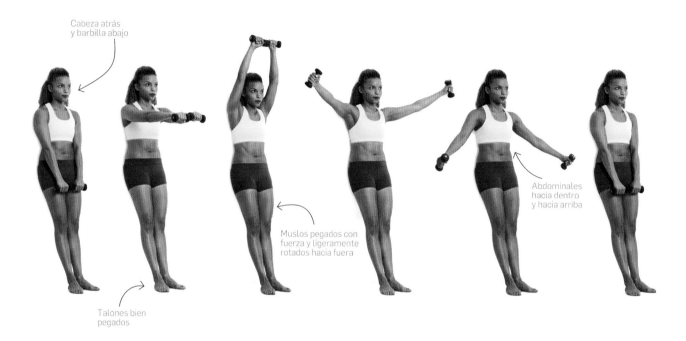

Cabeza atrás
y barbilla abajo

Muslos pegados con
fuerza y ligeramente
rotados hacia fuera

Abdominales
hacia dentro
y hacia arriba

Talones bien
pegados

 A

- Colócate de pie con la espalda apoyada contra la pared y aparta los pies de esta tanto como necesites para conectar bien la parte posterior de la pelvis, los omóplatos y la parte posterior de los hombros.
- Junta los talones con fuerza y separa las puntas de los pies más o menos a la distancia de un puño.

Los muslos deben estar bien juntos y ligeramente rotados hacia fuera.

 B | C

- Inspira lentamente mientras elevas los brazos rectos por encima de la cabeza (con las mancuernas tocándose) tanto como puedas sin perder la conexión de la espalda con la pared.

 D | E

- Espira lentamente mientras abres los brazos a los lados tanto como puedas sin perder la conexión de la espalda con la pared.

 F

- Después, baja los brazos y júntalos de nuevo.

REPETICIONES: Hazlo 5 veces hacia delante y otras 5 hacia atrás. Intenta sentir la profunda conexión que existe entre los brazos, la espalda y la cintura. Con cada movimiento de elevación y press de los brazos, la cintura se alarga.

PAREDES

Me gustaría que cambiaras tu idea de las paredes y ¡comenzaras a verlas como esterillas verticales! Utiliza puntos de referencia similares (la espalda conectada a la esterilla, los hombros anclados a la esterilla, etc.) y la pared se convertirá en una herramienta táctil para perfeccionar la postura vertical. Tu objetivo es conseguir que la mayor parte posible de la espalda esté en contacto con la pared. Para aquellas de vosotras que tengáis traseros voluminosos, puede resultar difícil poner en contacto la parte posterior de la pelvis con la pared (por eso Joseph inventó un aparato llamado Pedi-Pole), pero intenta hacer lo posible para mantener los abdominales contraídos y hacia arriba y el coxis tirando hacia abajo, en oposición.

Puedes utilizar mancuernas o no; en cualquier caso, debes ser consciente en todo momento de la alineación de las muñecas y de la conexión de los brazos con el centro vital.

PARED: SENTADILLAS

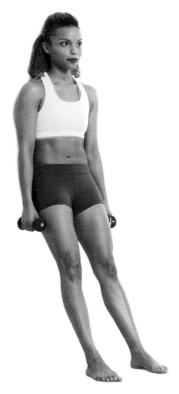

A

- Separa los pies a la anchura de las caderas y camina hacia delante hasta el punto en el que, con las caderas y los muslos formando un ángulo recto, las rodillas queden justo encima de los tobillos (las espinillas perpendiculares al suelo).

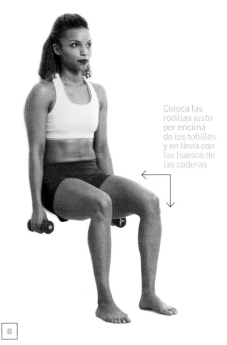

Coloca las rodillas justo por encima de los tobillos y en línea con los huesos de las caderas

B

- Inspira lentamente mientras te deslizas pared abajo hasta que los muslos estén paralelos al suelo. (Si esto te supone demasiado esfuerzo para las rodillas, al principio limítate a bajar solo hasta la mitad y gradúa la altura cada vez que practiques.)

- Mantén la posición y aguanta la respiración mientras cuentas despacio hasta tres.

- Presiona con fuerza las costillas contra la pared y espira profundamente, vaciando los pulmones de aire.

REPETICIONES: Haz 5 sentadillas, y cada vez que aguantes la respiración incrementa el tiempo en un número más.

PARED: ROLL-DOWN CON MANCUERNAS

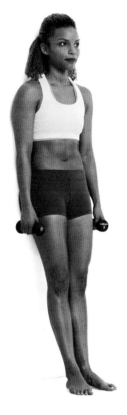

Brazos colgando hacia abajo y con el cuello relajado

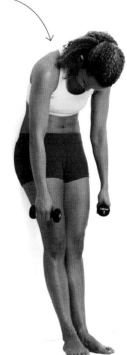

NOTA: *Puedes enrollarte más hacia abajo, si no te molesta la espalda, siempre y cuando la parte anterior del cuerpo forme un plano cóncavo y la espalda permanezca bien apoyada en la pared.*

A

- Colócate de pie con la espalda plana contra la pared y aleja los pies de esta tanto como necesites para lograr un buen contacto con la parte posterior de la pelvis, los omóplatos y la parte posterior de los hombros.

- Junta los talones con fuerza y separa los pies a una distancia aproximada de un puño; los muslos deben estar muy juntos y ligeramente rotados hacia fuera.

- Inspira profundamente e inclina la cabeza hacia delante, separándola de la pared. Mira por encima del pecho en dirección a los pies.

- Espira despacio mientras inclinas la columna, vértebra a vértebra, al tiempo que te separas de la pared. Utiliza los abdominales para controlar el movimiento.

B

- Detente cuando la base de los omóplatos esté firmemente apoyada en la pared (como si se tratase de un Cien vertical).

- Deja que los brazos cuelguen de los hombros y haz círculos, como si fueran péndulos, dentro de las cuencas de la articulación. Respira con normalidad mientras haces 5 círculos en un sentido y otros 5 en el otro.

- Inspira muy despacio mientras vuelves a enrollarte hacia arriba para volver a la posición inicial.

REPETICIONES: Hazlo solo una vez, y disfruta de cada movimiento (si tienes tiempo, puedes volver a hacerlo siempre que quieras).

USO DE MANCUERNAS

Las mancuernas sirven para conectar con tu centro vital cuando estás de pie. Todo depende de la postura y de la actitud. Puesto que en el pilates trabajamos con pesos ligeros, mantener la postura adecuada y poseer una gran imaginación son factores claves para conseguir resultados. Los movimientos en sí son sencillos, pero lograr que funcionen puede ser todo un desafío. Prueba con estos dos trucos para sacarle más partido a tu centro: estira los brazos hacia delante y deja que las muñecas cuelguen. Sin cambiar de posición, endereza las muñecas y estira los dedos rectos y firmes. ¿Sientes cómo se activan los músculos de los antebrazos y de los brazos? ¿Puedes imaginar la energía viajando desde los abdominales hasta la punta de los dedos? Trabajar correctamente las articulaciones despejará las líneas de fuerza del cuerpo y evitará que las «fugas» de energía estropeen los ejercicios. Ahora intenta imaginar que estás sujetando unas asas enganchadas a unos muelles. Según el ángulo en que tracciones, imagina los muelles conectados a la pared o al suelo. Recuerda, ganarás un premio a la mejor imitación de ti misma trabajando con 20 kilos ¡aunque solo estés sosteniendo 1!

CURL DE BÍCEPS I

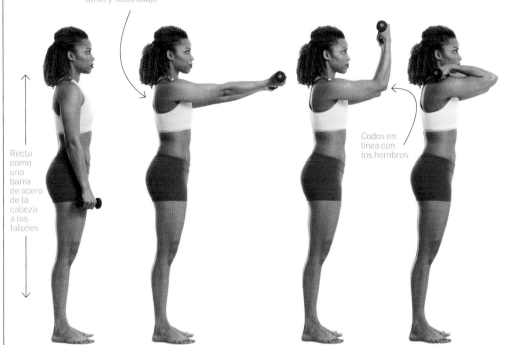

Omóplatos hacia atrás y hacia abajo

Recta como una barra de acero de la cabeza a los talones

Codos en línea con los hombros

 A

- Colócate de pie con los talones juntos y las puntas de los pies separadas a la distancia aproximada de un puño. Los muslos deben estar muy juntos y ligeramente rotados hacia fuera.
- Inclina el peso del cuerpo hacia delante de manera que se cargue ligeramente sobre los metatarsos. Contrae los abdominales hacia dentro y hacia arriba.

 B

- Estira los brazos rectos hacia delante, con las mancuernas hacia arriba, a la altura del hombro.

 C

- Inspira lentamente mientras flexionas los codos y llevas las pesas hacia los hombros.

 D

- Mantén la posición un momento y luego espira despacio mientras vuelves a estirar los brazos.

REPETICIONES: Hazlo 6 veces intentando conectar los brazos con la espalda y el curl con los músculos del centro vital.

CURL DE BÍCEPS II

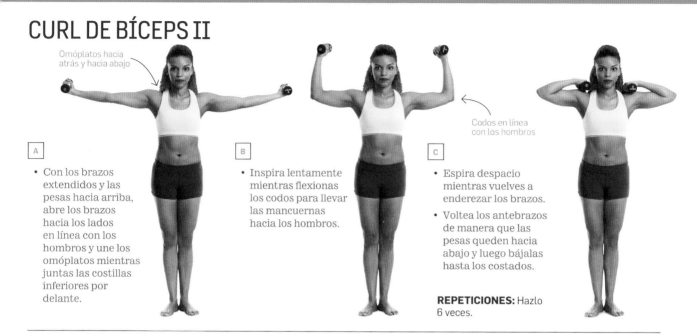

Omóplatos hacia atrás y hacia abajo

Codos en línea con los hombros

A

- Con los brazos extendidos y las pesas hacia arriba, abre los brazos hacia los lados en línea con los hombros y une los omóplatos mientras juntas las costillas inferiores por delante.

B

- Inspira lentamente mientras flexionas los codos para llevar las mancuernas hacia los hombros.

C

- Espira despacio mientras vuelves a enderezar los brazos.
- Voltea los antebrazos de manera que las pesas queden hacia abajo y luego bájalas hasta los costados.

REPETICIONES: Hazlo 6 veces.

CURL DE BÍCEPS III

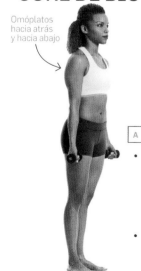

Omóplatos hacia atrás y hacia abajo

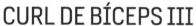

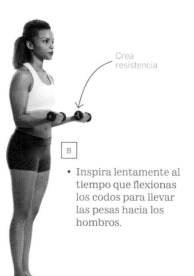

Crea resistencia

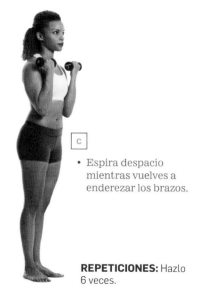

A

- Con los brazos bien estirados y pegados a los costados, voltea los antebrazos de modo que las mancuernas queden hacia delante.
- Une los omóplatos mientras juntas las costillas inferiores en la parte delantera.

B

- Inspira lentamente al tiempo que flexionas los codos para llevar las pesas hacia los hombros.

C

- Espira despacio mientras vuelves a enderezar los brazos.

REPETICIONES: Hazlo 6 veces.

Secuencia en la esterilla
>NIVEL I

Inicio:
El Cien
(página 35)

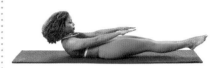

2
Rodar hacia arriba
(página 36)

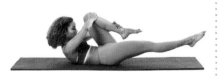

3
Círculos con
una sola pierna I
(página 37)

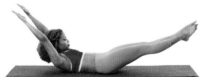

4
Preparación I para Rodar
como una pelota
(página 38)

5
Estiramiento de una sola pierna
(página 38)

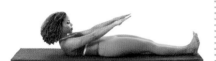

6
Estiramiento de las dos piernas
(página 39)

7
Flexión de columna
(página 40)

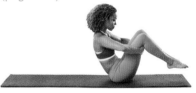

8
Preparación I para la Mecedora
con piernas abiertas
(página 41)

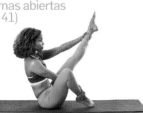

9
Preparación I para el Sacacorchos
(página 41)

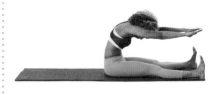

10
Preparación I para el Salto del ángel
(página 42)

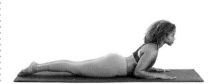

11
Patadas con una sola pierna
(página 42)

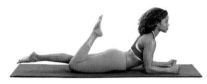

12
Sentada en los talones
(página 43)

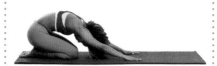

13
Patadas laterales: Adelante/Atrás
(página 43)

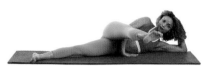

14
Patadas laterales:
Arriba/Abajo
(página 44)

15
Patadas laterales: Círculos
(página 44)

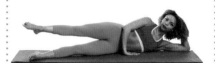

16
Preparación I para la Uve
(página 45)

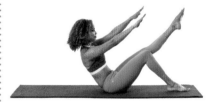

17
Preparación II para la Uve
(página 45)

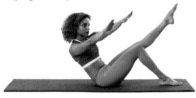

18
Preparación I para Natación
(página 47)

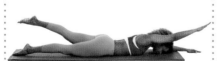

19
Preparación II para Natación
(página 47)

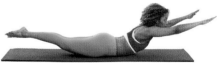

20
Preparación I
para La
Sirena
(página 46)

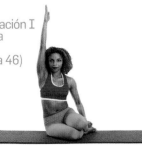

21
Foca
(página 48)

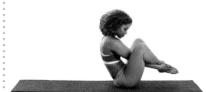

Final:
Preparación para Plancha
(página 49)

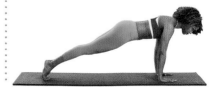

EL ELEFANTE

Enrollarse hacia abajo para realizar una flexión pilates es parecido a hacer Rodar hacia arriba, pero en vertical.

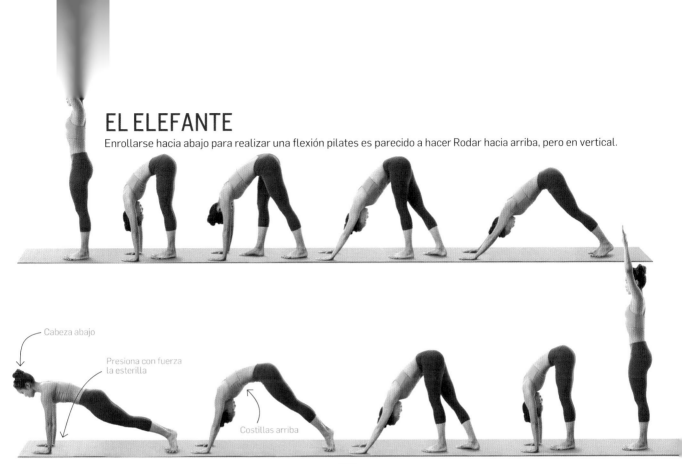

Cabeza abajo

Presiona con fuerza la esterilla

Costillas arriba

A

- Colócate de pie frente a un extremo de la esterilla (de espaldas a ella) e inspira lentamente mientras elevas los brazos, juntas los muslos con fuerza (ligeramente rotados hacia el exterior) y contraes los abdominales hacia dentro y hacia arriba.

B

- Espira despacio y enróllate hacia delante poco a poco hasta tocar la esterilla con las manos. Acerca la frente a las rodillas.

C **D**

- Con las piernas y los pies rígidos, camina hacia atrás con los talones utilizando tan solo 3 zancadas y media para quedarte en posición de plancha rígida.

E

- En posición de plancha mientras cuentas hasta tres, ensancha el pecho y presiona con fuerza contra la esterilla.

F **G**

- Elévate utilizando los músculos de tu centro vital, encoge las costillas y dobla el pecho hacia los muslos, como si se tratara de una Uve invertida.

H **I**

- Apoya los talones en la esterilla y, manteniendo las rodillas rectas y los pies flexionados, camina con los pies hasta situarte entre las manos tanto como puedas; los abdominales deben estar contraídos para dejar sitio a las piernas.

J

- Enróllate hacia arriba hasta la posición inicial.

REPETICIONES: Hazlo 5 veces notando el duro trabajo que realizan los abdominales de un elefante para mover esas piernas rígidas.

SIERRA VERTICAL

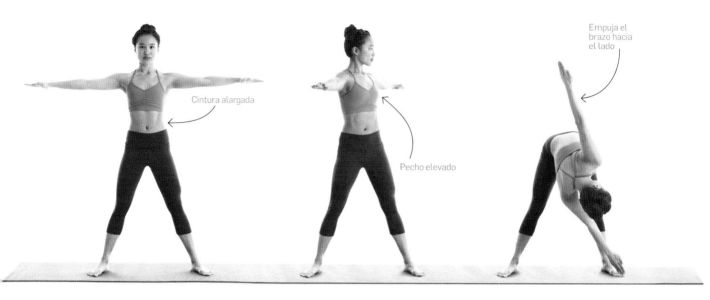

Cintura alargada

Pecho elevado

Empuja el brazo hacia el lado

A

- Colócate de pie y de lado sobre la esterilla, con los brazos extendidos hacia los lados a la altura de los hombros y las piernas separadas a una distancia superior a la amplitud de los hombros. Las caderas, las rodillas y los pies deben estar girados ligeramente hacia fuera.

B

- Inspira lentamente mientras elevas el pecho y cascas una nuez entre los omóplatos, al tiempo que rotas el tronco hacia la izquierda (las caderas deben permanecer hacia delante).

C **D**

- Espira despacio mientras juntas las costillas y te enrollas hacia la rodilla izquierda, colocando la mano derecha por fuera del tobillo izquierdo y acercando la frente a la rodilla. El otro brazo está elevado en oposición a la coronilla.
- Con los abdominales contraídos, toca la rodilla con la frente.

E

- Inspira despacio mientras te enrollas hacia arriba, articulando la columna, hasta la posición inicial.
- Repite la secuencia girando hacia la derecha.

REPETICIONES: Haz 3 series y aprovecha cada giro y enrollamiento para movilizar las articulaciones de la columna para preparar el trabajo de suelo.

TROTE CON RODILLAS ARRIBA/TALONES ARRIBA

La clave para minimizar cualquier tipo de impacto en las articulaciones son un par de pies fuertes y unos músculos poderosos del centro vital que nos ayuden a impulsar y elevar, y también a controlar el aterrizaje.

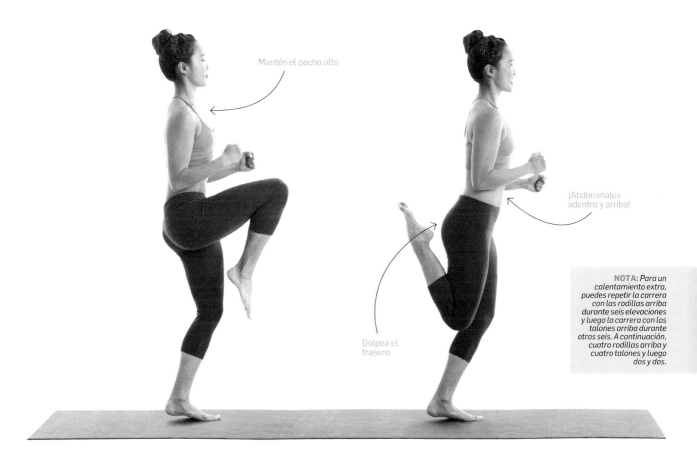

Mantén el pecho alto

¡Abdominales adentro y arriba!

Golpea el trasero

NOTA: *Para un calentamiento extra, puedes repetir la carrera con las rodillas arriba durante seis elevaciones y luego la carrera con los talones arriba durante otros seis. A continuación, cuatro rodillas arriba y cuatro talones y luego dos y dos.*

 A

- Colócate de pie con el pecho elevado y los codos flexionados a los costados, con los puños apretados.
- Comienza a trotar y eleva las rodillas lo más alto que puedas hacia el vientre (como si se tratara de un Estiramiento de una sola pierna vertical).

 B

- Después de elevar las rodillas 10 veces, continúa trotando, pero ahora golpéate el trasero con los talones otras 10 (como si fuera una Patada con una sola pierna vertical).
- El pecho debe permanecer lo más elevado posible durante toda la secuencia de trote, y los abdominales deben estar contraídos hacia dentro y hacia arriba.

TRANSICIÓN: DESCENSO A LA ESTERILLA

Si padeces algún tipo de lesión de rodilla, este movimiento no es para ti.

- Colócate de pie en un extremo de la esterilla, de espaldas al centro de esta.
- Cruza un tobillo sobre el otro y dobla los brazos por delante de los hombros.
- Ahora intercambia los tobillos y cambia también la forma de doblar los brazos para que utilices un emparejamiento menos cómodo. (Oye, ¡estamos aquí para romper las costumbres!)

B C D

- Suelta todo el aire encogiendo al máximo las costillas. Luego, inspira muy despacio al tiempo que bajas el trasero lentamente. Mientras desciendes, contrae aún más los abdominales en oposición a la esterilla.

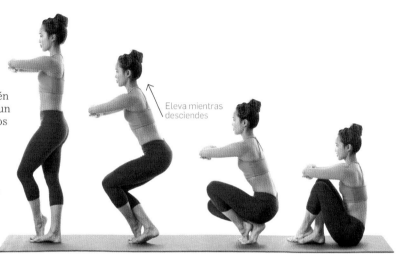

Eleva mientras desciendes

RODAR COMO UNA PELOTA

Los ejercicios de rueda en pilates están ideados como masajes. La espalda y los órganos se masajean gracias al movimiento de los músculos abdominales que presionan profundamente hacia la espalda mientras ruedas.

Mantén los talones cerca del trasero

Mantén la espalda redondeada

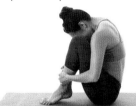
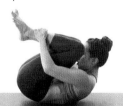
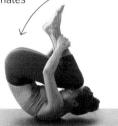
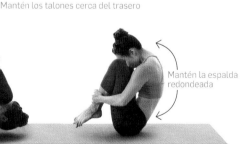

 A

- Siéntate con las rodillas flexionadas pegadas al pecho y las manos rodeando con fuerza la parte delantera de los tobillos.
- Mete la cabeza entre las rodillas y contrae los abdominales hacia dentro y hacia arriba, en oposición a los muslos.

B C

- Rueda sobre la parte superior de la espalda (no dejes que el peso del cuerpo descanse sobre las vértebras cervicales).

 D

- Rueda de nuevo hacia arriba para equilibrarte sobre el coxis. Encoge las costillas hacia dentro.

REPETICIONES: Hazlo entre 6 y 10 veces, contrayendo los abdominales y acercando los talones a los glúteos cada vez más.

ESTIRAMIENTO DE UNA SOLA PIERNA RECTA

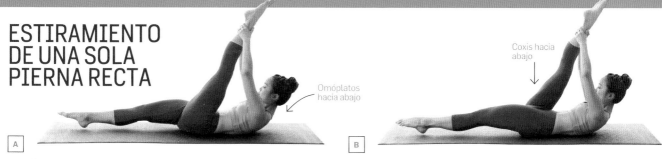

Omóplatos hacia abajo

Coxis hacia abajo

A

- Túmbate de espaldas con la cabeza elevada hacia delante, las costillas encogidas, las rodillas pegadas al pecho y la mirada fija en los abdominales.
- Estira una pierna hacia el techo y sujeta el tobillo con ambas manos mientras enderezas la otra pierna y la levantas unos centímetros.
-

B

- Inspira despacio mientras cambias de pierna 2 veces, con los omóplatos y el coxis pegados a la esterilla.
- Espira lentamente mientras cambias de pierna 2 veces; mantén la alineación del tronco colocando la pierna elevada en línea con el hombro correspondiente y la pierna extendida en línea con la cadera correspondiente.

REPETICIONES: Haz 3 ciclos de respiración completos (inspiración y espiración) o 12 cambios en total.

PREPARACIÓN PARA EL ESTIRAMIENTO DE LAS DOS PIERNAS RECTAS

DETALLE: Coloca las manos, con las palmas hacia abajo, formando un triángulo (índices en contacto y muñecas separadas) bajo los glúteos. Los codos están separados, pero no flexionados intencionadamente.

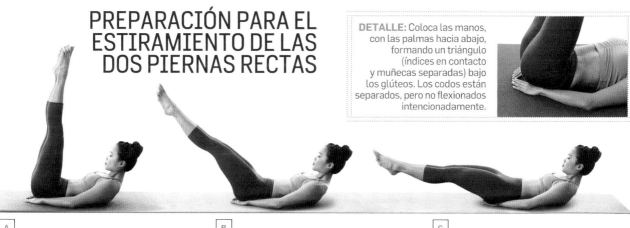

A

- Túmbate de espaldas con la cabeza elevada y las costillas encogidas hacia dentro.
- Forma una «cuña» bajo la pelvis para conseguir estabilidad (échale un vistazo al Detalle).

B

- Espira lentamente mientras estiras las dos piernas hacia delante al mismo tiempo y contraes los abdominales hacia adentro y hacia arriba para crear un movimiento de oposición.

C

- Baja las piernas tanto como puedas sin perder el contacto entre la parte baja de la espalda y la esterilla.
- Espira lentamente mientras vuelves a colocar las piernas en un ángulo de 90 grados; deben permanecer totalmente rectas.

REPETICIONES: Hazlo 6 veces, encogiendo las costillas inferiores y alargando cada vez más la cintura. Mantén el tronco pegado a la esterilla.

PREPARACIÓN II PARA EL SACACORCHOS

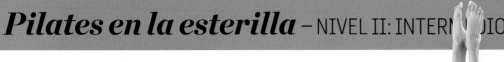

A

- Túmbate de espaldas, con los brazos estirados y firmes a los costados (la parte posterior de los brazos y de los hombros debe estar pegada a la esterilla) y los abdominales contraídos.

- Junta las piernas con fuerza, apretando bien la parte interna de ambos muslos. Luego, elévalas en el aire en un ángulo lo más próximo a la perpendicular tanto como puedas.

Brazos pegados a la esterilla

B **C**

- Pon los pies en punta e inspira lentamente mientras realizas un círculo hacia la derecha; luego espira despacio al tiempo que realizas un círculo hacia la izquierda y vuelves al medio (este patrón respiratorio puede hacerse al revés).

- Mientras haces círculos con las piernas hacia el centro, presiona la parte posterior de los hombros y los brazos contra la esterilla y eleva el trasero hasta que estés equilibrada sobre la parte central de los omóplatos y la parte posterior de los brazos (las muñecas están planas, y los tríceps muy activos).

- Inspira despacio mientras vuelves a bajar la espalda vértebra a vértebra, y, cuando el trasero toque la esterilla, invierte el círculo.

NOTA: *Joseph decía que el Sacacorchos era «un masaje interno y de columna». Cuando controles mejor el ejercicio, deja que las caderas giren un poco más con cada círculo y que la parte posterior de la cadera se eleve «a regañadientes» de la esterilla para proporcionar un mayor masaje a los órganos.*

Pecho estabilizado

REPETICIONES: Invierte la dirección de los círculos cada vez y completa 3 series, intensificando la contracción de los abdominales y estabilizando la espalda en cada secuencia.

PREPARACIÓN II PARA LA MECEDORA CON PIERNAS ABIERTAS

Los ejercicios de rueda de pilates están diseñados para masajear. La espalda y los órganos internos reciben un masaje debido a los movimientos de los músculos abdominales, que presionan con fuerza hacia la esterilla mientras ruedas.

NOTA: *La forma «profesional» de hacer este ejercicio es enrollarse hacia atrás desde la posición de Flexión de columna y elevar las dos piernas al mismo tiempo utilizando los abdominales; luego, hay que agarrar los tobillos y continuar.*

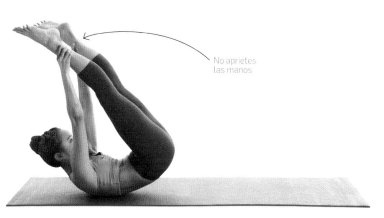

A

- Siéntate con las rodillas flexionadas y los pies juntos.
- Estira los brazos entre las piernas y agarra los tobillos, uno con cada mano.
- Levanta los talones y equilíbrate sobre el coxis mientras contraes el vientre y alargas la cintura.

RESPIRACIÓN PARA EL BALANCEO Y LA RUEDA: JOSEPH RECOMENDABA INSPIRAR EN LAS POSICIONES ESTABLES Y ESPIRAR EN LAS PARTES DE RUEDA DE «PRESIONAR» PARA EXPULSAR EL AIRE. DEBES ENCONTRAR EL PATRÓN RESPIRATORIO QUE MÁS TE AYUDE A ESTABILIZARTE O A MOVILIZARTE CUANDO TOQUE.

B

- Mantén la mirada en los abdominales («los ojos fijos en el objetivo») y estira ambas piernas hacia arriba, en línea con los hombros, procurando permanecer estable.

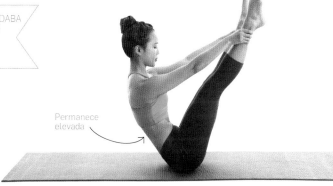

Permanece elevada

C

- Desde esta posición elevada y equilibrada, contrae más los abdominales hacia adentro y hacia arriba contra la columna, y mécete hacia la base de los omóplatos (presionando las palmas de las manos contra las espinillas y estas contra las palmas) y luego de nuevo hasta el coxis. Los brazos y las piernas deben permanecer bien extendidos.

No aprietes las manos

REPETICIONES: Hazlo de 4 a 6 veces, con las manos cada vez más arriba y menos apretadas a fin de activar más músculos del centro vital.

63

SIERRA

A

- Siéntate erguida, con la espalda recta y la cintura alargada.
- Extiende los brazos rectos a los lados a la altura de los hombros y «casca una nuez» entre los omóplatos.
- Separa las piernas a una distancia superior a la amplitud de los hombros. Flexiona los pies por los tobillos y pega el trasero a la esterilla.

B

- Inspira lentamente mientras giras el tronco hacia la izquierda y te enrollas sobre la rodilla izquierda; presiona la mano derecha contra el borde externo del pie izquierdo y levanta el brazo de atrás tanto como puedas, con la palma hacia abajo.

EVALUACIÓN: CUANDO CONTRAES LOS ABDOMINALES «HACIA DENTRO Y HACIA ARRIBA», ¿CONSIGUES DE VERDAD LLEVARLOS HACIA «ARRIBA»? PARA SABERLO, DEBES NOTAR QUE LA ESPALDA SE APLANA Y LAS COSTILLAS SE ELEVAN EN OPOSICIÓN A LAS CADERAS, LO QUE CREA UN ESPACIO EN LA CINTURA. INTENTA SENTIR LA DIFERENCIA ENTRE CONTRAER LOS ABDOMINALES SIN MÁS HACIA LA COLUMNA Y LLEVARLOS HACIA ATRÁS Y HACIA ARRIBA. ¿NOTAS QUE SE CREA MÁS ESPACIO? ¿QUÉ POSICIÓN TE PARECE MÁS ESTABLE?

C

- Espira despacio mientras deslizas la mano derecha por la parte externa del pie con 3 movimientos progresivos «en sierra» hacia delante, al tiempo que tiras de la cadera derecha a fin de crear una oposición diagonal para los abdominales oblicuos (reparte uniformemente el peso de la parte inferior del cuerpo en la esterilla, sin importar lo que haga la parte superior).
- Inspira lentamente y vuelve a la posición inicial.
- Repite la secuencia girando a la derecha.

REPETICIONES: Haz 3 series. En cada giro y enrollamiento, «estruja» más y más los pulmones a fin de expulsar todo; en el movimiento inverso llénalos de nuevo.

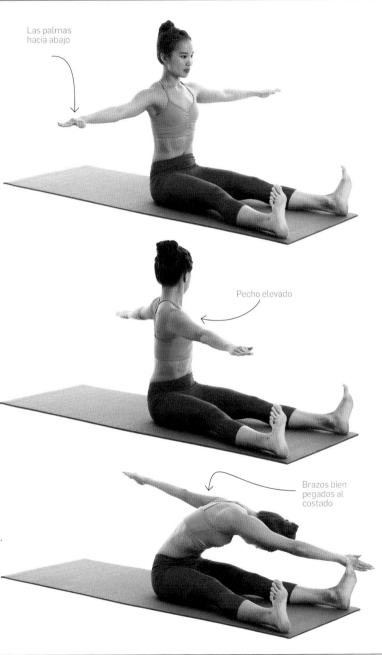

Las palmas hacia abajo

Pecho elevado

Brazos bien pegados al costado

PREPARACIÓN II PARA EL SALTO DEL ÁNGEL

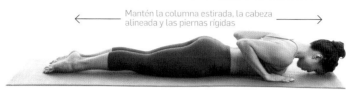

Mantén la columna estirada, la cabeza alineada y las piernas rígidas

A

- Túmbate boca abajo, con la frente hacia abajo, el pubis pegado a la esterilla y los muslos muy juntos.
- Coloca las palmas sobre la esterilla bajo los hombros, encoge el ombligo hacia la columna y aprieta los codos a los costados. Ahora estás en el Cisne.

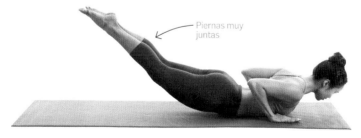

Tira del pecho para elevarte

B

- Inspira lentamente mientras elevas la cabeza y el pecho hacia delante, buscando un estiramiento desde el hueso púbico hasta la barbilla, pasando por el pecho.

Piernas muy juntas

C

- Contén la respiración mientras cuentas hasta uno y luego mécete hacia delante sobre el pecho elevando los muslos; aprovecha el movimiento para «estrujar» los pulmones y espirar profundamente.
- Termina con una inspiración elevada y luego espira lentamente mientras vuelves a estirarte sobre la esterilla.

REPETICIONES: Hazlo de 3 a 6 veces; intenta crear más espacio entre las vértebras en cada repetición.

SENTADA EN LOS TALONES

Se trata de un contraestiramiento para la parte baja de la espalda y no de una posición de descanso, a menos que lo necesites. Utilízala cuando quieras contrarrestar una extensión con una flexión hacia delante.

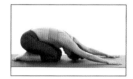

- Tras un ejercicio sobre el vientre, contrae los abdominales y aprieta las palmas contra la esterilla. Luego, eleva el cuerpo hacia atrás y flexiona las rodillas hasta sentarte sobre los talones. Redondear la parte baja de la espalda unos instantes tras una extensión también es beneficioso.

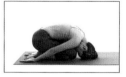

- Si te sientas en los talones, apoya la frente en la esterilla y coloca los brazos hacia delante o échalos hacia atrás. Cuando te enrolles hacia arriba centra el peso en los talones tirando de los abdominales y articulando la columna.

65

PATADAS CON LAS DOS PIERNAS

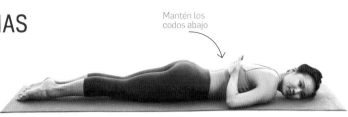

Mantén los codos abajo

A

- Túmbate boca abajo con una mejilla sobre la esterilla y las manos agarradas detrás de la espalda.

B

- Inspira lentamente mientras levantas unos centímetros ambas piernas, deben estar en una posición cómoda y, con los muslos bien pegados, «patea» tu trasero 3 veces con los talones al tiempo que espiras.

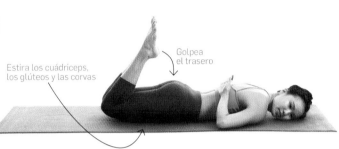

Estira los cuádriceps, los glúteos y las corvas

Golpea el trasero

C

- Inspira lentamente mientras enderezas las piernas y elevas el pecho, estirando las manos agarradas hacia los talones; colócalas a unos centímetros por encima del trasero.
- Espira despacio mientras giras la cara y apoyas la mejilla opuesta en la esterilla. Los codos están flexionados y las manos vuelven a tu espalda mientras las rodillas siguen elevadas.

AUTOEVALUACIÓN: CUANDO ESTÁS EN EXTENSIÓN, ¿TE ARQUEAS JUSTO POR DEBAJO DE LOS OMÓPLATOS? ¡NO LO HAGAS! SI LAS COSTILLAS CUELGAN POR DELANTE, DEBES ALINEAR LA COLUMNA CREANDO UN ESPACIO UNIFORME ENTRE CADA VÉRTEBRA EN TODAS LAS POSICIONES.

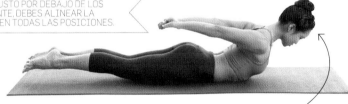

Alarga tirando de la coronilla

REPETICIONES: Haz 2 series (es decir, 4 veces el ejercicio) a fin de incrementar la amplitud del pecho y de los hombros en oposición a los pies y manos.

TRANSICIÓN: SALTO A SENTADA

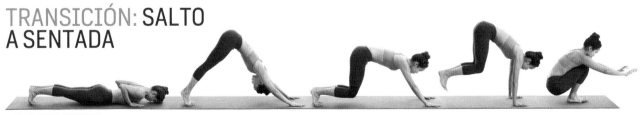

A B C D E

- Utiliza el impulso de las piernas combinado con la estabilidad de los brazos para dar un salto suave con los pies hacia la esterilla e introducirlos entre las manos con las rodillas flexionadas; luego, siéntate.

PUENTE DE HOMBROS

A

- Túmbate de espaldas con las rodillas flexionadas y los pies bien apoyados en la esterilla; los brazos deben estar estirados y firmes a los costados.

- Enrolla la pelvis hacia arriba y coloca las manos por debajo con los dedos mirando hacia lados opuestos.

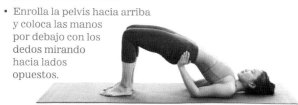

B

- Inspira lentamente mientras enderezas y elevas la pierna derecha hasta formar un ángulo recto con el cuerpo.

Empuja la rodilla hacia abajo desde el talón

C

- Espira despacio mientras estiras la pierna derecha hacia delante, irguiendo el pecho en oposición; levanta las caderas hacia arriba para no sobrecargar las manos.

Pelvis estable

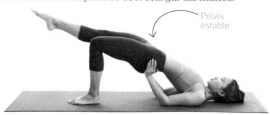

REPETICIONES: Hazlo 3 veces con cada pierna, elevando más las caderas con cada movimiento de palanca del muslo.

GIRO DE COLUMNA

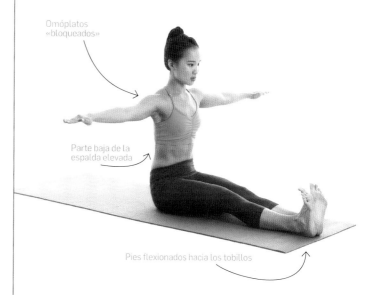

Omóplatos «bloqueados»

Parte baja de la espalda elevada

Pies flexionados hacia los tobillos

A

- Siéntate erguida con las piernas rectas formando un ángulo de 90 grados con el cuerpo; junta los muslos con fuerza.

- Elévate desde la cintura y estira los brazos hacia los lados a la altura de los hombros; «casca una nuez» entre los omóplatos.

AUTOEVALUACIÓN: ¿NOTAS QUE LA CABEZA ESTÁ ASENTADA EN LA PARTE ANTERIOR DE TU COLUMNA? ¿SIENTES QUE LA NUCA ESTÁ ESTIRADA O HA SUCUMBIDO AL PESO DE LA CABEZA? CUANDO SITÚAS LA CABEZA EN LÍNEA CON LA COLUMNA, ¿NOTAS EL TRABAJO QUE REALIZAN LOS MÚSCULOS IMPLICADOS? RESULTA DIFÍCIL TENER SIEMPRE BAJO CONTROL ESA «PELOTA BAMBOLEANTE» SITUADA SOBRE NUESTRO «PALILLO», PERO EL LUGAR EN EL QUE SE ASIENTA LA CABEZA SOBRE LA COLUMNA ES UN COMPONENTE CRÍTICO PARA CONSEGUIR EL MÁXIMO RENDIMIENTO DE TU CUERPO.

Eleva tirando de la coronilla

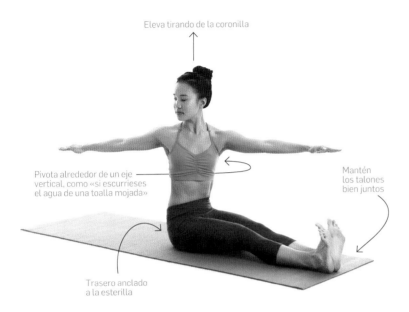

Pivota alrededor de un eje vertical, como «si escurrieses el agua de una toalla mojada»

Mantén los talones bien juntos

Trasero anclado a la esterilla

VARIANTE DEL EJERCICIO

Con una barra de pesas

Siéntate erguida con las piernas bien juntas y estiradas en un ángulo de 90 grados con el cuerpo. Coloca una barra por detrás de los hombros con las manos enrolladas en los extremos 1 o tras la espalda, justo por encima de la base de las costillas, sujeta en el pliegue de los codos 2.

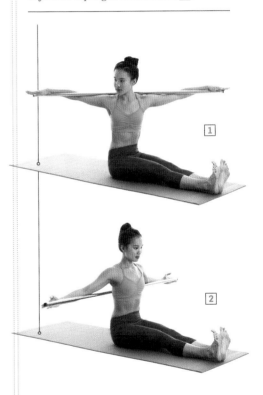

B

- Espira lentamente mientras giras el torso hacia la derecha tanto como puedas sin que los talones se separen o se mueva la cadera.
- Desde tu punto máximo de torsión tienes dos oportunidades más para aumentar el giro: profundizando la espiración e intentando tocar el hombro derecho con la barbilla.
- Mantén los brazos presionando hacia atrás, y los omóplatos estables.
- Imagina que has estirado las espirales de un muelle y que, mientras inspiras, dejas que tu columna se desenrolle para volver a colocar el torso hacia delante.
- Repite hacia el otro lado y procura mantenerte estirada y elevada tirando desde la coronilla.

Pies en la pared
(Consulta la página 189)

Haz el Giro de columna con los talones apoyados en la pared. Mientras giras, empuja más los talones contra la pared, activando el movimiento desde las caderas.

REPETICIONES: Haz 2 o 3 giros a cada lado. Inspira y espira más profundamente en cada giro.

Serie de patadas laterales

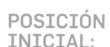

Posición corporal: mantener el equilibrio sobre el borde lateral del cuerpo.

POSICIÓN INICIAL:

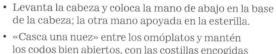

Apoyo ligero sobre la mano

- Túmbate de costado con el cuerpo formando una línea recta desde la coronilla hasta los talones, pasando por la columna y las caderas.
- Mueve las piernas hacia delante hasta que encuentres un ángulo de estabilidad (depende de tus proporciones, pero colocar los pies en el borde delantero de la esterilla suele funcionar). El ángulo será menor cuanto más desees ejercitar la estabilidad.
- Levanta la cabeza y coloca la mano de abajo en la base de la cabeza; la otra mano apoyada en la esterilla.
- «Casca una nuez» entre los omóplatos y mantén los codos bien abiertos, con las costillas encogidas hacia dentro.

PATADAS LATERALES: BICICLETA LATERAL

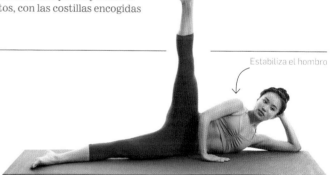

Estabiliza el hombro

 A

- Inspira lentamente mientras estiras la pierna superior bien recta hacia arriba y la mantienes en el punto más alto.

 B

- Espira despacio mientras flexionas la rodilla y deslizas los dedos de los pies por la zona interna de la pierna de abajo, más allá del pie, alargando la cintura y estabilizando la parte superior del cuerpo.
- Inspira lentamente al tiempo que elevas la pierna una vez más.

REPETICIONES: Haz 3 bicicletas laterales en una dirección y 3 en la dirección contraria, creando más resistencia en tu «pedal» imaginario en cada pedalada.

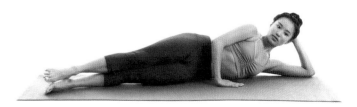

PATADAS LATERALES: ELEVACIONES DE UNA SOLA PIERNA

- Con el cuerpo formando una línea recta que pasa por la coronilla, la columna, las caderas y los talones, apoya la cabeza en el brazo (o sobre una almohada pequeña) y estira el cuerpo en oposición a las puntas de los pies.
- Cruza el pie superior por delante del muslo o de la rodilla de abajo, con los dedos apuntando hacia el otro pie.

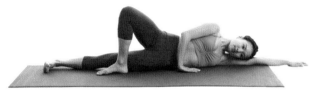

B **C**

- Inspira lentamente mientras elevas la pierna inferior para separarla del suelo, y espira despacio al tiempo que la bajas.

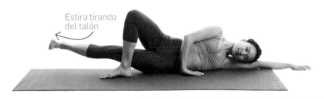

Estira tirando del talón

NOTA: *También puedes dibujar círculos con la pierna desde la articulación de la cadera.*

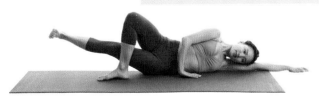

REPETICIONES: Sube y baja 6 veces, alargando el costado apoyado del cuerpo más y más con cada movimiento.

PATADAS LATERALES: ELEVACIONES DE LAS DOS PIERNAS

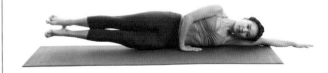

Presiona la palma de la mano contra la esterilla

A

- Con el cuerpo formando una línea recta desde la cabeza a los talones, junta las piernas con fuerza, apretando la parte interior de ambos muslos.

NOTA: *También puedes mantener la cabeza apoyada en la mano o elevarla en línea con la columna.*

Talones juntos

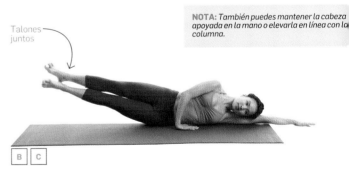

B **C**

- Inspira lentamente mientras elevas las piernas de la esterilla. Espira despacio al tiempo que las bajas.

REPETICIONES: Sube y baja las piernas 3 veces sin dejar de estirar el cuerpo desde la coronilla, y gradúa la altura de las piernas en cada secuencia.

UVE I

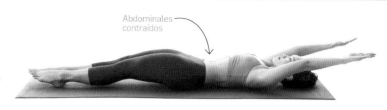
Abdominales
contraídos

- Túmbate sobre la espalda con los brazos por encima de la cabeza, los bíceps junto a las orejas, y las piernas en oposición a las puntas de los dedos de las manos. Mantén la espalda plana y las piernas muy juntas.

- Los abdominales deben estar contraídos y las piernas muy pegadas y ligeramente rotadas hacia el exterior.

NOTA: *Según dicen, la uve también se llama Bromista porque Joseph se situaba a los pies de la gente y bromeaba con que no podrían alcanzarle con la punta de los dedos utilizando solo su centro vital. Pero yo sé que puedes hacerlo. ¡Atrapa a Joseph!*

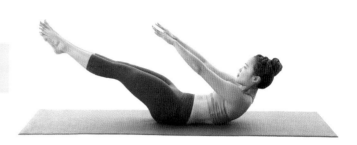

- Inspira lentamente mientras llevas los brazos hacia delante, separados a la anchura de los hombros, y comienza a elevar las piernas.

- Cuando los brazos estén paralelos a los muslos, enrolla la espalda hacia los pies, articulando la columna vértebra a vértebra sin que la pelvis se incline hacia delante (permanece equilibrada por detrás del coxis).

- Espira lentamente mientras bajas, moviendo cada vértebra centímetro a centímetro.

REPETICIONES: Hazlo 3 veces e intenta notar cada vértebra mientras subes y bajas.

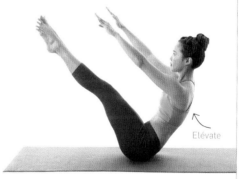
Elévate

AUTOEVALUACIÓN: LEVANTA LOS BRAZOS POR ENCIMA DE LA CABEZA COMO SI ALGO LES IMPIDIERA SUBIR. ¿SIENTES EL TRABAJO MUSCULAR ADICIONAL QUE SE ACTIVA CUANDO SE CREA UNA RESISTENCIA IMAGINARIA? SIEMPRE QUE MUEVAS LAS EXTREMIDADES, INTENTA CREAR UNA RESISTENCIA RAZONABLE PARA MANTENER MÁS MÚSCULOS ACTIVADOS.

UVE II

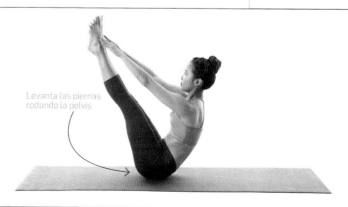
Levanta las piernas
rodando la pelvis

- Mantén la posición más elevada de la Uve y estabiliza el torso.

- Levanta los pies hacia las manos, manteniendo las piernas rectas y los hombros inmóviles.

REPETICIONES: Sube y baja las piernas 3 veces, intentando hacerlo desde los músculos más profundos de tu centro vital.

PREPARACIÓN PARA EL GIRO DE CADERA

Como la Preparación para el Sacacorchos, pero elevada

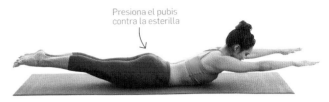

A

- Túmbate de espaldas y apóyate en los codos, con el pecho bien extendido y las piernas rectas.
- Junta las piernas apretando la parte interna de los muslos y pon los pies en punta.

B

- Inspira lentamente encogiendo las costillas y usa los músculos del centro vital para elevar las dos piernas hacia la cabeza; la parte superior del cuerpo debe permanecer inmóvil, el pecho elevado.

Eleva tirando de la coronilla

C

- Sin mover el tronco, inspira despacio al tiempo que balanceas las piernas a la derecha y luego vuelves a bajarlas.

D

- Espira lentamente mientras balanceas las piernas hacia la izquierda y luego de vuelta al centro (este patrón respiratorio puede hacerse a la inversa).
- Tan solo las caderas y las piernas se balancean; el pecho debe permanecer estable.

REPETICIONES: Haz 3 series de círculos (a derecha e izquierda). En cada movimiento ascendente, contrae cada vez más los abdominales superiores y las costillas.

NATACIÓN

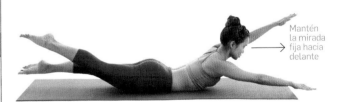

Presiona el pubis contra la esterilla

A

- Túmbate boca abajo con la frente hacia abajo, el pubis pegado a la esterilla y los muslos muy juntos.
- Los brazos deben estar extendidos hacia delante, con las palmas hacia abajo y los pies en punta.
- Levanta los brazos, las piernas, el pecho y la cabeza mientras cuentas hasta uno y mantienes la posición.

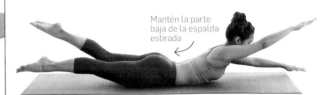

Mantén la parte baja de la espalda estirada

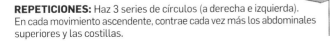

Mantén la mirada fija hacia delante

B **C**

- Inspira y espira mientras levantas alternativamente el Combo brazo derecho/pierna izquierda y brazo izquierdo/pierna derecha sin que toquen la esterilla.
- Cuenta lentamente de 1 a 10 mientras nadas, levantando y estirando cada vez más las extremidades.
- Siéntate en los talones (consulta la página 43) para realizar un contraestiramiento de la parte baja de la espalda si lo necesitas.

PLANCHA PRONO

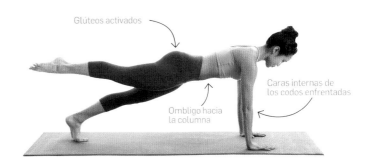

Glúteos activados

Caras internas de
los codos enfrentadas

Ombligo hacia
la columna

 A

- Estírate en posición de plancha, con el ombligo pegado a la columna y el trasero bien apretado.

 B

- Sin que se muevan las caderas, levanta una pierna y realiza un pulso en la parte superior (como un rebote doble).
- Cambia de pie y haz lo mismo con la otra pierna.

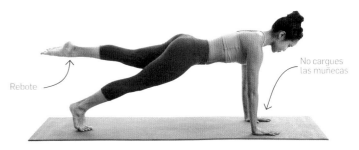

Rebote

No cargues
las muñecas

REPETICIONES: Haz 2 series de patadas con rebote, esforzándote por estabilizar la pelvis más y más en cada patada.

PREPARACIÓN II PARA LA SIRENA: PLANCHA LATERAL

Energía arriba

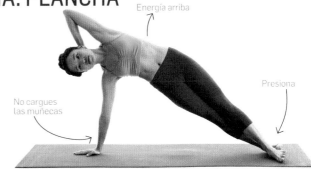

La cara interna
del codo mira en la
misma dirección
que los pies

No cargues
las muñecas

Presiona

 A

- Siéntate sobre una cadera, apoyada en una mano, con las piernas inclinadas hacia un lado y en línea con el cuerpo.
- Coloca el pie de arriba sobre la esterilla justo por delante del pie de abajo y la mano de arriba detrás de la base de la cabeza.

REPETICIONES: Hazlo 3 veces con cada lado, intentando conseguir cada vez más altura y más elongación.

 B

- Inspira lentamente mientras elevas la cadera, estirando el brazo apoyado y alargando las piernas.
- El codo superior se eleva hacia el techo, creando así más longitud en la cintura.
- Espira despacio y vuelve a apoyar la cadera en la esterilla poco a poco.

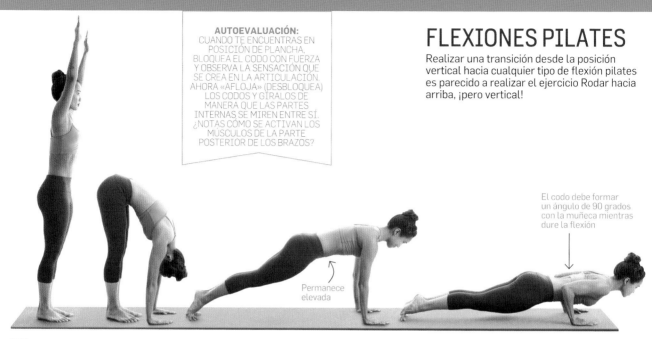

AUTOEVALUACIÓN:
CUANDO TE ENCUENTRAS EN POSICIÓN DE PLANCHA, BLOQUEA EL CODO CON FUERZA Y OBSERVA LA SENSACIÓN QUE SE CREA EN LA ARTICULACIÓN. AHORA «AFLOJA» (DESBLOQUEA) LOS CODOS Y GÍRALOS DE MANERA QUE LAS PARTES INTERNAS SE MIREN ENTRE SÍ. ¿NOTAS CÓMO SE ACTIVAN LOS MÚSCULOS DE LA PARTE POSTERIOR DE LOS BRAZOS?

FLEXIONES PILATES

Realizar una transición desde la posición vertical hacia cualquier tipo de flexión pilates es parecido a realizar el ejercicio Rodar hacia arriba, ¡pero vertical!

El codo debe formar un ángulo de 90 grados con la muñeca mientras dure la flexión

Permanece elevada

A
- Colócate de pie y bien erguida frente a uno de los extremos de la esterilla.
- Inspira despacio mientras subes los brazos, alargas la cintura y juntas con fuerza la parte interna de los muslos.

B
- Espira lentamente mientras encoges las costillas, echas la cabeza y los brazos hacia delante (separados a la anchura de los hombros), y bajas las manos a la esterilla enroscando la columna (y no doblando las caderas); los abdominales deben permanecer contraídos.
- Coloca las palmas de las manos sobre la esterilla con la cabeza apoyada en las rodillas (flexiona las rodillas tanto como necesites; no pasa nada).

C
- Da 3 pasos y medio con las manos para situarte en posición de plancha rígida desde la cabeza a los talones, con el peso de la parte superior del cuerpo cargando justo por delante de las manos (los hombros están situados más allá de las muñecas) y equilibrada sobre la punta de los pies.

D
- Inspira lentamente mientras flexionas los codos, manteniendo la parte superior de los brazos pegada a los costados, y baja el cuerpo apuntando con la barbilla (no con el pecho) hacia la esterilla (mantente hacia delante apoyada en la punta de los pies y estira el cuello hacia delante sin que el resto de tu cuerpo se mueva).
- Espira lentamente y levanta el cuerpo hacia arriba en oposición a la presión de las manos.
- Elévate utilizando los músculos de tu centro vital y encoge las costillas, doblando el pecho hacia los muslos, como si fuera una Uve invertida.
- Baja los talones y presiona con las palmas, caminando con las manos (los brazos rectos) de vuelta hasta los pies con 3 pasos y medio. Las piernas deben estar rectas hasta que la frente toque las rodillas.
- Enróllate de nuevo hasta la posición vertical.

REPETICIONES: Haz 3 secuencias de Flexiones pilates, sin importar lo pequeña que sea la flexión, a fin de trabajar los músculos del centro vital en cada paso.

MANCUERNAS: LA SIRENA

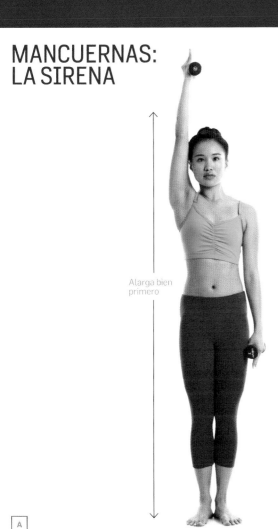

Alarga bien primero

A

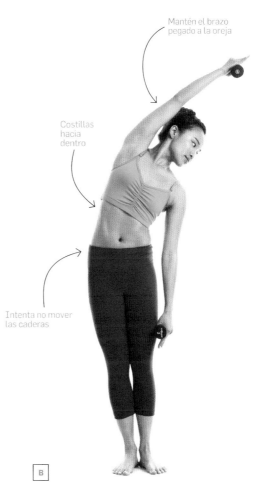

Mantén el brazo pegado a la oreja

Costillas hacia dentro

Intenta no mover las caderas

B

- Colócate de pie con los talones juntos y las puntas de los pies separadas a la distancia de un puño. Los muslos deben estar pegados y ligeramente rotados hacia el exterior.

- Asegúrate de que el peso corporal está distribuido de manera uniforme entre el metatarso de los pies y los talones. Contrae los abdominales hacia adentro y hacia arriba.

- Levanta el brazo derecho por encima de la cabeza, con el bíceps pegado a la oreja del mismo lado, y gira la cabeza.

- Espira lentamente mientras te inclinas hacia la izquierda, estirando el brazo derecho en oposición al pie derecho; también debes mover la mano izquierda hacia el pie izquierdo (debes soportar la gravedad en la cintura, como en la Preparación II para la Sirena: Plancha lateral).

- Inspira despacio e invierte los movimientos para volver a la posición erguida y cambiar de brazo.

REPETICIONES: Hazlo 3 tres veces hacia cada lado sin que las caderas se muevan o los hombros se caigan hacia delante.

MANCUERNAS: EL INSECTO

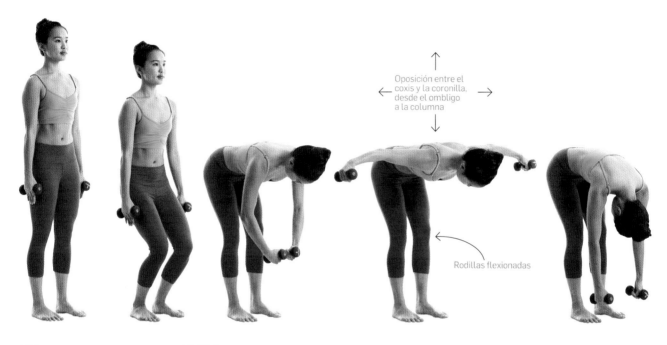

Oposición entre el coxis y la coronilla, desde el ombligo a la columna

Rodillas flexionadas

A
- Colócate de pie bien erguida, con los pies separados a la anchura de los hombros y los brazos estirados y pegados a los costados.

B **C**
- Flexiona las rodillas, dóblate por la cadera y echa el trasero hacia atrás, al tiempo que inclinas la cabeza hacia delante hasta que la espalda esté en posición de mesa.

D
- Separa los codos y haz que los nudillos de ambas manos queden enfrentados formando un círculo con los brazos.
- Inspira lentamente mientras extiendes las alas de insecto y juntas los omóplatos con fuerza.
- Espira despacio mientras unes los nudillos de nuevo sin cambiar el tamaño del círculo original.

E
- Después de 5 series, deja que los brazos y la cabeza cuelguen y, sin bloquear las rodillas, enróllate hasta la posición erguida articulando la columna.

REPETICIONES: Haz 5 series. Las espiraciones e inspiraciones deben ser más profundas en cada secuencia.

MANCUERNAS: LA CREMALLERA

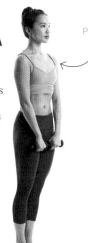

Pecho elevado

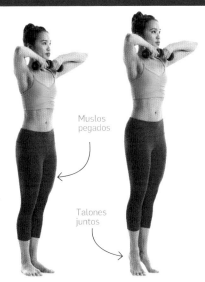

Muslos pegados

Talones juntos

A

- Colócate de pie con los talones juntos y las puntas de los pies separadas a la distancia de un puño. Los muslos deben estar juntos y bien apretados.

- Inclina el peso de todo el cuerpo hacia delante desde los tobillos, de manera que se asiente ligeramente sobre los metatarsos, y contrae los abdominales hacia adentro y hacia arriba.

B **C**

- Aprieta los extremos de las mancuernas entre sí por delante de ti, como si estuvieses sujetando la lengüeta de una cremallera entre ellas, y espira despacio mientras mueves las mancuernas hasta la barbilla al tiempo que te pones de puntillas.

- Inspira lentamente y mueve las pesas hacia abajo por delante de ti, «abriendo» la cremallera, mientras bajas los talones.

REPETICIONES: Hazlo 3 veces y luego invierte el patrón respiratorio (inspira hacia arriba, espira hacia abajo), subiendo y bajando los talones con cada movimiento de la cremallera. Aprovecha cada secuencia para mejorar tu equilibrio y fortalecerte desde la base.

MANCUERNAS: BOXEO

Glúteos activados

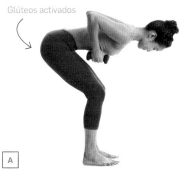

Palma hacia arriba

Cuello estirado

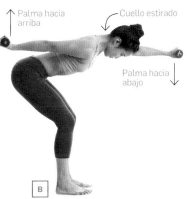

Palma hacia abajo

Oposición entre el coxis y la coronilla

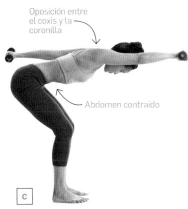

Abdomen contraido

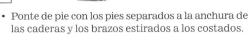

A

- Ponte de pie con los pies separados a la anchura de las caderas y los brazos estirados a los costados.

- Flexiona las rodillas, dóblate por la cadera y echa el trasero hacia atrás y la cabeza hacia delante hasta que tu espalda se encuentre en posición de mesa.

- Sujeta las mancuernas por fuera de los hombros, con los nudillos hacia delante, las palmas hacia abajo y los omóplatos bien juntos.

B

- Inspira lentamente mientras estiras un brazo hacia delante y el otro hacia atrás, con una palma hacia abajo y la otra hacia arriba.

- Espira despacio mientras vuelves a colocar las mancuernas junto a los hombros.

C

- Cuando termines, deja que los brazos y la cabeza cuelguen, afloja las rodillas y enróllate hacia arriba articulando la columna hasta llegar a la posición vertical.

REPETICIONES: Alterna los lados y haz 6 series, conectando los brazos cada vez más con la espalda.

PARED: CÍRCULOS DE BRAZOS

NOTA: *Este ejercicio también puede hacerse con pesas ligeras.*

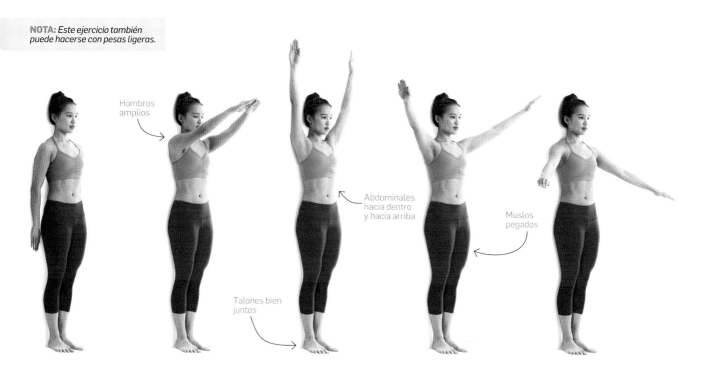

Hombros amplios

Abdominales hacia dentro y hacia arriba

Muslos pegados

Talones bien juntos

A

- Colócate de pie con la espalda, la cabeza y los talones apoyados en la pared. Presiona la pelvis, los omóplatos y la parte posterior de los hombros contra la pared contrayendo con fuerza los músculos del centro vital. Los talones están juntos, las puntas de los pies separadas y los muslos pegados y ligeramente rotados hacia fuera.

B **C**

- Inspira lentamente mientras realizas círculos con los brazos, elevándolos tanto como puedas sin perder el contacto con la pared.

D **E**

- Espira despacio mientras realizas círculos con los brazos hacia los lados, tan amplios como puedas sin perder el contacto con la pared.

REPETICIONES: Repite la secuencia y realiza círculos con los brazos 5 veces hacia delante y otras 5 hacia atrás. Intenta sentir la profunda conexión que une los brazos con la espalda y la cintura. Con cada elevación y press de los brazos, la cintura se alarga.

PARED: SENTADILLAS CON CÍRCULOS

Cabeza atrás/
barbilla abajo

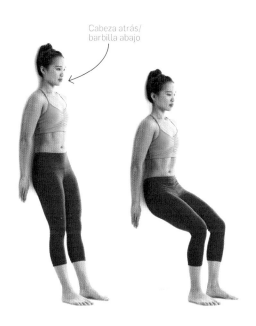

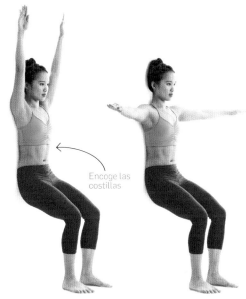

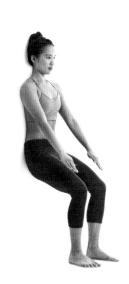

Encoge las
costillas

 A

- Separa los pies a la anchura de las caderas y camina con ellos hacia delante hasta el punto en que la cadera y los pies formen ángulos rectos y las rodillas se encuentren justo por encima de los tobillos (con las espinillas perpendiculares al suelo).

 B

Respira lentamente mientras te deslizas hacia abajo hasta que los muslos se encuentren paralelos al suelo (si esto supone demasiada tensión para tus rodillas, limítate a bajar solo un poco al principio, y gradúa el ejercicio cada vez que lo practiques).

 C

- Inspira despacio mientras elevas los brazos rectos por encima de la cabeza, tan alto como puedas sin perder el contacto de la espalda con la pared.

 D

- Espira poco a poco mientras realizas círculos con los brazos, tan amplios como puedas sin despegar la espalda de la pared.

E

- Junta los brazos por delante de ti y comienza de nuevo.

REPETICIONES: Repite la secuencia, realizando 5 círculos hacia delante y otros 5 hacia atrás. Intenta sentir la conexión que une los brazos con la espalda y la cintura. Con cada elevación y cada press de los brazos, la cintura se alarga.

PARED: FLEXIONES DE BRAZOS

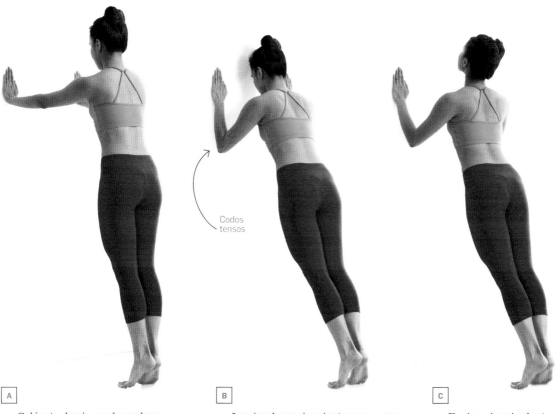

Codos
tensos

A

- Colócate de pie con las palmas apoyadas en la pared a la altura y anchura de los hombros; luego, da un pequeño paso hacia atrás de manera que el peso de tu cuerpo descanse sobre los brazos extendidos.

- Ponte de puntillas juntando los talones y separa las puntas de los pies. Los muslos deben estar pegados y bien apretados.

B

- Inspira despacio mientras encoges los abdominales hacia arriba y hacia dentro y te pones de puntillas sin despegar los talones.

C

- Espira e inspira lentamente mientras realizas 3 flexiones consecutivas, flexionando los codos directamente contra el costado y sin doblar ninguna parte del cuerpo («una barra de acero de la cabeza a los talones»).

- Termina con una inspiración, con los brazos extendidos de nuevo, y baja los talones al suelo muy despacio.

REPETICIONES: Hazlo 3 veces, concentrándote en estirar el pecho hacia delante y hacia arriba, cada vez más hacia la pared (como si se trataran de Flexiones de pilates verticales) en cada secuencia.

PARED: FLEXIONES DE RINCÓN

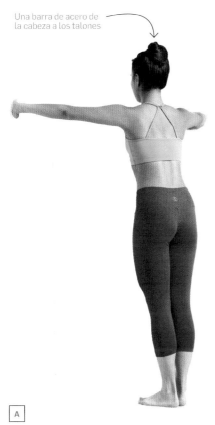

Una barra de acero de la cabeza a los talones

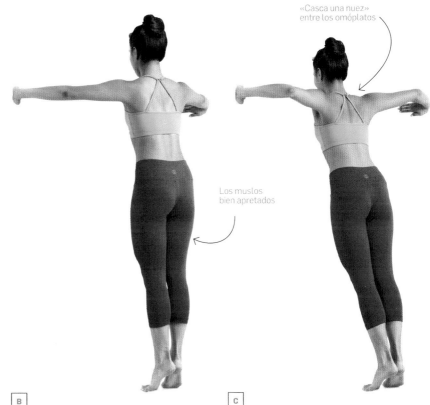

«Casca una nuez» entre los omóplatos

Los muslos bien apretados

A

- Colócate frente a un rincón de la habitación y apoya una palma en cada pared (con los dedos de ambas manos mirándose) a la altura de los hombros o justo por debajo de estos. Si sigues los brazos con la mirada, debes ver las muñecas en línea con los hombros.

- Da un pequeño paso hacia atrás para apoyar el peso del cuerpo en la pared; junta los talones y separa las puntas de los pies. Junta con fuerza los muslos.

B

- Inspira lentamente mientras encoges los abdominales hacia dentro y hacia arriba y ponte de puntillas sin separar los talones.

C

- Espira e inspira lentamente mientras realizas 3 flexiones consecutivas, flexionando los codos hacia los lados y sin mover el resto del cuerpo («una barra de acero de la cabeza a los talones»).

- Termina con una inspiración con los brazos rectos de nuevo, y baja despacio los talones al suelo.

REPETICIONES: Hazlo 3 veces, concentrándote en estirar el pecho hacia delante y hacia arriba en dirección a la pared cada vez más (como una Flexión pilates en vertical) en cada secuencia.

Secuencia de esterilla

2 El Cien (página 35)

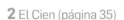
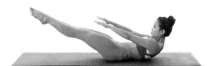

3 Rodar hacia arriba (página 36)

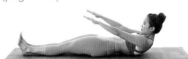

4 Círculos con una sola pierna I (página 37)

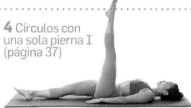

8 Estiramiento de una sola pierna recta (página 61)

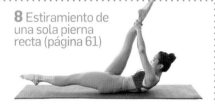

9 Preparación para el Estiramiento de las dos piernas rectas (página 61)

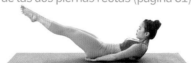

10 Flexión de columna (página 40)

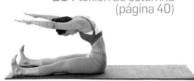

14 Preparación II para el Salto del ángel (página 65)

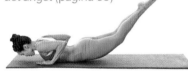

15 Patadas con una sola pierna (página 42)

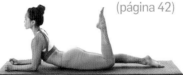

16 Patadas con las dos piernas (página 66)

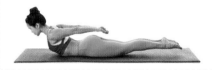

20 Patadas laterales: Adelante/Atrás (página 43)

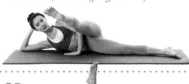

21 Patadas laterales: Bicicleta lateral (página 69)

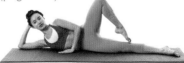

22 Patadas laterales: Elevaciones de una sola pierna (página 70)

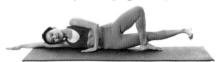

26 Preparación para el Giro de cadera (página 72)

27 Natación (página 72)

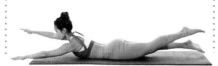

28 Plancha prono (página 73)

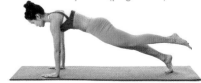

> NIVEL II

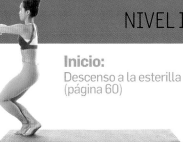

Inicio:
Descenso a la esterilla (página 60)

5 Rodar como una pelota (página 60)

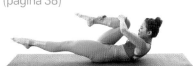

6 Estiramiento de una sola pierna (página 38)

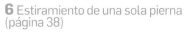

7 Estiramiento de las dos piernas (página 39)

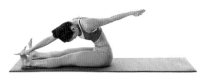

11 Preparación II para la Mecedora con piernas abiertas (página 63)

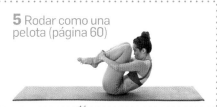

12 Preparación II para el Sacacorchos (página 62)

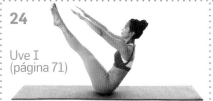

13 Sierra (página 64)

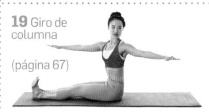

17 Sentada en los talones (página 65) o Salto a sentada (página 66)

18 Puente de hombros (página 67)

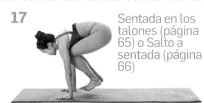

19 Giro de columna

(página 67)

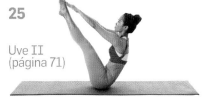

23 Patadas laterales: Elevaciones de las dos piernas (página 70)

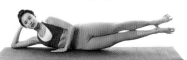

24

Uve I
(página 71)

25

Uve II
(página 71)

29 Preparación II para La Sirena (página 73)

30 Foca (página 48)

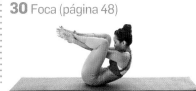

Final:
Flexiones pilates (página 74)

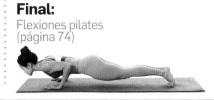

PLANCHA CON FLEXIÓN DE RODILLA

- Colócate bien erguida e inspira lentamente al tiempo que elevas los brazos. Los muslos están bien juntos y ligeramente rotados hacia fuera. Contrae los abdominales hacia dentro y hacia arriba.

- Espira despacio y enróllate hacia delante poco a poco hasta apoyar las palmas sobre la esterilla.

- Acerca la frente a las rodillas (flexiona las rodillas tanto como sea necesario).

- Pon los brazos rectos y camina con las manos hacia delante 3 pasos y medio, hasta que te encuentres en posición de plancha, rígida de la cabeza a los talones, con el peso de la parte superior del cuerpo justo por delante de las manos (los hombros deben estar más allá de las muñecas) y equilibrada sobre la punta de los pies.

- Mantén una posición de plancha con los brazos y encoge la rodilla derecha hacia el pecho y acércalo a la rodilla (como si se tratara de un

REPETICIONES: Hazlo 3 veces.

Estiramiento de una sola pierna invertido).

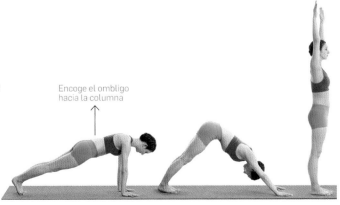

- Encoge con fuerza las costillas y mantén esta posición mientras cuentas hasta tres; luego, vuelve a la posición de plancha.

- Alterna las piernas un total de 6 veces e incrementa cada vez más la tensión de oposición entre el empuje de la rodilla flexionada y el estiramiento de la rodilla recta.

- Desde la posición de plancha, elévate utilizando los músculos de tu centro vital e inclina el pecho hacia los muslos, como si se tratara de una Uve invertida.

- Baja los talones a la esterilla y presiona con las palmas para volver caminando con los brazos rectos hasta los pies en 3 pasos y medio.

- Las piernas deben permanecer lo más rectas posible hasta que la frente toque las rodillas.

- Invierte los movimientos y enrolla la columna para volver a la posición inicial, con los brazos y la cintura elevados.

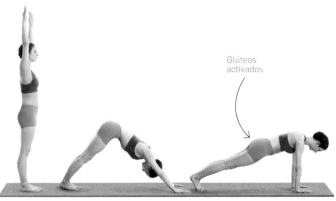

Glúteos activados

NOTA: *Este movimiento también puede realizarse apoyando los codos.*

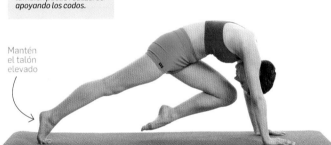

Mantén el talón elevado

Encoge el ombligo hacia la columna

PLANCHA SOBRE MANOS Y ANTEBRAZOS

NOTA: *Estas planchas también pueden hacerse con las rodillas apoyadas, y puedes jugar con las combinaciones arriba/abajo: derecha abajo/izquierda arriba o derecha abajo/ derecha arriba, etc.*

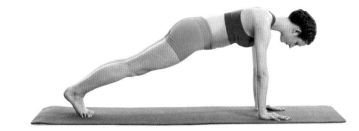

A

- Comienza igual que la Plancha con flexión de rodilla.

- Camina con las manos hacia delante, con los brazos rectos, y da 3 pasos y medio hasta que te encuentres en posición de plancha, rígida de la cabeza a los talones, con el peso de la parte superior del cuerpo apoyado justo por delante de las manos (los hombros deben estar más allá de las muñecas) y equilibrada sobre la punta de los pies.

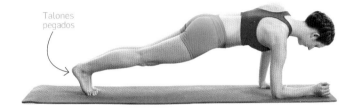

Talones pegados

B **C**

- Sustituye la mano derecha por el antebrazo derecho y apoya la palma y el antebrazo sobre la esterilla; luego haz lo mismo con el lado izquierdo, de manera que te quedes en posición de plancha apoyada sobre los antebrazos.

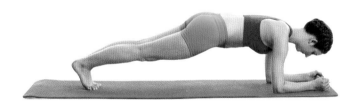

D **E**

- A continuación, invierte la posición reemplazando el antebrazo derecho por la mano derecha, y lo mismo con el lado izquierdo, de manera que te quedes en posición de plancha con los brazos extendidos.

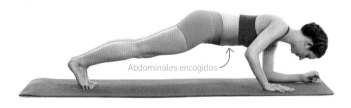

Abdominales encogidos

REPETICIONES: Repite el ejercicio empezando esta vez con el lado izquierdo, y continúa alternando hasta que hayas bajado y subido 4 veces.

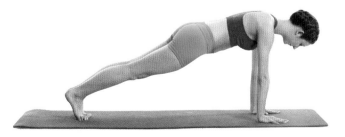

COMBO ELEVACIÓN-ESTIRAMIENTO

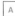

- Comienza igual que en la Plancha con flexión de rodilla.
- Avanza 3 pasos y medio con las manos manteniendo los brazos rectos, mantén la cadera y los talones en alto (como si se tratara de una Uve invertida).
- Estabiliza la parte superior del cuerpo, con la cabeza tirando hacia los abdominales, mientras bajas y subes los talones 3 veces, trabajando desde tu centro vital.

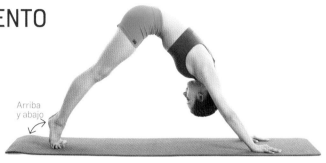

Arriba y abajo

B

- Con los talones elevados, echa el trasero hacia delante y comienza a curvar las caderas hacia el suelo.
- Crea resistencia curvando más la parte superior hacia los abdominales.

NOTA: *Este ejercicio está tomado de una combinación de ejercicios del Reformer (un aparato de pilates), en la que las caderas trabajan la movilidad, mientras la parte superior del cuerpo trabaja la estabilidad y después la pelvis se estabiliza mientras la columna se articula. Intenta encontrar estos elementos opuestos a lo largo de los movimientos del ejercicio y comprueba cómo, en realidad, se facilitan entre sí.*

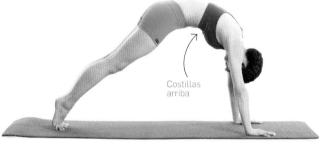

Costillas arriba

- Nivela la pelvis, estabiliza la cadera y la cintura y extiende la parte superior de la columna, expandiendo los hombros y empujando el pecho hacia delante (como si se tratara de un Cisne elevado).
- Pecho y barbilla hacia arriba y caderas totalmente inmóviles.
- Invierte el movimiento llevando la cabeza hacia el pecho, articulando la columna vértebra a vértebra y encogiendo los abdominales.
- Las caderas deben permanecer inmóviles.

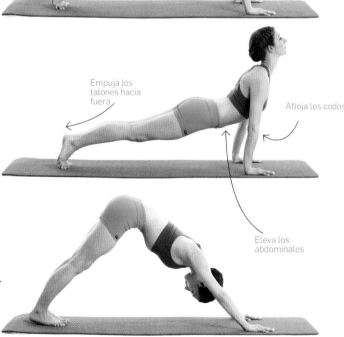

Empuja los talones hacia fuera

Afloja los codos

Eleva los abdominales

- Luego deja que las caderas se eleven poco a poco y regresen a la posición de Uve invertida, y baja los talones.
- Repite el Combo elevación-estiramiento 3 veces, y luego camina hacia atrás con las manos hasta los pies y enrolla la espalda hacia arriba para volver a la posición de bipedestación.

REPETICIONES: Haz 2 series completas (de 3 Combos de estiramiento-arriba). Estabiliza y moviliza las partes correctas del cuerpo en el momento preciso.

RODAR HACIA ATRÁS I (ROLL-OVER I)

Puesto que se trata de un ejercicio de «rueda», sabemos que los movimientos deben facilitar (y ser facilitados por) la respiración.

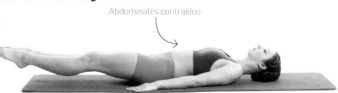

Abdominales contraídos

- Túmbate de espaldas con las piernas bien juntas, los pies en punta y los brazos estirados y firmes a los costados (la parte posterior de los brazos, las palmas y los hombros deben estar pegados a la esterilla).

- Inspira lentamente mientras elevas las dos piernas unos cuantos centímetros (como en el Cien), contrayendo con fuerza los glúteos y los abdominales superiores.

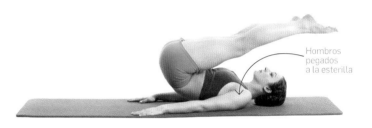

Hombros pegados a la esterilla

- Comienza a elevar las piernas por encima de la cabeza articulando la columna vértebra a vértebra para alejarla de la esterilla.

- Utiliza los brazos, firmes y estables, para soportar tu peso y equilíbrate uniformemente sobre los omóplatos y la parte posterior de los brazos (las muñecas están planas, y los tríceps, muy activos).

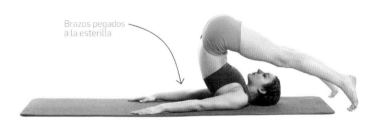

Brazos pegados a la esterilla

- Espira despacio mientras separas las piernas a la anchura de las caderas y comienza a inspirar al tiempo que inviertes el movimiento para volver lentamente a la esterilla.

- Cuando el trasero toque la esterilla, espira muy despacio y baja las piernas para dejarlas tan cerca de la esterilla como te sea posible manteniendo plana la parte baja de la espalda.

- Inspira lentamente mientras juntas las piernas y repite 2 veces más antes de cambiar de dirección (por ejemplo, subir las piernas abiertas y cerrarlas por encima de la cabeza).

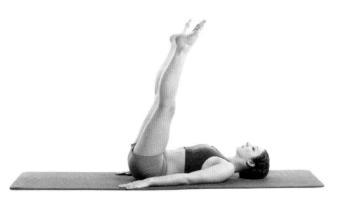

REPETICIONES: Hazlo 6 veces.

CÍRCULOS CON UNA SOLA PIERNA II

NOTA:
El tamaño del círculo depende de tu habilidad para controlar el movimiento.

A

- Túmbate de espaldas, con las piernas juntas y los brazos estirados a los costados (la parte posterior de los hombros apoyada en la esterilla).

- Estira una pierna hacia arriba, lo más recta y próxima a la perpendicular.

B **C** **D**

- Dibuja círculos en el aire con la pierna; comienza por encima del cuerpo y luego baja hacia el tobillo, hacia fuera, hacia dentro y vuelta arriba.

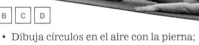

Mantén el pecho estable

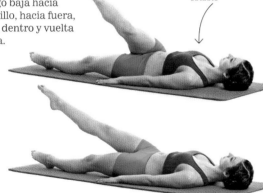

- Incrementa de forma gradual la circunferencia de los círculos hasta un punto que te permita separar la cadera de la esterilla gracias al control de los músculos de tu centro vital.

REPETICIONES: Haz 5 círculos en cada dirección y cambia de pierna.

ESTIRAMIENTO DE LAS DOS PIERNAS RECTAS II

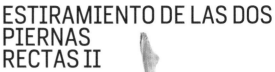

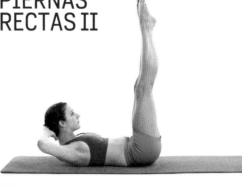

A

- Túmbate de espaldas con las manos juntas, una encima de la otra, colocadas bajo la cabeza elevada y las piernas rectas en el aire, perpendiculares a tu cuerpo.

- Separa los codos hacia los lados y aprieta bien los muslos entre sí.

Mantén la retroversión pélvica

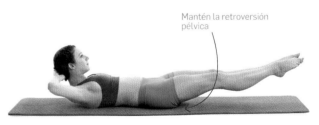

B

- Espira despacio mientras contraes los abdominales hacia dentro y hacia arriba y estiras las piernas hacia delante para crear un movimiento de oposición.

- Baja las piernas tanto como te sea posible manteniendo siempre la parte baja de la espalda pegada a la esterilla.

- Inspira lentamente mientras vuelves a colocar las piernas en un ángulo de 90 grados, asegurándote de que están absolutamente rectas.

REPETICIONES: Hazlo 6 veces, encogiendo las costillas inferiores y separando más los codos en cada secuencia.

FLEXIONES ENTRECRUZADAS (CRISSCROSS)

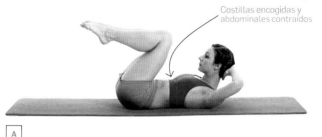

Costillas encogidas y abdominales contraídos

A

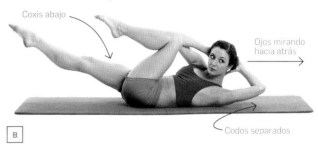

Coxis abajo

Ojos mirando hacia atrás

Codos separados

B

- Túmbate de espaldas con las manos una encima de la otra en la nuca y la cabeza elevada; las rodillas deben estar flexionadas hacia el pecho.

- Inspira lentamente y gira el torso hacia la izquierda hasta que el codo derecho contacte con la rodilla izquierda; al mismo tiempo, extiende la pierna derecha hacia delante y elévala a unos centímetros.

- Espira despacio y gira hacia la derecha, conectando el codo izquierdo con la rodilla derecha al tiempo que extiendes la pierna izquierda.

REPETICIONES: Sigue alternando los lados y completa 6 series de giros realizados mediante la rotación de la columna, y no meciendo los hombros de un lado a otro. (Sí, te estoy viendo.)

MECEDORA CON PIERNAS ABIERTAS (piernas muy separadas)

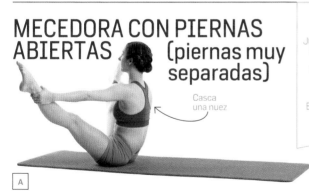

Casca una nuez

A

RESPIRA PARA MECERTE Y RODAR: JOSEPH RECOMENDABA INSPIRAR EN LAS POSICIONES ESTABLES Y ESPIRAR EN LAS PARTES DE RUEDA A FIN DE «EMPUJAR» EL AIRE FUERA. ENCUENTRA EL PATRÓN RESPIRATORIO QUE MEJOR TE AYUDE A ESTABILIZARTE O MOVILIZARTE CUANDO SEA NECESARIO.

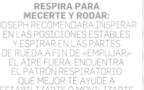

Tira de los abdominales hacia atrás

B

- Siéntate erguida con las piernas abiertas a la anchura de la esterilla y alarga la columna tirando de la coronilla.

- Contrae el abdomen y redondea la espalda; sujeta los tobillos con las manos y levanta las dos piernas al mismo tiempo con la ayuda de los abdominales.

- Equilíbrate en esa posición e inspira lentamente mientras abres las piernas tanto como te sea posible al tiempo que sigues alargando la cintura.

- Clava la mirada en los abdominales («Los ojos en el objetivo») y espira despacio mientras te meces hacia atrás, intentando tocar la esterilla con la punta de los pies.

- Mantén una presión estable entre las piernas y las palmas de las manos, sin apoyar nada de peso sobre el cuello.

- Controla este movimiento ¡para que no lo haga la inercia!

REPETICIONES: Mécete arriba y abajo 6 veces, esforzándote para mantener el pecho hacia delante mientras ruedas hacia atrás.

SACACORCHOS

Junta bien las piernas

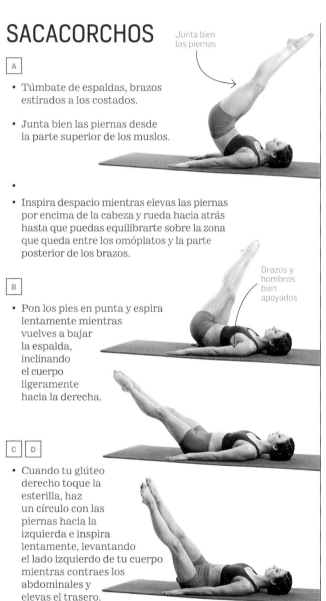

- Túmbate de espaldas, brazos estirados a los costados.

- Junta bien las piernas desde la parte superior de los muslos.

-

- Inspira despacio mientras elevas las piernas por encima de la cabeza y rueda hacia atrás hasta que puedas equilibrarte sobre la zona que queda entre los omóplatos y la parte posterior de los brazos.

B

Brazos y hombros bien apoyados

- Pon los pies en punta y espira lentamente mientras vuelves a bajar la espalda, inclinando el cuerpo ligeramente hacia la derecha.

C D

- Cuando tu glúteo derecho toque la esterilla, haz un círculo con las piernas hacia la izquierda e inspira lentamente, levantando el lado izquierdo de tu cuerpo mientras contraes los abdominales y elevas el trasero.

REPETICIONES: Sigue invirtiendo la dirección del círculo cada vez y completa 3 series, contrayendo cada vez más los abdominales e intensificando la articulación de la columna.

SALTO DEL ÁNGEL

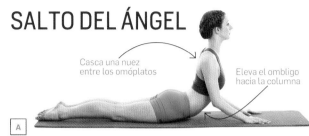

Casca una nuez entre los omóplatos

Eleva el ombligo hacia la columna

A

- Túmbate boca abajo con la frente hacia el suelo, el pubis pegado a la esterilla y los muslos bien juntos.

- Coloca las palmas bajo los hombros y saca los codos hacia los lados.

- Inspira lentamente mientras elevas la cabeza y el pecho en busca de un estiramiento desde el hueso púbico hasta la barbilla que pase por el pecho.

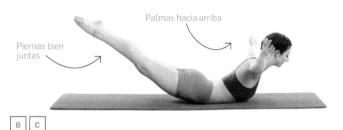

Palmas hacia arriba

Piernas bien juntas

B C

- Mantén la posición mientras cuentas hasta uno y luego eleva ambos brazos hacia los lados (con las palmas hacia arriba), al tiempo que comienzas a mecerte hacia delante y hacia atrás sobre el vientre.

- Al mecerte hacia delante, «empujas» el aire que hay en los pulmones como si se tratara de una espiración; cuando lo haces hacia atrás, permites una mayor expansión del pecho.

Brazos rígidos

Pecho arriba

REPETICIONES: Hazlo 6 veces, intentando elevarte más y más en cada secuencia.

TRACCIÓN DE CUELLO (NECKPULL)

Puesto que este es un ejercicio de «rueda», sabemos que los movimientos deben facilitar (y ser facilitados por) la respiración.

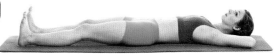

A

- Túmbate de espaldas con las piernas separadas unos centímetros y en línea con los huesos de las caderas. Los pies deben estar flexionados por los tobillos, y las palmas, la una sobre la otra bajo la base de la cabeza.

- Los codos deben estar bien abiertos, y los omóplatos, muy juntos.

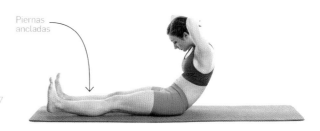

Piernas ancladas

B

- Inspira despacio mientras inclinas la cabeza hacia el pecho y redondeas la parte superior de la espalda, separándola de la esterilla encogiendo los abdominales superiores.

C

- Espira lentamente mientras te mueves hacia delante, intentando tocar las rodillas con la frente. Los codos deben permanecer bien abiertos.

D

- Inspira despacio mientras te enrollas hacia arriba hasta conseguir una posición sentada bien erguida, con los abdominales contraídos hacia dentro y hacia arriba y los omóplatos muy juntos.

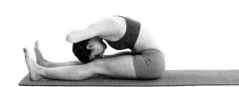

Abdominales hacia adentro y hacia arriba

NOTA: *Al principio, puedes empezar este ejercicio desde la posición de sentada erguida y enrollarte hacia atrás, y puedes dejarlo en la parte en la que hay que inclinarse hacia atrás. Practica Rodar hacia atrás y Rodar hacia arriba para fortalecerte antes de hacer la Tracción de cuello.*

E

- Pega la parte posterior de las piernas a la esterilla y alarga la cintura mientras te inclinas hacia atrás diez centímetros con la espalda plana.

- Suspende el torso en el aire y espira lentamente mientras curvas la pelvis, enrollando la parte baja de la espalda sobre la esterilla vértebra a vértebra. Resiste la fuerza de la gravedad «tirando» del cuello en oposición a los talones.

REPETICIONES: Termina en la posición inicial y hazlo 3 veces más incrementando la articulación de la columna.

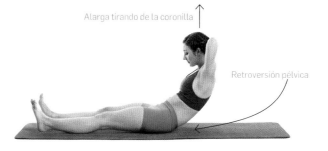

Alarga tirando de la coronilla

Retroversión pélvica

NAVAJA

 A

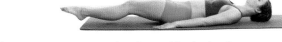

- Túmbate de espaldas con las piernas bien juntas, los pies en punta y la parte posterior de los brazos apoyada en la esterilla.
- Inspira lentamente mientras elevas las piernas a pocos centímetros de la esterilla (como en el Cien), contrayendo con fuerza los glúteos y los abdominales superiores.
- Espira despacio mientras bajas las piernas hasta colocarlas en un ángulo recto con tu cuerpo.

Brazos fuertes y estables

B

- Mientras inspiras lentamente, presiona más los brazos contra la esterilla y eleva el trasero hasta que estés equilibrada sobre los omóplatos.
- Mantén la posición mientras cuentas hasta dos.

C

- Utiliza los brazos como soporte mientras elevas las piernas hacia arriba (como si sacaras una navaja). Tira de los abdominales en oposición a la cabeza.
- Mantén la posición mientras cuentas hasta dos.
- Espira muy despacio, dóblate por la cintura y vuelve a equilibrarte sobre los omóplatos mientras cuentas hasta dos.
- Inspira lentamente y vuelve a colocar las piernas en ángulo recto.
- Espira muy despacio y sitúa las piernas a cinco centímetros de la esterilla.

Abdominales hacia atrás

Nada de peso en el cuello

REPETICIONES: Hazlo 3 veces, aprovechando cada secuencia para crear más fuerza de acero en la hoja de tu navaja.

PATADAS LATERALES: BICICLETA

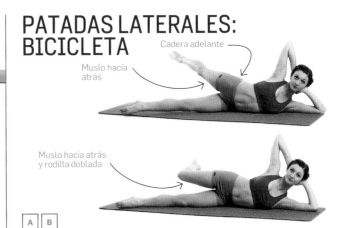

Cadera adelante

Muslo hacia atrás

Muslo hacia atrás y rodilla doblada

A **B**

- Desde la posición de Patadas laterales: Adelante/Atrás (página 43), mueve el talón hasta el trasero, creando un estiramiento en la parte delantera del muslo y la cadera.

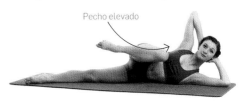

Pecho elevado

C

- Sin perder la conexión entre talón y trasero, acerca la rodilla hacia el pecho y, sin mover el muslo, extiende la pierna hacia tu nariz.
- No dejes caer el pie por debajo de la altura del hombro superior.

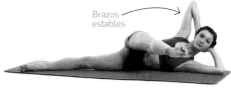

Brazos estables

D

- Echa la pierna hacia atrás y pedalea 3 veces, alargando la cintura y estabilizando la parte superior del cuerpo cada vez más.

REPETICIONES: Después de 3 pedaleos hacia atrás, invierte la secuencia y pedalea hacia delante 3 veces, obteniendo así un alargamiento añadido y activando fuerzas de oposición.

PATADAS LATERALES: CÍRCULOS DE PIERNA GRANDES

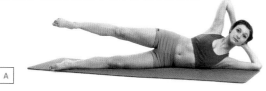

A

- Eleva la pierna superior hasta la altura de la cadera, manteniéndola recta y conectada a los abdominales.
- Imagina que la pierna está dentro de un amplio túnel.

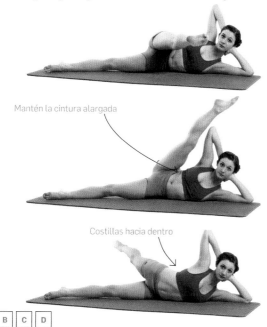

Mantén la cintura alargada

Costillas hacia dentro

B **C** **D**

- Haz círculos con la pierna intentando trazar toda la superficie interior del túnel en ambas direcciones.
- Rota el muslo hacia fuera dentro de la articulación de la cadera para centrarte en los glúteos, o mira hacia delante para trabajar más sus partes interna y externa.

REPETICIONES: Haz 3 Círculos de pierna hacia delante y 3 hacia atrás, trabajando en la estabilización del tren superior del cuerpo para activar las caderas y la cintura.

PATADAS LATERALES: PATATA CALIENTE

A

- Gira la parte superior del muslo hacia fuera desde la articulación de la cadera y estira la pierna recta hacia el techo con energía.

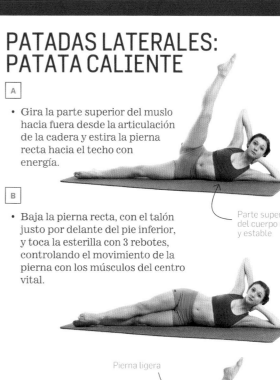

Parte superior del cuerpo elevada y estable

B

- Baja la pierna recta, con el talón justo por delante del pie inferior, y toca la esterilla con 3 rebotes, controlando el movimiento de la pierna con los músculos del centro vital.

Pierna ligera

C **D**

- Vuelve a subirla y a bajarla, esta vez rebotando 3 veces justo por detrás del pie inferior.

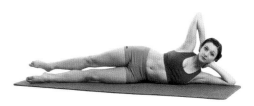

REPETICIONES: Repite con 2 rebotes por delante y 2 por detrás; y después con 1 rebote por delante y 1 por detrás, siempre con movimientos enérgicos.

UVE III

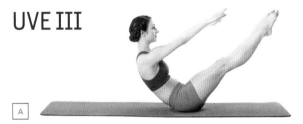

A

- Colócate en la posición más elevada de la Uve (véase la Uve I, página 71) y estabiliza el torso.

B

- Utilizando los músculos del centro vital, continúa inspirando mientras elevas los brazos hasta que los bíceps estén al lado de las orejas.

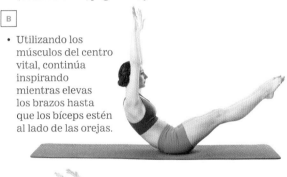

C

- Mientras espiras, comienza a enrollar lentamente la columna hacia abajo, vértebra a vértebra, al tiempo que estiras los brazos y las piernas en direcciones opuestas y te alargas como un caramelo de tofe en la zona de la cintura.

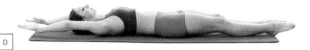

D

- La parte posterior de brazos y piernas debería tocar suavemente la esterilla a la vez; después invierte la secuencia para plegar los muslos y el torso hacia arriba y volver a la posición elevada de la Uve.

REPETICIONES: Hazlo 3 veces y controla este desafiante movimiento, haciéndolo más alargado y fuerte en cada secuencia.

GIRO DE CADERA

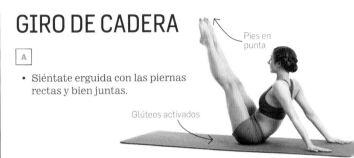

Pies en punta

A

- Siéntate erguida con las piernas rectas y bien juntas.

Glúteos activados

- Eleva la cintura y coloca las manos, con las palmas hacia abajo, detrás de ti para darte un ligero apoyo. Expande el pecho.
- Inspira lentamente y sube las piernas hacia la cabeza sin cambiar de postura.

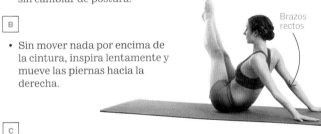

Brazos rectos

B

- Sin mover nada por encima de la cintura, inspira lentamente y mueve las piernas hacia la derecha.

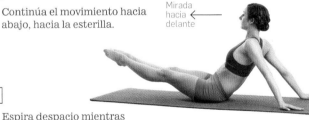

Mirada hacia delante

C

- Continúa el movimiento hacia abajo, hacia la esterilla.

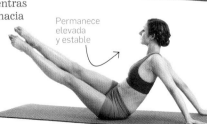

Permanece elevada y estable

D

- Espira despacio mientras mueves las piernas hacia la izquierda y de nuevo de vuelta al centro.

REPETICIONES: Haz 3 series (derecha e izquierda) de círculos, acercando las piernas cada vez más a la cabeza.

PLANCHA EN SUPINO

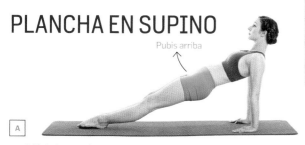
Pubis arriba

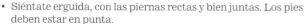

NOTA: *Para algunas de nosotras, bastará con colocarnos en la posición de Plancha en supino y mantenerla mientras contamos hasta tres, hinchamos el pecho y ponemos los pies en punta. Después bajamos la espalda tres veces y ya está.*

A

- Siéntate erguida, con las piernas rectas y bien juntas. Los pies deben estar en punta.
- Coloca las manos, con las palmas hacia abajo, en los bordes de la esterilla detrás de ti, con los dedos apuntando hacia dentro.
- Apoya el peso en las manos y eleva las caderas hasta que el cuerpo forme una larga diagonal entre la cabeza y los talones.

B

- Inspira lentamente mientras elevas la pierna derecha tan alto como puedas sin moverte de lado a lado o bajar el trasero.
- Espira despacio mientras vuelves a colocar el pie en la esterilla. El pecho debe estar expandido. Cambia de pierna y repite.

REPETICIONES: Hazlo 6 veces y eleva las piernas y las caderas cada vez más.

PATADAS LATERALES EN POSICIÓN DE RODILLAS

Estas patadas se parecen a la Plancha prono y a la Plancha en supino, solo que estarás arrodillada y de lado.

NOTA: *Si no llegas a la esterilla con la palma de la mano, inténtalo con el puño o con los dedos para añadir unos centímetros más de altura. Puedes utilizar un bloque, un libro o un step bajo.*

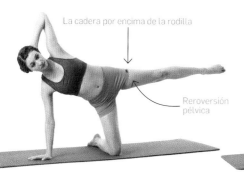
La cadera por encima de la rodilla
Reroversión pélvica

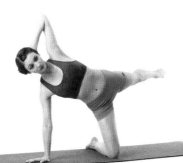

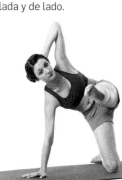

A

- Arrodíllate y alarga la cintura.
- Coloca la mano derecha, palma hacia abajo, sobre la esterilla y extiende la pierna izquierda en línea con la cadera.
- La mano izquierda debe estar detrás de la cabeza, la cadera por encima de la rodilla y el hombro por encima de la muñeca.

B

- Con una inspiración rápida, mueve la pierna derecha hacia atrás con energía sin que las caderas queden por delante de la rodilla y sin alterar la posición de la parte superior del cuerpo.

C

- Espira con fuerza mientras das una patada hacia delante sin echar las caderas hacia atrás ni cambiar la posición del pecho y del codo.

REPETICIONES: Da patadas adelante y atrás 6 veces más (8 patadas en total) y luego cambia de lado. Aprovecha el movimiento hacia atrás para expandir la parte frontal del cuerpo, y las 8 patadas frontales para contraer más el abdomen.

LA SIRENA

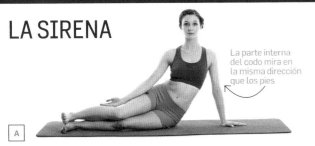

La parte interna del codo mira en la misma dirección que los pies

A

- Siéntate sobre una cadera y apóyate en una mano, con las piernas casi extendidas (es decir, ligeramente flexionadas) hacia el lado y una encima de la otra. La palma de la mano de arriba se apoya en la parte exterior del muslo.

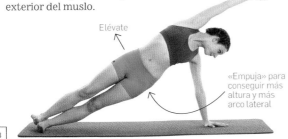

Elévate

«Empuja» para conseguir más altura y más arco lateral

B

- Inspira lentamente mientras elevas la cadera lejos de la esterilla y estiras el brazo por encima de la cabeza, creando un arco alto con el torso.

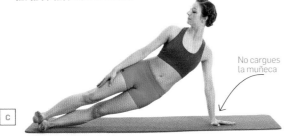

No cargues la muñeca

C

- Vuelve a colocar la mano que está encima de la cabeza sobre el muslo y gira la barbilla hacia la parte exterior del hombro.
- Espira lentamente mientras bajas el costado de la pantorrilla hasta la esterilla.
- Inspira muy despacio mientras vuelves a formar el arco alto.

REPETICIONES: Haz 3 ciclos de respiración, aumentando la altura y la profundidad de tu arco en cada secuencia.

PREPARACIÓN PARA CONTROL Y EQUILIBRIO

A

- Inspira lentamente mientras echas hacia atrás las piernas por encima de la cabeza, articulando la columna vértebra a vértebra, hasta que toques el suelo.

B

- Utiliza los brazos, firmes y estables, para apoyarte mientras elevas las piernas rectas hacia arriba y colocas las palmas estiradas en la parte baja de la espalda (las manos deben quedar por encima de los huesos de las caderas, como si se tratara de una Navaja con apoyo).

Empuja los abdominales hacia las manos

- Las piernas deben estar fuertes, y los pies, en punta.

C

- Equilíbrate de manera uniforme sobre la parte posterior de los hombros e inspira lentamente mientras bajas el pie izquierdo al suelo al tiempo que estabilizas la pierna derecha elevada.
- Procura que el peso no se vaya hacia delante o hacia atrás mientras mueves las piernas.

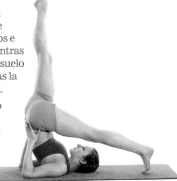

REPETICIONES: Cambia de pierna 6 veces, y aprovecha cada repetición para ejercer mayor control sobre el torso.

BUMERÁN (BOOMERANG)

El Bumerán es una combinación entre la Uve, Rodar
hacia arriba y Rodar hacia atrás en una bonita
secuencia fluida.

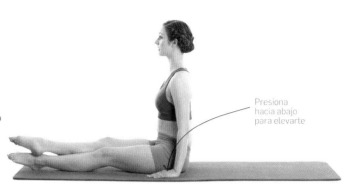

Presiona
hacia abajo
para elevarte

- Siéntate erguida con las piernas rectas formando
  un ángulo de 90 grados con el cuerpo; los tobillos
  deben estar cruzados, y los muslos, muy juntos.

- Con las palmas a los lados empujando hacia abajo,
  inspira lentamente al tiempo que elevas las dos
  piernas muy juntas y te enrollas hacia atrás, llevando
  las piernas por encima de la cabeza mientras
  te equilibras sobre los omóplatos con los brazos
  estirados y firmes presionando con fuerza la esterilla
  (como en el Enrollamiento hacia atrás).

Movimiento
de tijera para
cambiar los
tobillos

C

- Mantén esta posición equilibrada e intercambia
  la posición de los tobillos con un pequeño y rápido
  movimiento de tijera de las piernas.

D

- Inspira lentamente mientras te enrollas hasta
  adoptar la posición equilibrada de la Uve,
  acercando la frente a las rodillas y estirando los
  brazos hacia atrás, con las palmas hacia arriba,
  en oposición a la cabeza.

- Las manos no deben tocar la esterilla.

- Espira despacio mientras bajas las piernas a la
  esterilla, con la frente pegada a las rodillas, y elevas
  los brazos aún más por detrás.

- Enróllate hasta la posición inicial con una
  inspiración uniforme y comienza de nuevo.

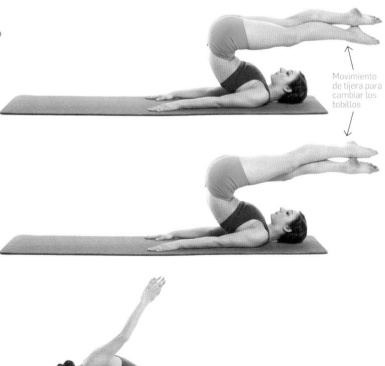

REPETICIONES: Hazlo 6 veces intentando mejorar
las diferentes secuencias del Bumerán.

PREPARACIÓN PARA EL PUENTE ALTO

A

- Túmbate de espaldas con las rodillas flexionadas y los pies apoyados en el suelo; los tobillos deben quedar bajo las rodillas.

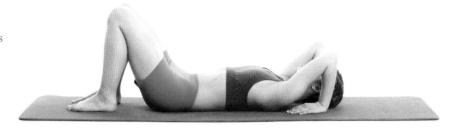

B

- Coloca las palmas de las manos planas justo bajo los hombros (o un poco más hacia fuera), e inspira lentamente mientras subes el trasero hasta que sientas el peso de tu cuerpo en las manos.

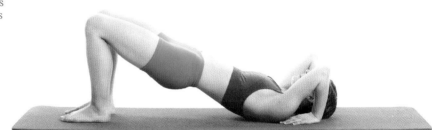

C

- Espira poco a poco mientras empujas con las palmas y elevas las costillas en oposición a las manos. Los brazos deben estar rectos.
- Inspira despacio y mantén la posición mientras cuentas hasta tres.
- Espira lentamente mientras flexionas los codos y bajas suavemente la cabeza hasta la esterilla; luego, enróllate muy despacio hasta volver a la posición inicial.

REPETICIONES: Haz 3 puentes, prestando mucha atención a las manos y los pies: ¿están presionados de manera uniforme contra la esterilla mientras subes y bajas tu cuerpo? ¿Se tuercen hacia dentro o hacia fuera cuando cargan con el peso? ¿Eres capaz de controlar cada vez más la articulación de la columna?

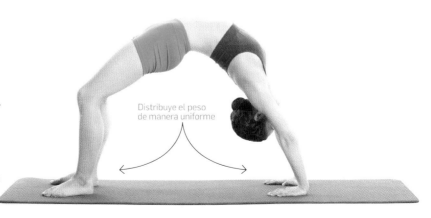

Distribuye el peso de manera uniforme

FLEXIONES CON UNA SOLA PIERNA

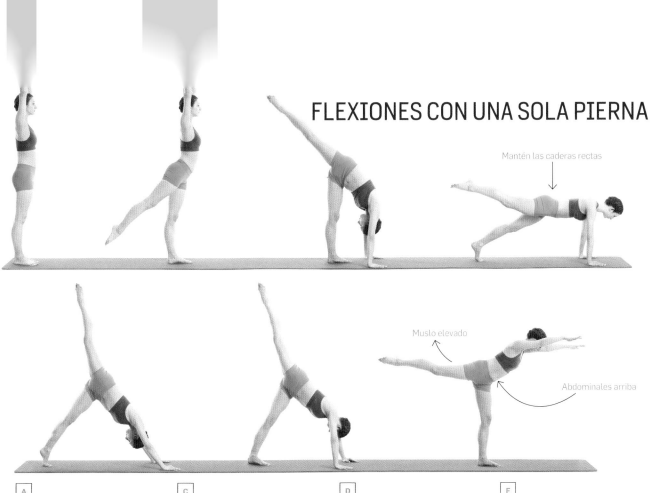

Mantén las caderas rectas

Muslo elevado

Abdominales arriba

A

- Colócate de pie, frente a uno de los extremos de la esterilla.

B

- Inspira lentamente mientras elevas los brazos y exiendes una pierna recta hacia atrás, estirando la parte frontal del cuerpo en ese lado.

C

- Espira despacio mientras pivotas sobre la pierna apoyada en el suelo, llevando los brazos y el torso hacia delante y la otra pierna hacia arriba simultáneamente; los abdominales deben permanecer hacia dentro y hacia arriba para controlar el movimiento.
- Coloca las palmas en la esterilla con la frente sobre la rodilla y la pierna de atrás elevada tan alto como puedas sin hacerte daño.

D

- Camina con las manos hacia delante hasta estar en posición de plancha, caderas rectas y pierna trasera elevada (como en la Plancha prono).

E

- Haz una Flexión pilates con la pierna elevada y plégate elevando más la pierna (como si tiraran de ella hacia arriba y hacia atrás) y empuja las palmas en oposición.

F

- Baja el talón de apoyo y camina con las manos (los brazos rectos) de nuevo hasta los pies con 3 pasos y medio.

G

- Invierte el pivote sobre la esterilla y vuelve a ponerte en pie con las dos piernas apoyadas y los brazos y la cintura elevados.

REPETICIONES: Completa una Flexión con una pierna con cada lado, trabajando la precisión y el equilibrio en cada secuencia.

MANCUERNAS: BRAZOS A LA NUCA

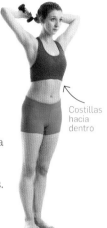

A

- Colócate de pie con los talones juntos y las puntas separadas a la distancia de un puño; los muslos deben estar bien juntos y ligeramente rotados hacia fuera.
- Inclina el peso del cuerpo hacia delante desde los tobillos para apoyarte ligeramente sobre los metatarsos y contrae los abdominales hacia dentro y hacia arriba.
- Junta el extremo de las mancuernas por delante de tu cuerpo y elévalas por encima de tu cabeza.

B

- Flexiona los codos hacia los lados y baja las mancuernas por detrás de la cabeza, como si estuvieras «afeitando» la parte posterior de la cabeza con ellas. Inspira lentamente y vuelve a subir las pesas hasta que tengas los brazos rectos.
- Los codos deben permanecer tan abiertos como puedas durante el afeitado y el press.

Costillas hacia dentro

REPETICIONES: Hazlo 6 veces alargando la columna, vértebra a vértebra, con cada movimiento de los brazos.

MANCUERNAS: EXTENSIONES DE TRÍCEPS

A

- Ponte de pie con los pies separados a la anchura de las caderas, y los brazos, extendidos a los lados.

B **C**

- Flexiona las rodillas, dobla la cadera y echa el trasero hacia atrás y la cabeza hacia delante hasta que la espalda se encuentre en posición 6 mesa.

D

- Mantén las mancuernas junto a los hombros, con los nudillos hacia abajo, las palmas hacia dentro y los omóplatos muy juntos.

E

- Inspira lentamente mientras estiras los brazos rectos hacia atrás.
- Espira muy despacio mientras vuelves a acercar las mancuernas a los hombros.
- Después de 6 veces, deja que los brazos y la cabeza cuelguen y enróllate de nuevo hasta la posición inicial.

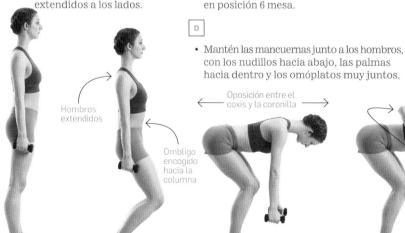

Hombros extendidos

Ombligo encogido hacia la columna

Oposición entre el coxis y la coronilla

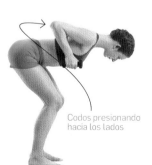

Codos presionando hacia los lados

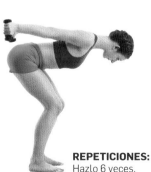

REPETICIONES: Hazlo 6 veces.

MANCUERNAS: BENGALAS

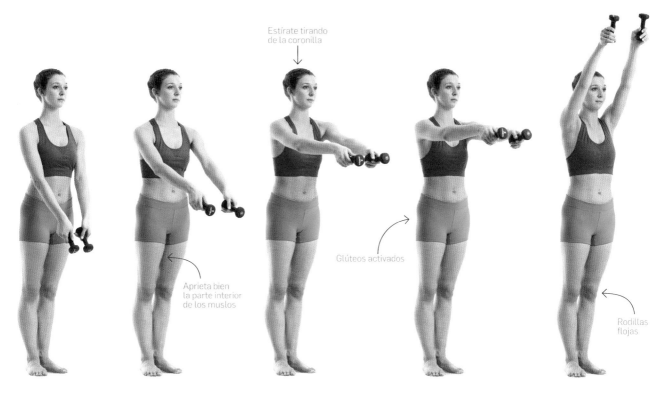

Estírate tirando
de la coronilla

Glúteos activados

Aprieta bien
la parte interior
de los muslos

Rodillas
flojas

A

- Colócate de pie con los talones unidos y las puntas de los pies separadas; los muslos deben estar bien juntos, apretados en la línea media.
- Inclina el peso del cuerpo hacia delante desde los tobillos para apoyarte ligeramente sobre los metatarsos y encoge los abdominales hacia dentro y hacia arriba.
- Sujeta uno de los extremos de las mancuernas y junta los otros extremos, como si estuvieses sosteniendo bengalas encendidas.

B C D E

- Inspira lentamente mientras elevas las mancuernas con pequeños círculos (entre 8 y 10 círculos deberían bastarte para llegar arriba) utilizando toda la longitud de los brazos.
- Inicia los círculos desde los omóplatos. (Sí, están conectados ahí detrás.)
- Espira despacio mientras inviertes los círculos y bajas los brazos.

NOTA: *Estos círculos y la expansión de pecho pueden realizarse sin mancuernas, y puedes añadir la coordinación del ascenso y el descenso de los talones mientras subes y bajas los brazos.*

REPETICIONES: Haz 8 círculos hacia arriba y otros 8 hacia abajo 3 veces.

MANCUERNAS: EXPANSIÓN DE PECHO

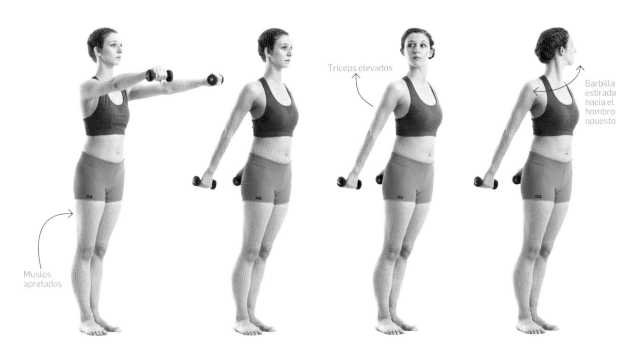

Tríceps elevados

Barbilla
estirada
hacia el
hombro
opuesto

Muslos
apretados

A

- Colócate de pie con los talones juntos y las puntas de los pies separadas a la distancia de un puño; los muslos deben estar muy juntos y levemente rotados hacia fuera.

- Inclina el peso de tu cuerpo hacia delante de manera que descanse ligeramente sobre los metatarsos y contrae los abdominales hacia dentro y hacia arriba.

- Coloca las mancuernas hacia delante a la altura de los hombros, con los brazos rectos y las palmas hacia abajo.

B

- Inspira lentamente y mueve las pesas hacia abajo y hacia atrás, lo más lejos posible sin romper la línea que forma tu cuerpo («una barra de acero de la cabeza a los talones»).

- Eleva el pecho en oposición a las mancuernas.

C **D**

- Contén la respiración en esta posición y gira la cabeza hacia la derecha y luego a la izquierda tanto como puedas.

- Vuelve a situar la cabeza en el centro y espira despacio mientras elevas las mancuernas de vuelta a la posición inicial.

REPETICIONES: Hazlo 4 veces, alternando el lado hacia el que giras la cabeza en primer lugar. Eleva el pecho cada vez más en cada secuencia.

MAN-CUERNAS: ZANCADA LARGA

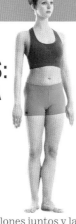

A

- Ponte de pie, talones juntos y las puntas de los pies separadas, y desliza el talón izquierdo hacia delante, hasta el punto medio del arco del pie derecho.
- Gira el pecho en la misma dirección que los dedos del pie izquierdo y contrae los abdominales hacia dentro y hacia arriba.

REPETICIONES: Hazlo 3 veces con cada lado, alargando la parte posterior del cuerpo más y más en cada secuencia.

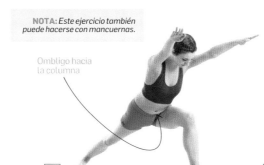

NOTA: *Este ejercicio también puede hacerse con mancuernas.*

Ombligo hacia la columna

B

- Inspira pausadamente mientras das un paso en diagonal con el pie izquierdo, una gran zancada que deje la rodilla situada justo sobre el tobillo y los bíceps junto a las orejas (ajusta si es necesario para asegurarte de que la espinilla está perpendicular al suelo).
- El pecho debe quedar por encima del muslo y la espalda debe estar plana. Contrae los abdominales hacia la columna.

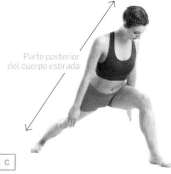

Parte posterior del cuerpo estirada

C

- Espira lentamente mientras bajas los brazos y presionas para ponerte en pie, deslizando el pie adelantado hacia atrás hasta la posición inicial, donde apretarás los muslos con fuerza.
- En la tercera zancada, permanece en la posición estirada y sube y baja los brazos despacio. Después, vuelve a la posición inicial y cambia de lado.

PARED: SENTADILLAS CON ALAS

A

- Desde la posición de Sentadillas con palancas, coloca el dorso de las manos contra la pared.

NOTA: *Estas sentadillas pueden hacerse sin mancuernas. También pueden hacerse con las mancuernas en perpendicular a la pared, y puedes alternar entre la posición paralela y la perpendicular.*

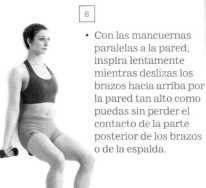

B

- Con las mancuernas paralelas a la pared, inspira lentamente mientras deslizas los brazos hacia arriba por la pared tan alto como puedas sin perder el contacto de la parte posterior de los brazos o de la espalda.

Costillas hacia dentro

C

- Espira lentamente mientras bajas los brazos de nuevo.
- En estas 5 secuencias, conecta en profundidad los brazos con la espalda. Con cada elevación y press de los brazos, la cintura se alarga.

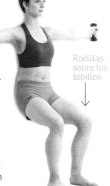

Rodillas sobre los tobillos

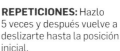

REPETICIONES: Hazlo 5 veces y después vuelve a deslizarte hasta la posición inicial.

PARED: SENTADILLAS CON MANCUERNAS

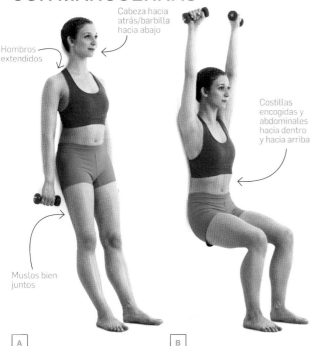

Hombros extendidos

Cabeza hacia atrás/barbilla hacia abajo

Costillas encogidas y abdominales hacia dentro y hacia arriba

Muslos bien juntos

A

- Separa los pies a la anchura de las caderas y camina hacia delante hasta el punto en que las caderas y los muslos formen un ángulo recto; las rodillas deben quedar justo sobre los tobillos (y las espinillas estarán perpendiculares al suelo).

B

- Inspira lentamente mientras te deslizas hacia abajo por la pared, al tiempo que elevas los brazos tan alto como puedas sin perder el contacto con la espalda.
- Espira despacio mientras bajas los brazos y te deslizas hacia arriba por la pared.

NOTA: *Este ejercicio puede hacerse con o sin mancuernas.*

REPETICIONES: Hazlo 5 veces. Intenta sentir lo mucho que las elevaciones y los press de brazo alargan la cintura.

PARED: SENTADILLAS CON UNA SOLA PIERNA

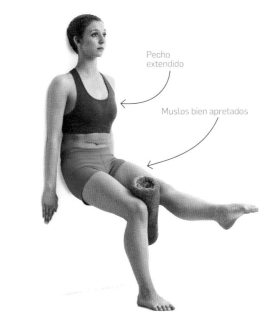

Pecho extendido

Muslos bien apretados

A

- Aprieta entre las rodillas un cojín o una toalla de baño enrollada, manteniendo los pies juntos y paralelos, y mueve los pies hacia delante hasta el lugar en que, cuando las caderas y los muslos formen un ángulo recto, las espinillas estén perpendiculares al suelo.
- Inspira lentamente mientras te deslizas hacia abajo por la pared hasta que los muslos estén paralelos al suelo. (Si supone mucha tensión para las rodillas, al principio limítate a deslizarte hasta la mitad de camino.)
- Contén la respiración en esta posición, con la parte posterior de los hombros pegada a la pared, y estira una pierna hacia delante mientras cuentas hasta tres.
- Espira despacio y cambia el pie de apoyo. Inspira lentamente y repite con la otra pierna.
- Deslízate hacia arriba para volver a la posición inicial.

REPETICIONES: Hazlo 3 veces, trabajando el control y la estabilidad en secuencia.

Secuencia de esterilla >NIVEL III

Inicio:
Descenso a la esterilla (página 60)

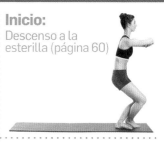

2
El Cien (página 35)

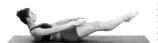

3
Rodar hacia arriba (página 36)

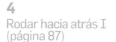

4
Rodar hacia atrás I (página 87)

5
Círculos con una sola pierna II (página 88)

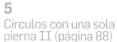

6
Rodar como una pelota (página 60)

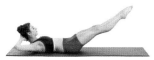

7
Estiramiento de una sola pierna (página 38)

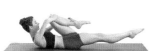

8
Estiramiento de las dos piernas (página 39)

9 Estiramiento de una sola pierna recta (página 61)

10 Estiramiento de las dos piernas rectas II (página 88)

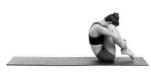

11
Flexiones entrecruzadas (página 89)

12
Flexión de columna (página 40)

13 Mecedora con piernas abiertas (piernas muy separadas) (página 89)

14
Sacacorchos (página 90)

15
Sierra (página 64)

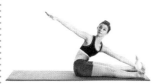

16
Salto del ángel (página 90)

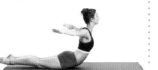

17
Patadas con una sola pierna (página 42)

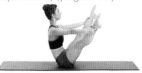

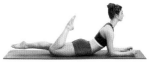

18
Patadas con las dos piernas (página 66)

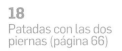

19
Tracción de cuello (página 91)

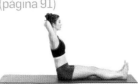

20
Giro de columna (página 67)

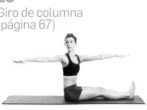

21
Navaja (página 92)

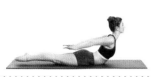

22
Patadas laterales: Bicicleta (página 92)

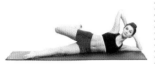

23 Patadas laterales: Círculos de pierna grandes (página 93)

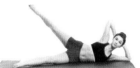

24 Patadas laterales: Patata caliente (página 93)

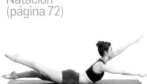

25
Uve III (página 94)

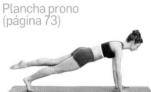

26
Giro de cadera (página 94)

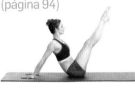

27
Natación (página 72)

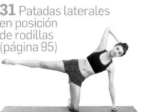

28
Plancha prono (página 73)

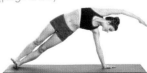

29 Transición desde la Plancha prono a la Plancha en supino (página 95)

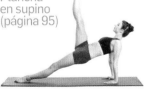

30
Plancha en supino (página 95)

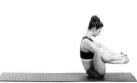

31 Patadas laterales en posición de rodillas (página 95)

32
La Sirena (página 96)

33
Bumerán (página 97)

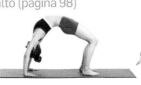

34
Foca (página 48)

35
Preparación para Control y Equilibrio (página 96)

36
Preparación para el Puente alto (página 98)

Final:
Flexiones con una sola pierna (página 99)

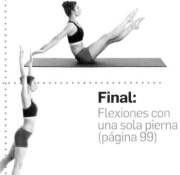

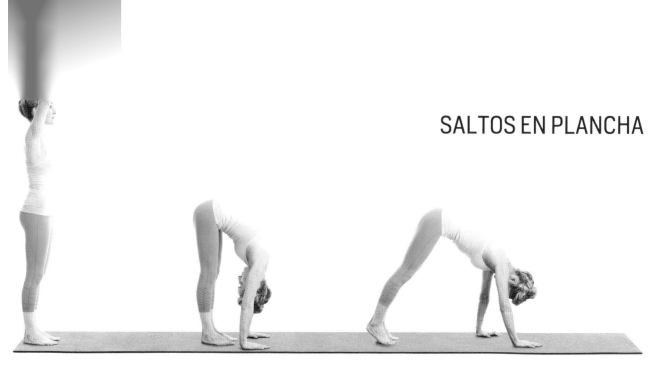

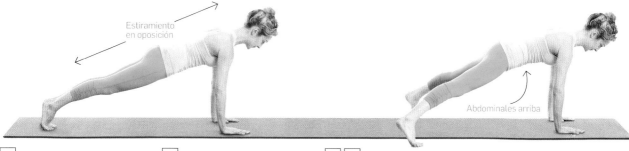

Estiramiento en oposición

Abdominales arriba

A

- Colócate de pie y bien erguida frente a uno de los extremos de la esterilla.
- Inspira lentamente mientras elevas los brazos, alargando la cintura y apretando los muslos con fuerza.

REPETICIONES: Hazlo 3 veces, a un ritmo controlado.

B

- Espira despacio mientras echas la cabeza y los brazos hacia delante, separados a la anchura de los hombros, y bajas las manos hasta la esterilla enrollando la columna (y no plegando las caderas); los abdominales deben estar contraídos.
- Coloca las palmas en la esterilla con la cabeza sobre las rodillas (flexiona las rodillas solo lo necesario).

C **D**

- Camina con las manos hacia adelante 3 pasos y medio con los brazos rectos hasta colocarte en posición de plancha, rígida de la cabeza a los talones, con los hombros por delante de las muñecas y equilibrada sobre las puntas de los pies.

E

- Salta abriendo y cerrando las piernas 6 veces, reforzando la estabilidad

con los hombros situados por delante de las muñecas en cada salto.

- Desde la posición de plancha, elévate utilizando los músculos de tu centro vital y acerca el pecho hacia los muslos, como si se tratara de una Uve invertida.
- Camina con las manos hasta los pies con los brazos rectos y enrolla la columna hacia arriba para volver a la posición vertical.

BURPEES

A

- Empieza de pie y bien erguida, con los brazos estirados por encima de la cabeza.

NOTA: *Los burpees se llaman así por el fisiólogo que desarrolló el ejercicio en los años cuarenta como parte de su prueba de aptitud. (Para las practicantes de pilates familiarizadas con los aparatos, el burpee es algo parecido a nuestro Tercer estiramiento de rodilla en el Reformer). Puedes añadir muchos elementos a un burpee para progresar: saltar en lugar de ponerte de pie, añadir una flexión o un salto en plancha mientras estás en posición de plancha, etc.*

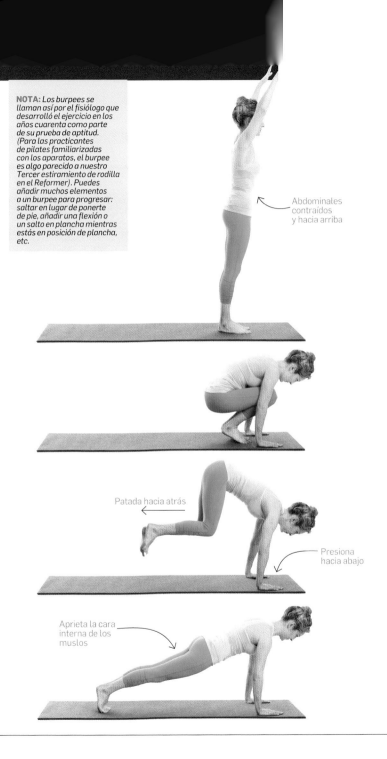

Abdominales contraídos y hacia arriba

B

- Agáchate y coloca las palmas en la esterilla por delante de ti, ligeramente por fuera de los hombros.

C **D**

- Manteniendo la postura del tren superior, salta con las piernas hacia atrás y aterriza sobre los metatarsos, con el cuerpo formando una plancha rígida. Debes tirar del ombligo con fuerza hacia la columna (no dejes que las caderas desciendan).

- Mantén la parte superior del cuerpo en su lugar y contrae con fuerza los abdominales para saltar con los pies hacia delante hasta la posición original, en una sentadilla baja con las palmas hacia abajo. Luego, ponte de pie.

Patada hacia atrás

Presiona hacia abajo

Aprieta la cara interna de los muslos

REPETICIONES: Haz 10 Burpees centrándote en el equilibrio a medio salto, cuando la estabilidad de los brazos y la fuerza de los abdominales son los que mandan.

TRANSICIÓN:
SALTO A EL CIEN

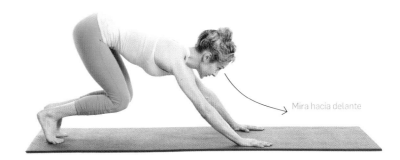

Mira hacia delante

A

- Desde la posición de plancha, elévate con los músculos del centro vital y pliega el pecho hacia los muslos, como si se tratara de una Uve invertida.

- Separa los pies en paralelo y mantente de puntillas.

- Flexiona las rodillas doblando las caderas y agáchate hacia atrás, como un tigre a punto de atacar (pecho extendido, mirada hacia delante).

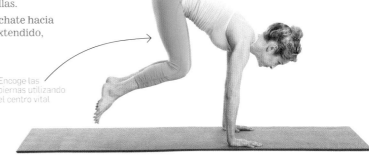

Encoge las piernas utilizando el centro vital

B **C**

- Utiliza el impulso de las piernas combinado con la estabilidad de los brazos para saltar suavemente con los pies hasta la zona de esterilla situada entre las manos, con las rodillas flexionadas, y luego siéntate (o salta directamente hasta una posición de sentada en alto, con las piernas colocadas en un ángulo de 90 grados con respecto al torso). Puedes incluso intentar aterrizar, o saltar, hasta una posición equilibrada de montaña. Diviértete con las transiciones.

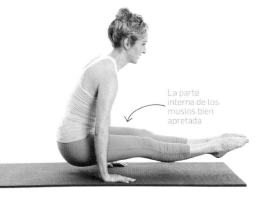

La parte interna de los muslos bien apretada

RODAR Y SALTAR

 A

- Siéntate en la esterilla con las rodillas flexionadas contra el pecho y las manos rodeando con fuerza las piernas por delante de los tobillos.
- Mete la cabeza entre las rodillas y contrae los abdominales hacia dentro y hacia arriba en oposición a los muslos.

B **C** **D** **E**

- Rueda hacia la parte superior de la espalda (sin dejar nunca que el peso del cuerpo descanse sobre las vértebras cervicales) y vuelve a rodar hacia arriba para equilibrarte sobre el coxis, pero esta vez, cuando ruedes hacia delante, junta con fuerza las rodillas y los pies, libera las manos y salta en el aire.
- Aterriza con suavidad e invierte los movimientos para volver a la esterilla.

REPETICIONES: Rueda hacia delante y hacia atrás entre 4 y 6 veces, buscando la expansión completa en el disparo y la contracción completa en la bola.

RESPIRA PARA MECERTE Y RODAR: JOSEPH RECOMENDABA INSPIRAR EN LAS POSICIONES ESTABLES Y ESPIRAR EN LAS PARTES DE RUEDA A FIN DE «EMPUJAR» EL AIRE FUERA DE LOS PULMONES. ENCUENTRA EL PATRÓN RESPIRATORIO QUE MÁS TE AYUDE A ESTABILIZARTE O MOVILIZARTE CUANDO SEA NECESARIO.

Mantén las piernas juntas

Abdomen contraído

NOTA: *Si quieres realizar una Preparación para Rodar y saltar, lo mejor no es saltar, sino ponerte en pie de manera controlada, juntando con fuerza las rodillas y los pies y levantando los brazos.*

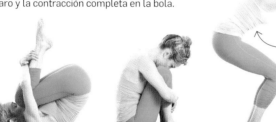

MECEDORA CON LAS PIERNAS CERRADAS

Talones juntos

A

- Partiendo de la posición elevada y equilibrada de la Preparación I para la Mecedora con piernas abiertas (página 89), junta con fuerza las piernas y agárrate el dedo gordo o el segundo dedo de los pies, o los metatarsos si lo prefieres.

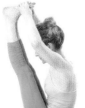

B

- Acerca la cabeza todo lo que puedas a las espinillas, con los codos flexionados hacia los lados; a continuación, mécete hacia la base de los omóplatos y luego vuelve arriba.
- Controla el movimiento para no dejarte llevar por el impulso.

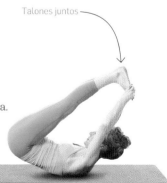

REPETICIONES:
Hazlo 4 veces y busca la coordinación y la fuerza muscular necesarias para realizar esta versión de la Mecedora.

SACACORCHOS RETORCIDO

Se trata de un Sacacorchos exagerado y complicado;
es decir, ¡un poco retorcido!

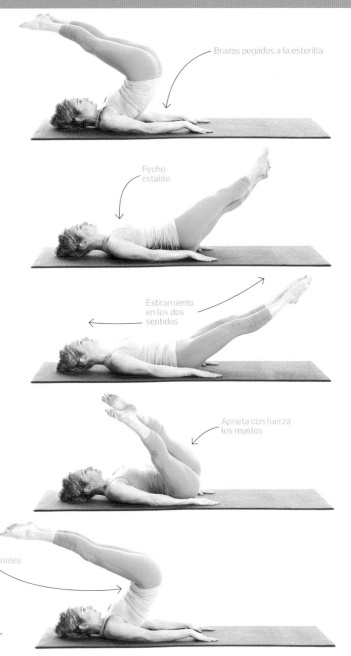

Brazos pegados a la esterilla

Pecho estable

Estiramiento en los dos sentidos

Aprieta con fuerza los muslos

Empuja hacia atrás con los abdominales

A

- Desde la posición elevada del Sacacorchos (página 90),
  mantén los hombros rectos y gira el trasero hacia la
  derecha (las piernas irán hacia la izquierda).

B **C** **D** **E**

- Rueda hacia el lado izquierdo del cuerpo hasta que
  la nalga izquierda toque la esterilla, luego realiza un
  círculo con las piernas hacia la derecha y vuelve
  a equilibrarte uniformemente sobre los omóplatos.
- Los abdominales deben estar contraídos y los músculos
  del centro vital trabajando juntos para controlar los
  movimientos.
- Gira hacia la izquierda y repite la secuencia hacia el lado
  derecho del cuerpo.

REPETICIONES: Alterna las direcciones hasta que completes
2 o 3 series, apoyando cada vez más la parte superior de la espalda,
los hombros y los brazos.

TIJERAS

• Túmbate de espaldas con las piernas bien juntas, los pies en punta y los brazos estirados y firmes a los costados (la parte posterior de los brazos, las palmas y los hombros deben estar pegados a la esterilla).

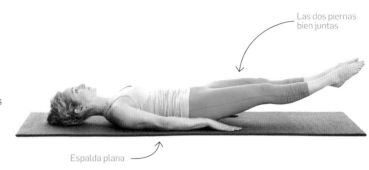

Las dos piernas bien juntas

Espalda plana

• Inspira lentamente mientras subes las piernas por encima de la cabeza, enrollando la columna vértebra a vértebra, hasta que puedas colocar las manos planas tras la parte baja de la espalda (las manos deben quedar por encima de los huesos de las caderas, como si se tratara de una Navaja con soporte).

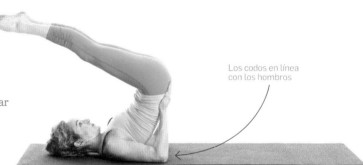

Los codos en línea con los hombros

• Equilíbrate uniformemente sobre la parte posterior de los hombros e inspira despacio mientras estiras la pierna derecha hacia delante, formando una diagonal alta, y llevas la pierna izquierda hacia atrás, en oposición.

• Separa las piernas tanto como puedas mientras mantienes las caderas elevadas (no dejes que el peso del cuerpo recaiga sobre las muñecas).

• Espira lentamente mientras alternas las piernas, manteniéndolas firmes, y las caderas elevadas.

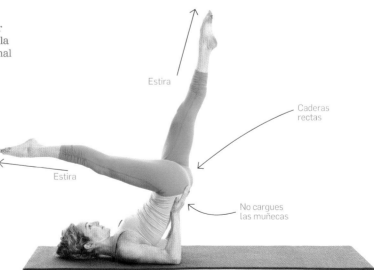

Estira

Caderas rectas

Estira

No cargues las muñecas

REPETICIONES: Alterna las piernas 6 veces, apoyando bien la cabeza y la parte superior del cuerpo en busca de una mayor ligereza en los movimientos de tijera.

BICICLETA

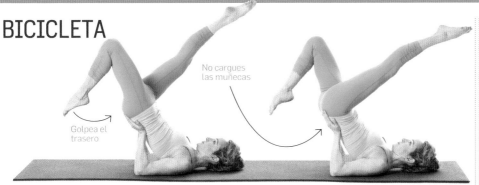

No cargues las muñecas

Golpea el trasero

A

• Desde la posición elevada del ejercicio de Tijeras, equilíbrate uniformemente sobre la parte posterior de los hombros e inspira despacio mientras estiras la pierna izquierda hacia delante, formando una diagonal alta, y la derecha hacia atrás, en oposición.

B

• Tras estabilizar el muslo izquierdo, flexiona la rodilla izquierda y espira mientras te das una patada en el trasero con el talón (la Patada con una sola pierna).

• Inspira lentamente mientras recoges la rodilla flexionada hacia el cuerpo y luego la estiras en una diagonal alta, al tiempo que extiendes la pierna derecha hacia delante y repites la secuencia.

REPETICIONES: Hazlo 6 veces, manteniendo las caderas ligeras (no dejes que el peso de tu cuerpo recaiga sobre las muñecas) e intentando llegar con el talón al trasero en cada secuencia.

VARIANTE DEL EJERCICIO

Para abrir más la cadera, intenta rozar la esterilla con los dedos de los pies mientras pedaleas hacia delante y hacia atrás.

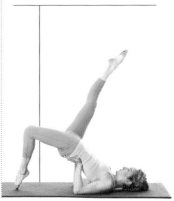

PATADAS LATERALES: TIJERAS CON LAS DOS PIERNAS ELEVADAS

A

• Con el cuerpo en línea recta de la cabeza a los talones, junta los muslos y rótalos ligeramente hacia fuera.

• Inspira despacio y eleva las piernas y haz movimientos lentos de tijera, sin despegar la parte interna de los muslos.

B

• Incrementa la elevación y el movimiento hacia atrás de las piernas y mantén estable la parte superior del cuerpo.

REPETICIONES: Haz los movimientos de tijera 10 veces, elevando más la pierna inferior en cada intento.

Torso estable

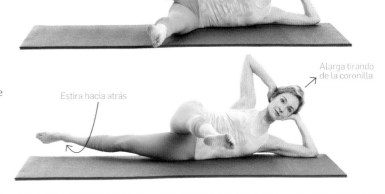

Alarga tirando de la coronilla

Estira hacia atrás

113

TRANSICIÓN: VUELCO DE CADERA

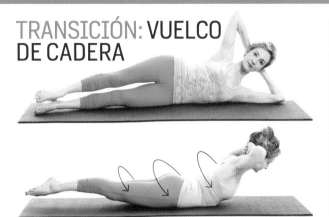

 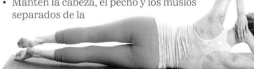

A   B

- Con las manos colocadas una encima de la otra por detrás de la cabeza, eleva las piernas bien juntas y rueda para apoyarte sobre el vientre.

C   D

- Mantén la cabeza, el pecho y los muslos separados de la

esterilla y gira la parte superior del cuerpo (Giro de columna horizontal) en la dirección elegida; luego, con un fuerte empellón de los músculos del centro vital, «vuelca» las caderas y colócalas en la misma dirección, rotando el trasero por debajo de ti.

NOTA: *Esta transición se creó para resultar divertida. Recuerda, también, que no había esterillas «adhesivas» en los primeros días de popularidad del pilates, así que esto era mucho más fácil de hacer en el resbaladizo suelo del estudio de Naugahyde.*

REPETICIONES: Practica hasta que seas capaz de terminar con un alineamiento casi perfecto sobre el lado opuesto, preparada para empezar el siguiente ejercicio con un movimiento mínimo.

UVE IV: LOS OCHOS

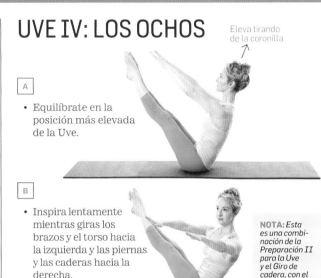

Eleva tirando de la coronilla

A

- Equilíbrate en la posición más elevada de la Uve.

B

- Inspira lentamente mientras giras los brazos y el torso hacia la izquierda y las piernas y las caderas hacia la derecha.

NOTA: *Esta es una combinación de la Preparación II para la Uve y el Giro de cadera, con el desafío añadido del equilibrio y la coordinación. Para mejorar en este ejercicio, ¡debes hacerlo en los otros dos!*

C   D

- Con la parte superior del torso mueve los brazos en círculo hacia arriba y hacia la derecha mientras giras las piernas en círculo hacia abajo y hacia la izquierda.

Empuja hacia atrás con los abdominales

- Todas las extremidades vuelven a encontrarse en el centro, en una posición elevada y estirada de la Uve. Invierte las direcciones.

REPETICIONES: Completa 4 Ochos (2 series), concentrándote en girar desde la cintura y no desde los hombros.

LA SIRENA: GIRO

A

- Comienza en la posición elevada de La Sirena, con el brazo por encima de la cabeza.

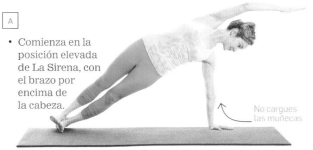

No cargues las muñecas

B

- Estabiliza las caderas y espira lentamente mientras giras la parte superior del cuerpo hacia el suelo, «ensartando» el brazo y el hombro a través del espacio que queda entre tu cuerpo y la esterilla.

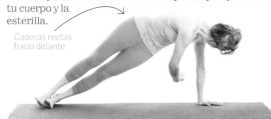

Caderas rectas hacia delante

C

- Inspira despacio al tiempo que retiras el brazo y lo extiendes junto con el pecho hacia atrás mientras la pelvis permanece hacia delante.

- Deja que tu cara acompañe el giro de la columna.

Expande desde el pecho

- Espira lentamente y vuelve a colocar poco a poco la cadera sobre la esterilla.

- Cambia de lado.

REPETICIONES: Realiza un giro suave y firme hacia cada lado; si lo haces bien, debería bastar, así que... ¡Esfuérzate!

LA SIRENA: ESTRELLA

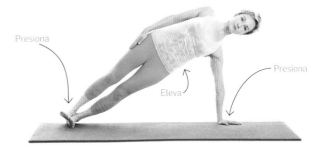

Presiona

Presiona

Eleva

A

- Desde la posición elevada de La Sirena con la palma sobre el muslo, estabiliza las caderas.

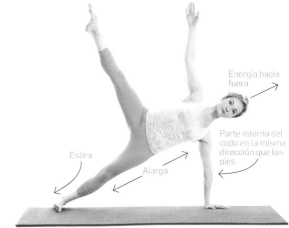

Energía hacia fuera

Parte interna del codo en la misma dirección que los pies

Estira

Alarga

B

- Inspira lentamente mientras elevas el brazo y la pierna de arriba hacia el techo.

- Espira despacio mientras vuelves a colocarlos en la posición inicial.

- Cambia de lado.

NOTA: *Puedes elegir qué variantes de La Sirena quieres hacer. La clave está en no sobrecargar las muñecas.*

REPETICIONES: Intenta realizar 2 o 3 estrellas en cada lado, utilizando la amortiguación de la esterilla para dar energía a la elevación de las extremidades.

BUMERÁN CON REMO

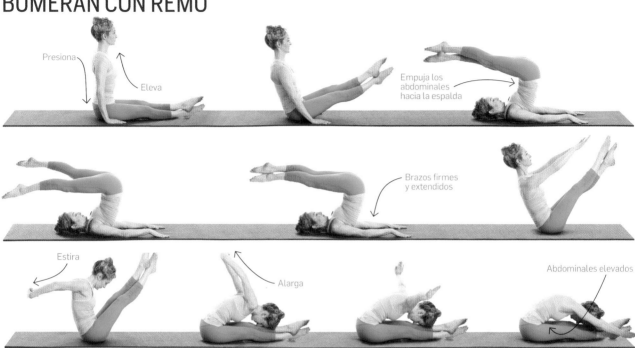

Presiona

Eleva

Empuja los abdominales hacia la espalda

Brazos firmes y extendidos

Estira

Alarga

Abdominales elevados

 A

- Siéntate erguida con las piernas estiradas formando un ángulo de 90 grados con el cuerpo; los tobillos deben estar cruzados y los muslos bien apretados.

B **C**

- Con las palmas apoyadas a los lados, inspira lentamente mientras elevas las piernas y ruedas hacia atrás, subiendo las piernas por encima de la cabeza y equilibrándote sobre los omóplatos con los brazos firmes y extendidos presionando con fuerza la esterilla.

 D **E** **F**

- Mantente equilibrada y cambia la posición de los tobillos con un movimiento de tijeras de las piernas.

G

- Inspira despacio mientras te enroscas hacia arriba hasta una posición equilibrada de la Uve con los tobillos cruzados y estírate y tócate la punta de los pies con los dedos de las manos.
- Vuelve las palmas y flexiona los codos hacia los lados.

H

- Desliza los antebrazos hacia atrás y junta las manos, estirando bien los brazos hacia la esterilla.

 I

- Espira lentamente mientras bajas las piernas; no toques las rodillas con la frente y eleva los brazos hacia arriba en oposición.

 J **K**

- Mantén esta posición mientras liberas las manos y te rodeas los pies con ellas.
- Enróllate hacia arriba y vuelve a sentarte. Hazlo de nuevo.

REPETICIONES: Haz 4 Bumeranes con remo (2 series de cruces de tobillo).

CANGREJO

En el pilates, los ejercicios de rotación están pensados como masajes. La espalda y los órganos se masajean con los movimientos de los músculos abdominales que presionan profundamente hacia la esterilla cuando ruedas.

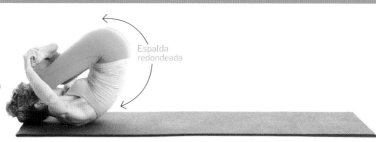

Espalda redondeada

- Siéntate en la esterilla con las rodillas flexionadas contra el pecho y las piernas cruzadas por los tobillos.
- Sujétate la punta del pie izquierdo con la mano derecha y la del derecho con la mano izquierda, y empuja los muslos contra el cuerpo tanto como puedas.
- Inspira lentamente y contrae los abdominales para iniciar la rotación hacia atrás sobre la parte alta de la espalda.

Eleva bien las costillas y los abdominales

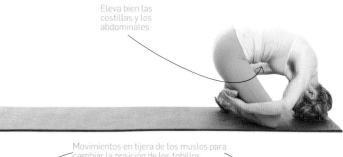

- Espira lentamente mientras ruedas hacia arriba y hacia delante, hasta que la coronilla descanse sobre la esterilla.
- Los abdominales deben estar fuertemente contraídos en oposición para «frenar» el mismo impulso del cuerpo.
- Intenta realizar 3 Cangrejos simples, permaneciendo centrada en la esterilla y contrayendo más los abdominales en cada giro.
- Cuando la cabeza está sobre la esterilla, los abdominales se elevan hacia arriba y hacia atrás, en oposición, para que el peso no recaiga en el cuello.

Movimientos en tijera de los muslos para cambiar la posición de los tobillos

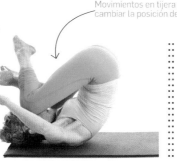

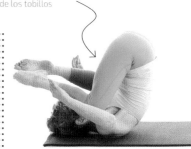

- A continuación, añade tus «pinzas»: cuando estés equilibrada sobre la parte posterior de los hombros, intercambia los tobillos (si el tobillo derecho estaba encima del izquierdo, ahora quedará debajo) separando los muslos en tijera y volviéndolos a juntar desde la articulación de la cadera.

REPETICIONES: Hazlo 6 veces, intentando liberar las extremidades cada vez más utilizando los abdominales para controlar los movimientos.

Barbilla hacia el pecho

BALANCEO

Después de tres movimientos de flexión, ha llegado el momento de estirar la parte delantera del cuerpo con un ejercicio de extensión.

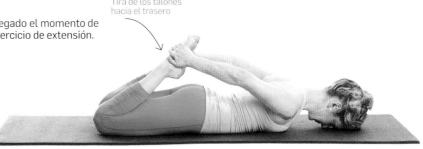

Tira de los talones hacia el trasero

- Túmbate boca abajo con la frente hacia el suelo, el pubis pegado a la esterilla y los muslos unidos con fuerza.
- Flexiona las rodillas y estira los brazos hacia atrás para agarrar cada pie con la mano correspondiente; luego, lleva los talones hacia el trasero a fin de conseguir un estiramiento desde las rodillas.

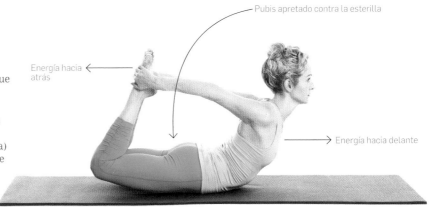

Pubis apretado contra la esterilla

Energía hacia atrás

Energía hacia delante

- Inspira despacio mientras elevas los muslos y el pecho de la esterilla (igual que en el Salto del ángel y en el ejercicio de Natación).
- Espira lentamente mientras tiras de los pies hacia atrás contra las manos para crear una tensión muscular (de la buena) que viaje desde la punta de los pies, pase por la parte delantera del cuerpo hasta la coronilla y vuelva hacia los dedos de las manos, completando de manera efectiva un ciclo energético.
- Mantén este bloqueo muscular en la posición gracias a los movimientos de Balanceo.

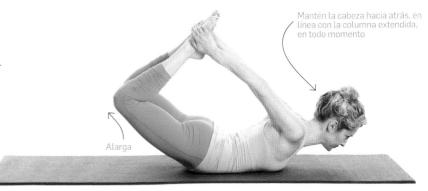

Mantén la cabeza hacia atrás, en línea con la columna extendida, en todo momento

- Inspira despacio mientras te meces hacia delante hasta que el pecho toque la esterilla.
- Espira lentamente mientras te meces hacia atrás sobre los muslos, masajeando la parte frontal de tu cuerpo. (¿Alguien quiere un drenaje linfático?)

Alarga

REPETICIONES: Balancéate hacia delante y hacia atrás 5 veces, intentando contactar cada vez más la parte delantera del cuerpo con la esterilla.

CONTROL Y EQUILIBRIO

- Túmbate de espaldas en la esterilla con las piernas bien juntas, los pies en punta y los brazos, extendidos y firmes, a los costados (la parte posterior de los brazos, las palmas y los hombros deben estar pegados a la esterilla).

- Inspira lentamente mientras elevas, vértebra a vértebra, el trasero y las piernas por encima de la cabeza, hasta que los dedos de los pies toquen el suelo.

- Equilíbrate uniformemente sobre la parte posterior de los hombros y estira los brazos para agarrar el tobillo derecho y subir la pierna izquierda tan alto como puedas. (Puesto que ya no cuentas con los brazos para impedir que ruedes sobre el cuello, es fundamental que tires de los abdominales superiores con todas tus fuerzas en oposición a la cabeza y las manos).

- Espira despacio mientras vuelves a bajar la pierna izquierda y la agarras con las manos, liberando la pierna derecha.

- Inspira lentamente mientras elevas la pierna derecha tan alto como puedas sin cargar el peso sobre el cuello.

REPETICIONES: Cambia de pierna 6 veces, y aprovecha para encontrar la fuerza interna y el equilibrio de tu centro vital.

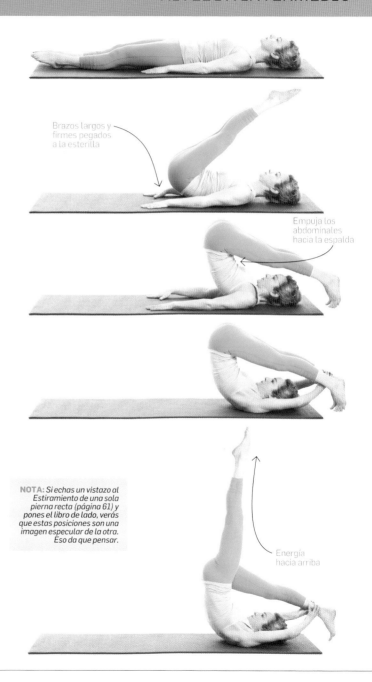

Brazos largos y firmes pegados a la esterilla

Empuja los abdominales hacia la espalda

NOTA: Si echas un vistazo al Estiramiento de una sola pierna recta (página 61) y pones el libro de lado, verás que estas posiciones son una imagen especular de la otra. Eso da que pensar.

Energía hacia arriba

PUENTE ALTO

Harás un solo intento (uno con cada pierna), así
que prepárate para sacarles el máximo partido.

A

- Empieza en la posición
  elevada de la Preparación
  para el Puente alto (página 98).

B C

- Inspira lentamente mientras
  enderezas y elevas la pierna
  izquierda hasta que forme un
  ángulo recto con el cuerpo.

D

- Espira despacio mientras estiras
  la pierna izquierda hacia delante,
  elevando el pecho hacia atrás en
  oposición y repartiendo el peso de
  las caderas para no sobrecargar
  los pies.

- Cambia el pie de apoyo e inspira
  lentamente mientras repites el
  movimiento de elevación con la
  pierna derecha.

- Espira despacio mientras estiras
  la pierna derecha hacia delante y
  cambias el pie de apoyo sobre la
  esterilla.

- Inspira lentamente
  mientras flexionas
  los codos y bajas
  suavemente la cabeza hasta
  la esterilla.

- A continuación, enróllate despacio
  hasta volver a la posición inicial
  con una espiración lenta y
  continuada.

REPETICIONES: Hazlo 1 vez con cada pierna.

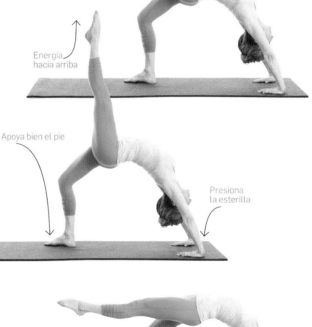

Energía
hacia arriba

Apoya bien el pie

Presiona
la esterilla

INVIERTE LOS MOVIMIENTOS PARA CONSEGUIR EL MÁXIMO EFECTO

¿Dominas los movimientos?
¿Has aumentado el ritmo?
¿Controlas las transiciones?
¿Sigues buscando un desafío?
Realiza el trabajo de esterilla
de tu nivel una vez hacia
delante ¡y luego otra hacia
atrás! La diversión no termina
nunca.

MANCUERNAS: ZANCADA MARIPOSA

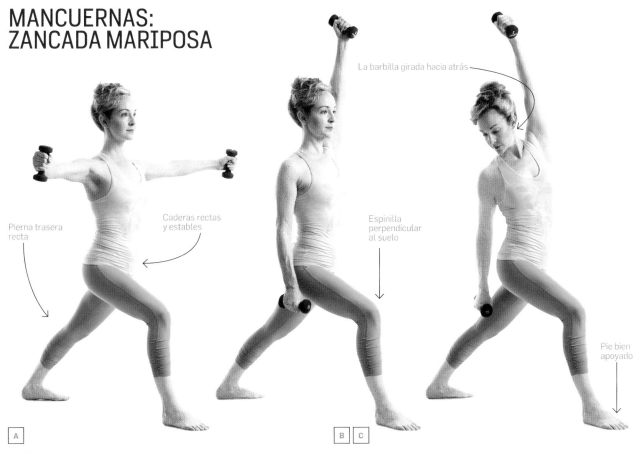

Pierna trasera recta

Caderas rectas y estables

La barbilla girada hacia atrás

Espinilla perpendicular al suelo

Pie bien apoyado

A

B C

- Colócate de pie con los talones juntos y las puntas separadas. A continuación, da un paso con el pie izquierdo (o deslízalo) para colocarte en posición de zancada, con los brazos a los costados, las palmas hacia delante y los hombros hacia atrás. Reajusta el pie que queda atrás tanto como necesites para mantener el talón apoyado.

- Mantén el torso erguido, estirando el pecho hacia arriba en oposición a las mancuernas; los abdominales deben estar hacia dentro y hacia arriba.

- Inspira lentamente mientras extiendes los brazos hacia los lados, con tus «alas» (los omóplatos) hacia abajo y bien juntas.

- Espira despacio mientras giras la cabeza y el torso hacia la derecha, elevando el bíceps izquierdo hasta situarlo junto a la oreja y llevando el brazo derecho hasta la parte de atrás de la cadera derecha.

- Inspira lentamente mientras vuelves al centro. Levanta el pie delantero y vuelve a colocar ambos pies en la posición inicial.

- Da un paso con el pie derecho hacia atrás (o deslízalo) para colocarte en posición de zancada y repite toda la secuencia hacia la derecha.

REPETICIONES: Hazlo 3 veces en cada lado; intenta diferenciar la rotación de la columna de la rotación de la cadera y los hombros; alterna los lados en cada intento.

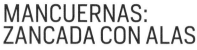

MANCUERNAS: ZANCADA CON ALAS

A

- Da una zancada hacia atrás para colocarte en la posición inicial.

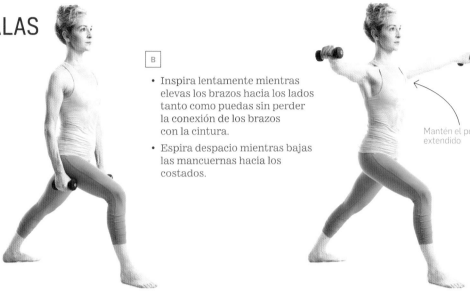

B

- Inspira lentamente mientras elevas los brazos hacia los lados tanto como puedas sin perder la conexión de los brazos con la cintura.

- Espira despacio mientras bajas las mancuernas hacia los costados.

Mantén el pecho extendido

REPETICIONES: Hazlo 3 veces con cada pierna, e intenta sentir cómo están conectados los brazos y omóplatos con tu espalda.

MANCUERNAS: ZANCADA CON APERTURA DE PECHO Y TORSIÓN DE BRAZOS

A

- Da una zancada hacia atrás para colocarte en la posición inicial.

- Espira y echa los brazos hacia atrás, rótalos desde los hombros hasta que las palmas miren hacia delante. Empuja los brazos hacia la espalda y eleva la barbilla en oposición al pecho.

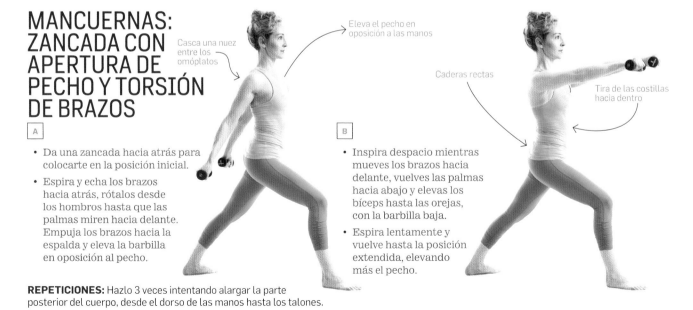

Casca una nuez entre los omóplatos

Eleva el pecho en oposición a las manos

Caderas rectas

Tira de las costillas hacia dentro

B

- Inspira despacio mientras mueves los brazos hacia delante, vuelves las palmas hacia abajo y elevas los bíceps hasta las orejas, con la barbilla baja.

- Espira lentamente y vuelve hasta la posición extendida, elevando más el pecho.

REPETICIONES: Hazlo 3 veces intentando alargar la parte posterior del cuerpo, desde el dorso de las manos hasta los talones.

MANCUERNAS: ZANCADA CON BRAZOS A LA NUCA

A

- Empieza igual que en la Zancada mariposa.
- Eleva las mancuernas por encima de la cabeza e inclínate ligeramente hacia delante sobre la pierna.

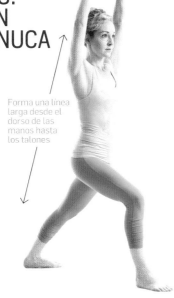

Forma una línea larga desde el dorso de las manos hasta los talones

B

- Flexiona los codos y sepáralos bien hacia los lados; luego, baja las mancuernas por detrás de la cabeza, como si «afeitaras» la parte posterior de la cabeza con ellas. Inspira lentamente y vuelve a elevar las mancuernas hasta que los brazos queden rectos.
- Los codos deben permanecer lo más abiertos posible durante todo el ejercicio.

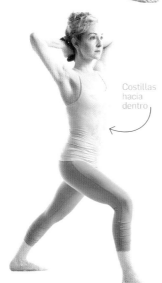

Costillas hacia dentro

REPETICIONES: Hazlo 3 veces con cada pierna, alargando la columna, vértebra a vértebra, con cada movimiento de los brazos.

MANCUERNAS: ZANCADA CON APERTURA DE BRAZOS

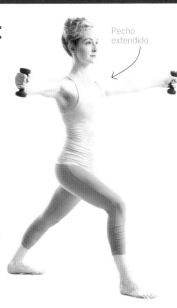

Pecho extendido

A

- Empieza igual que en la Zancada mariposa.
- Eleva los brazos hacia delante hasta la altura del pecho y separa bien los codos, enfrentando los nudillos de ambas manos para formar un círculo con los brazos.

B

- Inspira lentamente mientras extiendes los brazos hacia los lados y juntas los omóplatos con fuerza.
- Espira despacio mientras juntas los nudillos en un abrazo de oso gigante. Contrae las costillas con fuerza para sacar el aire de los pulmones.

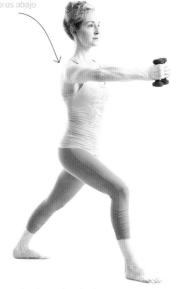

Hombros abajo

REPETICIONES: Hazlo 3 veces con la pierna izquierda atrás y otras 3 con la pierna derecha atrás, cambiando el patrón respiratorio (espira al abrir los brazos e inspira al cerrarlos) y profundizando cada vez más en la respiración.

Secuencia de esterilla >NIVEL IV

Inicio:
Descenso a la esterilla (página 60)

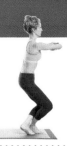

6 Rodar y saltar (página 110)

7 Estiramiento de una sola pierna (página 38)

8 Estiramiento de las dos piernas (página 39)

9 Estiramiento de una sola pierna recta (página 61)

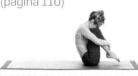
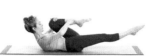
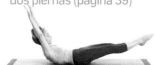
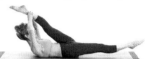

14 Sacacorchos retorcido (página 111)

15 Sierra (página 64)

16 Salto del ángel (página 90)

17 Patadas con una sola pierna (página 42)

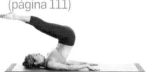
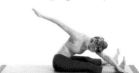
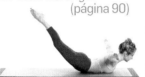
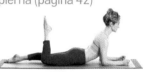

22 Tijeras (página 112)

23 Bicicleta (página 113)

24 Puente de hombros (página 67)

25 Giro de columna (página 67)

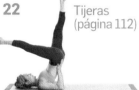
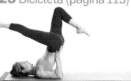
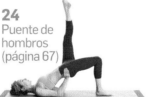
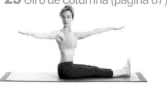

30 Tijeras con las dos piernas elevadas (página 113)

31 UVE IV: los Ochos (página 114)

32 Giro de cadera (página 94)

33 Natación (página 72)

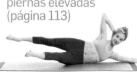
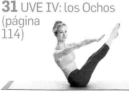
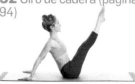
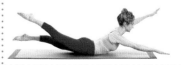

38 Bumerán con remo (página 116)

39 Foca (página 48)

40 Cangrejo (página 117)

41 Balanceo (página 118)

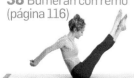
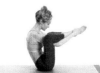

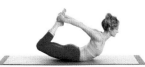

2 El Cien (página 35)

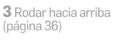
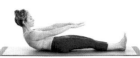

3 Rodar hacia arriba (página 36)

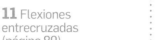
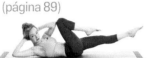

4 Rodar hacia atrás I (página 87)

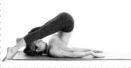

5 Círculos con una sola pierna II (página 88)

10 Estiramiento de las dos piernas rectas II (página 88)

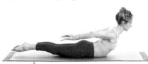

11 Flexiones entrecruzadas (página 89)

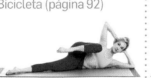

12 Flexión de columna (página 40)

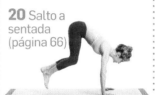

13 Mecedora con las piernas cerradas (página 110)

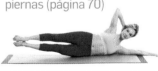

18 Patadas con las dos piernas (página 66)

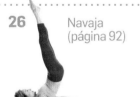

19 Sentada en los talones (página 65)

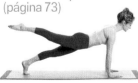

20 Salto a sentada (página 66)

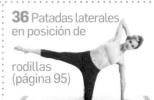

21 Tracción de cuello (página 91)

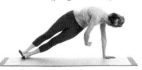

26 Navaja (página 92)

27 Patadas laterales: Bicicleta (página 92)

28 Patadas laterales: Círculos de pierna grandes (página 93)

29 Patadas laterales: Elevaciones de las dos piernas (página 70)

34 Plancha prono (página 73)

35 Plancha en supino (página 95)

36 Patadas laterales en posición de rodillas (página 95)

37 La Sirena: Giro o Estrella (página 115)

42 Control y equilibrio (página 119)

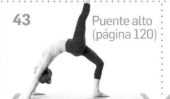

43 Puente alto (página 120)

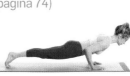

44 Flexiones pilates (página 74)

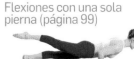

Final:

Flexiones con una sola pierna (página 99)

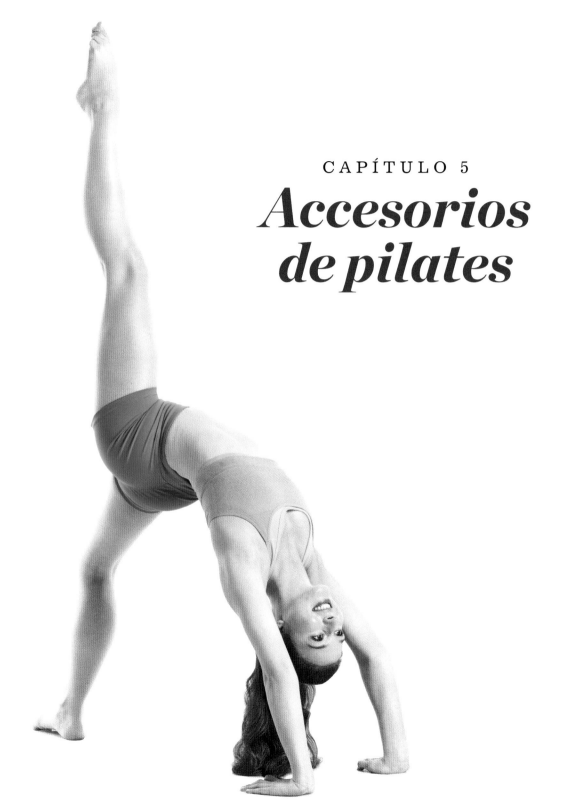

CAPÍTULO 5

Accesorios de pilates

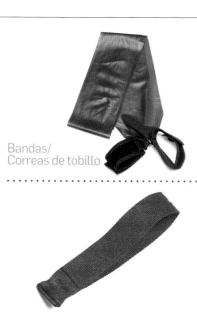

Bandas/
Correas de tobillo

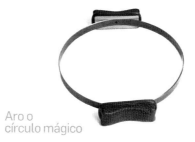

Aro o
círculo mágico

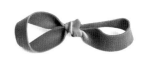

Corrector casero para
el dedo gordo del pie

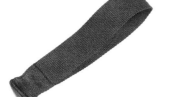
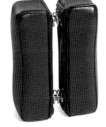

Anclaje de puerta

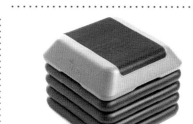

Steps

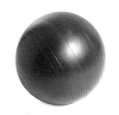

Pelota mediana

Tensatoner

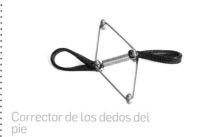

Corrector de los dedos del
pie

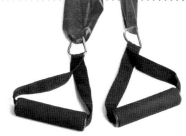

Asas para las bandas

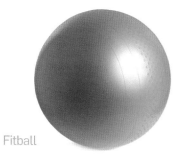

Fitball

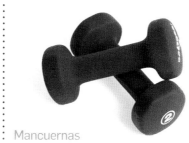

Mancuernas

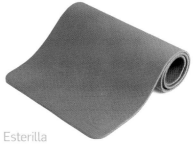

Esterilla

Accesorios de pilates: bandas

Las bandas permiten una tensión constante en los músculos, lo que hace que los ejercicios sean bastante más duros que subir y bajar unas pesas. También se utilizan más los músculos estabilizadores, necesarios para mantener la tracción en oposición a la banda, lo que multiplica por dos la eficacia del ejercicio y mejora la coordinación.

Solo tienes que averiguar qué nivel de resistencia es el mejor para tu cuerpo: si es demasiado ligero o flojo, no conseguirás el sostén necesario que buscas, y si es demasiado tenso o pesado, podrías agotarte al usarlo.

En los siguientes ejercicios, hazte a la idea de que la banda es una extensión de tu músculo: si permites que se quede floja, significa que has hecho lo mismo con tus músculos.

Colocación del anclaje de puerta

En la bisagra

Para ponerla en práctica, necesitas un anclaje con un lazo en cada extremo. Abre la puerta e inserta uno de los extremos del lazo de nailon a través del resquicio sobre la bisagra seleccionada, sácalo de nuevo por debajo de la bisagra y luego pasa también el anclaje a través del lazo. Tira con fuerza hasta que el extremo se cierre alrededor de la bisagra. Luego inserta uno de los extremos de la banda por el lazo de nailon del anclaje y ya estás lista para empezar. Puedes utilizar cualquiera de las tres alturas de las bisagras de la puerta para crear distintas resistencias y para llevar ejercicios de suelo hacia arriba.

Anclaje con tope

En este caso, necesitas un lazo de anclaje con un extremo largo que actúa como un tope en la jamba de la puerta. Solo tienes que marcar la altura a la que quieres trabajar y cerrar la puerta sobre la correa, dejando el tope por la parte de fuera y el lazo por dentro, donde tú estás.

Cuando utilizas las bandas no hay barras a las que agarrarse, al contrario que en un aparato, así que es importante encontrar una posición cómoda para la mano apoyada en la pared. Más adelante te propongo algunas sugerencias, pero tendrás que prestar mucha atención a lo que sienten las muñecas.

Además, deberías considerar la posibilidad de invertir en correas para los tobillos y asas, si es que no las tienes ya. Las bandas, por lo general, se enrollan y forman cordones finos cuando tiras de ellas, y pueden hacerte daño en las manos y en los pies.

Accesorios de pilates: Bandas

¡Lo más importante es asegurarte de que trabajas de manera equilibrada! Puesto

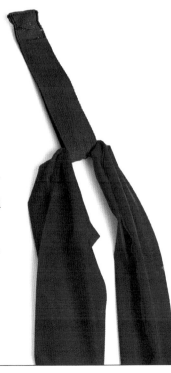

que estamos creando falsos aparatos, debemos tener siempre en mente que las piezas no fueron creadas originalmente para formar parte del equipamiento de pilates. En el equipo real, los muelles se enganchan a barras metálicas estables colocadas a distancias específicas, mientras que nuestras bandas parten de un único punto, el del anclaje. Por lo tanto, la línea de tracción cambia. Y esto no te perjudica, ya que permite más adaptabilidad y hace que te mantengas concentrada en el objetivo.

Para obtener el máximo beneficio corriendo el mínimo riesgo, debemos esforzarnos en alinear todo en su justa medida.

Asegúrate de que la esterilla está colocada de manera que el anclaje de la puerta la divida exactamente por la mitad (puedes medirla y poner una cinta adhesiva en la mitad de la esterilla), de modo que siempre tires de las bandas de forma equilibrada para tu cuerpo.

Alturas del tope

He probado un montón de bandas, rulos y combinaciones de anclaje para este libro, y las siguientes alturas de anclaje y resistencia para las bandas son las que, en mi opinión,

proporcionan una tensión y un movimiento similares a los del equipo de muelles sin tener que agujerear las paredes (¡algo que en ocasiones me he sentido muy tentada de hacer!).

Estos son los anclajes a los que se hace referencia en este capítulo de ejercicios de bandas.

Muy bajo: Anclaje a una altura de entre 7,5 y 13 centímetros del suelo.

Bajo: Anclaje a una altura de entre 58 y 63,5 centímetros del suelo.

Medio: Anclaje a una altura de entre 84 y 89 centímetros del suelo.

Alto: Anclaje a una altura de entre 135 y 140 centímetros del suelo, o, sencillamente, colocar el anclaje a la altura del hombro para muchos de los ejercicios que se realizan de pie.

En el estudio, rotamos entre los muelles de brazo y los de pierna, así que nunca nos quedamos atascados mucho tiempo en una posición. Te conviene tener ambos equipos preparados para poder saltar de uno a otro cuando lo necesites. Léete bien la rutina que elijas. Si necesitas bandas de resistencia alta y media, o asas y luego correas de tobillo, tenlo todo preparado y listo para empezar.

Requisitos de las bandas

ESTAS SON LAS HERRAMIENTAS QUE NECESITARÁS PARA LOS EJERCICIOS DE BANDAS:

- **1 o 2 BANDAS** (9-18 euros); te recomiendo que compres bandas con resistencia alta y bandas con resistencia media.
- **1 ANCLAJE DE PUERTA** (5 euros)
- **1 JUEGO DE ASAS** (7 euros)
- **1 JUEGO DE CORREAS PARA LOS PIES/TOBILLOS** (5 euros)

TOTAL = 35 EUROS (¡Es mucho menos de lo que cuestan un par de zapatillas!)

Bandas:
>DECÚBITO

Serie de muelles para brazos

POSICIÓN DEL ANCLAJE
`BAJA`

RESISTENCIA DE LA BANDA
`MEDIA`

Estos ejercicios derivan de la Serie para brazos del Cadillac (un aparato de pilates). No te dejes engañar por el nombre: como todos los ejercicios de pilates, activan más de un área del cuerpo a la vez.

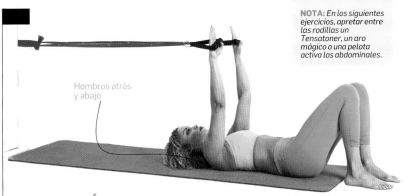

NOTA: *En los siguientes ejercicios, apretar entre las rodillas un Tensatoner, un aro mágico o una pelota activa los abdominales.*

Hombros atrás y abajo

POSICIÓN INICIAL PARA TRABAJAR EL TREN SUPERIOR

- Túmbate de espaldas y desliza el trasero hasta el borde delantero de la esterilla.
- Eleva los brazos de forma que las muñecas queden alineadas con los hombros. Flexiona las rodillas y coloca los pies en el suelo, con los talones separados a la anchura de las caderas. (Es correcto acabar en el borde inferior de la esterilla, con las piernas fuera.)
- Comienza con tensión en las bandas y utiliza las series para conseguir un pecho amplio y abierto pegando la parte posterior de los hombros en la esterilla sin aflojar los músculos del centro vital.

DECÚBITO SUPINO: APERTURA DE PECHO

A

- Inspira despacio mientras levantas el trasero en oposición a la tensión de las bandas y luego empuja las manos más allá de las caderas; la parte posterior de los brazos y los hombros debe estar pegada a la esterilla, pero las manos y los antebrazos deben situarse a unos dos centímetros sobre ella.
- ·Presiona el suelo con el dedo gordo de los pies.

B C

- Contén la respiración en esta posición elevada mientras cuentas hasta cinco o diez y luego espira lentamente al tiempo que vuelves a enrollar la columna hacia la esterilla, vértebra a vértebra, para regresar a la posición inicial sin perder tensión en las bandas.

NOTA: *Cuanto más acerques los talones a la espalda, más se activarán los músculos de la parte posterior del muslo. Y cuanto más se activen estos músculos, menos lo hará el flexor de la cadera; y cuanto menos activo esté el flexor de la cadera, más activos estarán los abdominales inferiores. Por tanto, acerca los talones todo lo que puedas para que esta serie sea «abdo-cinante».*

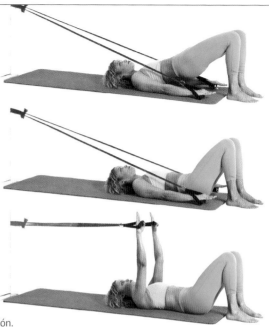

REPETICIONES: Hazlo entre 3 y 5 veces incrementando la expansión de la caja torácica con cada inspiración y expulsando el aire de los pulmones con cada espiración. (No hay giros de cabeza en esta posición, al contrario de lo que ocurre con las demás expansiones de pecho.)

DECÚBITO SUPINO: SUBIR Y BAJAR BRAZOS

A

- Comienza en la posición inicial para ejercitar la parte superior del cuerpo y junta las rodillas y los pies (o mantenlos separados a la anchura de las caderas), con los talones cerca del trasero.
- Junta los muslos con fuerza.

B

- Inspira y baja los brazos rectos hacia los costados, intentando llegar a la esterilla con la parte posterior y superior de los brazos.
- Mantén la posición mientras cuentas hasta tres y luego vuelve a colocar lentamente los brazos en la posición inicial controlando la tracción de la banda.

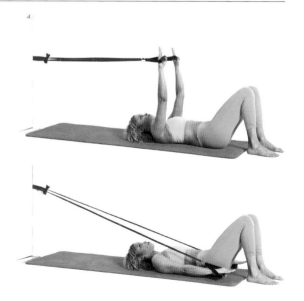

REPETICIONES: Hazlo 5 veces, e intenta incrementar el trabajo del centro vital y llevar las muñecas cada vez más allá del trasero.

Accesorios de pilates: bandas

DECÚBITO SUPINO: CÍRCULOS DE BRAZOS

- Igual que en Decúbito supino: brazos arriba/abajo, junta las rodillas y los pies (o mantenlos separados a la anchura de las caderas), con los talones tan cerca del trasero como puedas.
- Junta con fuerza la parte interna de los muslos.

- Cuando los brazos estén a escasa distancia de la esterilla, comienza a hacer pequeños círculos manteniéndolos estirados a los costados y rozando la esterilla con la parte posterior de los brazos.

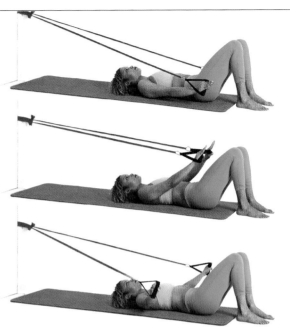

REPETICIONES: Haz 6 círculos en una dirección y otros 6 en la otra, intentando sobrepasar el trasero con las muñecas.

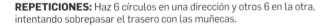

DECÚBITO SUPINO: EXTENSIONES DE TRÍCEPS

- Igual que en Decúbito supino: círculos de brazos, junta bien las rodillas y los pies (o mantenlos separados a la anchura de las caderas), con los talones lo más cerca posible del trasero.
- Une fuerte el interior de los muslos o aprieta un Tensatoner u otro accesorio entre las rodillas o entre los talones y el trasero.
- Inspira y baja los brazos rectos hacia los costados, intentando tocar la esterilla con la parte posterior y superior de los brazos.

- Mantén la posición y flexiona los brazos, manteniendo la parte posterior de los brazos y los hombros pegados a la esterilla.
- Espira lentamente mientras las muñecas forman un ángulo de 90 grados solo con la parte superior del brazo (no cedas a la tracción de la banda) y luego baja de nuevo la palma hacia la esterilla.

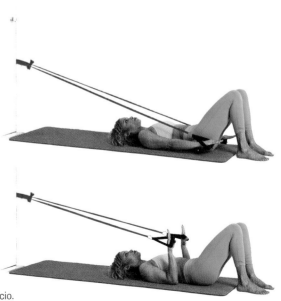

REPETICIONES: Hazlo 5 veces; notarás una quemazón en los tríceps por esfuerzo de mantener estable la parte superior del brazo durante todo el ejercicio.

DECÚBITO SUPINO: ALAS

- Igual que en Decúbito supino: extensiones de tríceps, junta las rodillas y los talones (o mantenlos separados a la anchura de las caderas), con los talones tan cerca del trasero como puedas.
- Junta con fuerza la parte interna de los muslos, o aprieta un Tensatoner, un aro mágico o una pelota entre las rodillas, o entre los talones y el trasero.
- Inspira y baja los brazos rectos hacia los costados, manteniendo la parte superior y posterior de los brazos pegada a la esterilla.

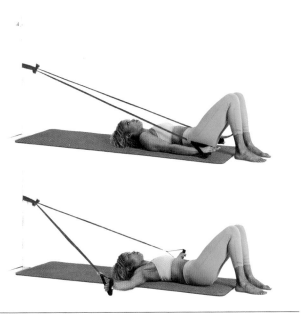

- Espira lentamente mientras dejas que los brazos se abran hacia los lados, manteniendo la parte superior pegada al suelo.
- Inspira despacio mientras vuelves a colocar los brazos junto a los costados, realizando un movimiento similar al que harías si quisieras crear un ángel de nieve.

REPETICIONES: Abre y cierra los brazos 6 veces, intentando llegar más y más allá con cada movimiento de tus alas de ángel de nieve.

DECÚBITO PRONO: TRACCIÓN DE CORREAS

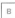

- Túmbate boca abajo. Sujeta las bandas (y no las asas) formando una T entre los brazos y el cuerpo.

- Eleva los brazos a la altura de los hombros, tensionando las bandas.

C

- Inspira y baja las manos hacia las caderas mientras levantas el pecho de la esterilla (el busto permanece abajo).
- Cuenta hasta tres y luego espira lentamente.
- El ombligo debe permanecer elevado durante todo el ejercicio.

REPETICIONES: Hazlo 5 veces y luego siéntate sobre los talones para relajar la espalda.

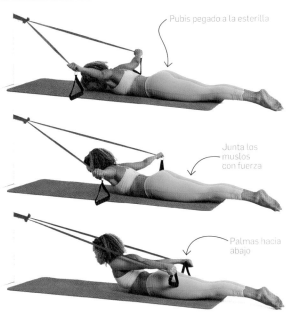

Pubis pegado a la esterilla

Junta los muslos con fuerza

Palmas hacia abajo

Serie de muelles para piernas

POSICIÓN DEL ANCLAJE
`MEDIA`

RESISTENCIA DE LA BANDA
`MEDIA/ALTA`

Estos ejercicios derivan de las Serie de muelles para piernas del Cadillac. Son excelentes para modelar y tonificar las piernas y, además, ofrecen nuevas formas de acceder a los músculos del centro vital. Mantener cierto relajamiento en la parte posterior de la rodilla indica que estás trabajando los músculos correctos y que no pones una tensión excesiva en las articulaciones.

Intenta concentrarte no solo en los movimientos de las piernas, sino también en la estabilidad del torso, que se mantiene gracias al trabajo del centro vital.

NOTA: *Trabajando todos los músculos de manera coordinada consigues mucho más que haciéndolo por grupos musculares.*

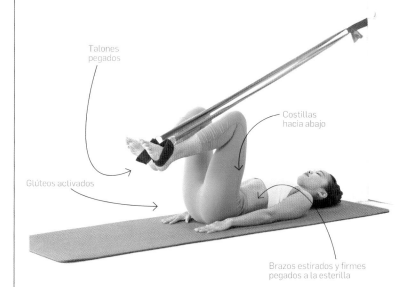

Talones pegados

Costillas hacia abajo

Glúteos activados

Brazos estirados y firmes pegados a la esterilla

POSICIÓN INICIAL PARA TRABAJAR EL TREN INFERIOR

- Túmbate de espaldas, con la coronilla hacia la pared y las manos o bien estiradas a los costados, con todo el brazo apretado contra la esterilla, o bien por encima de la cabeza, con las manos planas contra la pared o cerrando los puños para proteger las muñecas.

- Para imitar las barras del Cadillac, puedes utilizar dos bloques colocados contra la pared y apretar los bordes con las manos.

- Experimenta un poco para encontrar la posición que te permita conseguir una mayor estabilidad en el torso y una mayor capacidad para trabajar en oposición.

RANAS

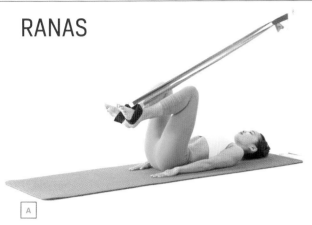

A

- Empieza en esta posición para trabajar el tren inferior y lleva los talones juntos hasta el trasero, con las rodillas separadas a la anchura de los hombros.

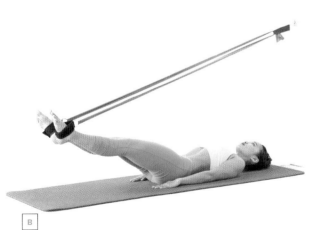

B

- Inspira lentamente mientras empujas los talones hacia delante en un ángulo de 45 grados, sin separarlos en ningún momento; sigue empujando hasta que la parte interna de los muslos entre en contacto.
- Espira despacio mientras aguantas la tracción de la banda y vuelve a colocar los talones en la posición inicial.

REPETICIONES: Hazlo de 5 a 8 veces incrementando la distancia que existe entre la base de las costillas y la punta de los dedos de los pies.

CÍRCULOS

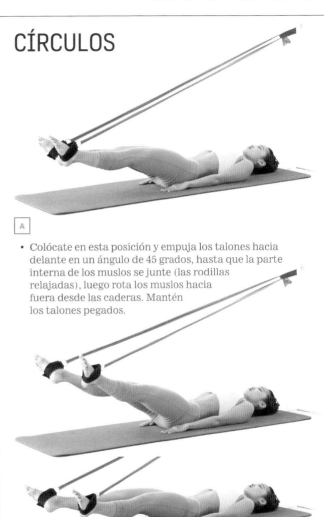

A

- Colócate en esta posición y empuja los talones hacia delante en un ángulo de 45 grados, hasta que la parte interna de los muslos se junte (las rodillas relajadas), luego rota los muslos hacia fuera desde las caderas. Mantén los talones pegados.

B **C**

- Realiza círculos con los muslos siguiendo este patrón: abre, baja, une, sube.

REPETICIONES: Haz 5 círculos en una dirección y otros 5 en la otra, trabajando desde la rodilla hacia la pelvis y estabilizando los movimientos cada vez más con el torso y el centro vital.

Accesorios de pilates: bandas

PASEO

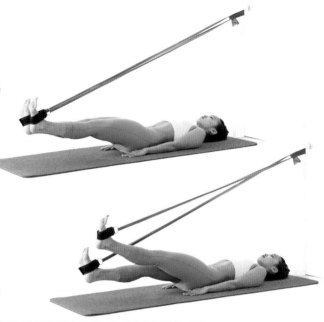

A

- Comienza en esta posición para trabajar el tren inferior y luego empuja los talones en un ángulo de 45 grados hasta que la parte interna de los muslos entre en contacto (las rodillas deben estar relajadas); luego, coloca los muslos en paralelo, con los pies ligeramente flexionados.

B

- Baja el muslo derecho un par de centímetros por debajo del izquierdo sin mover las caderas.

- A continuación, coloca el muslo izquierdo un par de centímetros por debajo del derecho.

- Continúa «paseando» hasta que la parte posterior de los muslos se acerque a la esterilla, y luego invierte los pasos y camina de vuelta hacia arriba.

REPETICIONES: Inspira durante 6 pasos hacia abajo y espira durante 6 hacia arriba. Haz 3 rondas de paseo para mejorar la estabilidad de una pierna mientras la otra se mueve.

CURLS FEMORALES

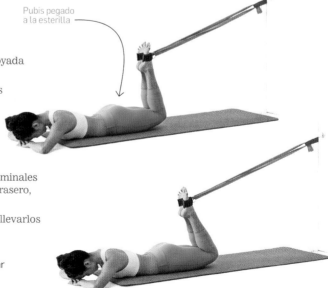

Pubis pegado
a la esterilla

A

- Túmbate boca abajo con los pies hacia la pared y la frente apoyada en el dorso de las manos.

- Desliza las bandas o las correas alrededor del arco de los pies y aléjate del anclaje hasta que notes tensión en las bandas, con las piernas flexionadas en un ángulo de 90 grados.

B

- Junta con fuerza la parte interna de los muslos, eleva los abdominales y pega el pubis a la esterilla. Inspira y lleva los talones hasta el trasero, manteniéndolos en esa posición mientras cuentas hasta tres.

- Espira despacio mientras liberas lentamente los talones para llevarlos de nuevo a la posición inicial.

REPETICIONES: Acerca los talones al trasero 5 veces. Debes intentar llegar gradualmente a un punto en el que puedas elevar las rodillas juntas de la esterilla y seguir llegando al trasero con los talones.

Bandas:
>SENTADA

RODAR HACIA ATRÁS (ROLL-BACK)

POSICIÓN
DEL ANCLAJE
ALTA

RESISTENCIA
DE LA BANDA
ALTA

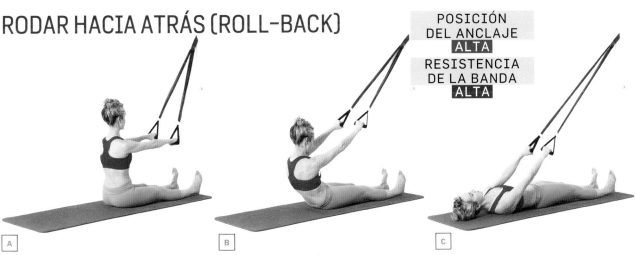

A

- Siéntate erguida con los talones apoyados en la pared y los pies separados a la anchura de los hombros.
- Agarra una banda en cada mano. Los brazos deben quedar rectos y abiertos también a la anchura de los hombros.

B

- Inspira despacio, expandiendo la caja torácica en todas las direcciones, y espira lentamente mientras enrollas la espalda hacia la esterilla desde abajo hacia arriba, vértebra a vértebra, empujando todo el aire de los pulmones hacia fuera.

C

- Inspira despacio mientras vuelves a enrollarte hasta la posición inicial, separándote vértebra a vértebra de la esterilla.

REPETICIONES: Hazlo 5 veces e intenta mejorar la articulación de la columna, expandiendo la parte posterior del cuerpo y coordinando los movimientos con la respiración.

Accesorios de pilates: bandas

RODAR HACIA ATRÁS (ROLL-BACK) CON UN SOLO BRAZO

A

- Sujeta ambas bandas con la mano izquierda y coloca el brazo derecho doblado por delante de las caderas. Mantén el torso recto.

B

- Enróllate hacia atrás.

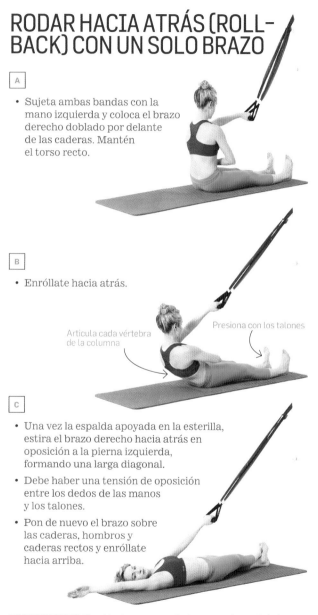

Articula cada vértebra de la columna

Presiona con los talones

C

- Una vez la espalda apoyada en la esterilla, estira el brazo derecho hacia atrás en oposición a la pierna izquierda, formando una larga diagonal.
- Debe haber una tensión de oposición entre los dedos de las manos y los talones.
- Pon de nuevo el brazo sobre las caderas, hombros y caderas rectos y enróllate hacia arriba.

REPETICIONES: Cambia de mano y repite la secuencia, centrándote en articular bien la columna y de mantener el torso recto.

REMO CON BRAZOS A LA NUCA

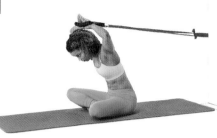

A

- Siéntate con las piernas cruzadas (o con las piernas rectas) y comprueba que existe suficiente tensión inicial en las bandas.
- Coloca las manos detrás de la base de la cabeza con los dedos formando un triángulo y los codos bien abiertos.

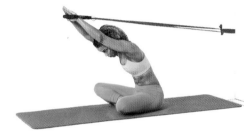

B

- Inspira mientras empujas las asas hacia arriba en oposición a la base de la columna, y espira al tiempo que vuelves a situarlas poco a poco detrás de la cabeza.

REPETICIONES: Haz 6 repeticiones, y alarga la cintura con cada subida y bajada de las manos.

VARIANTE DEL EJERCICIO
Remo con un solo brazo a la nuca

Deja una mano detrás de la cabeza, estirando y flexionando tan solo el lado o brazo más débil. Intenta reducir cuanto puedas la fuerza de torsión del torso.

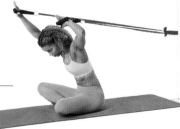

REMO CON APERTURA DE BRAZOS

POSICIÓN DEL ANCLAJE
BAJA

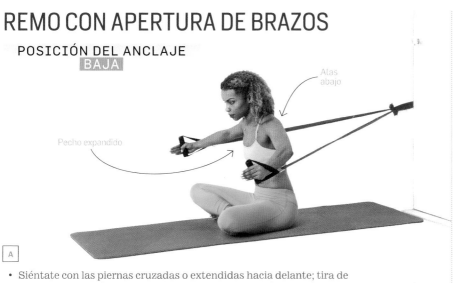

Alas abajo

Pecho expandido

A

- Siéntate con las piernas cruzadas o extendidas hacia delante; tira de las bandas hacia las caderas para comprobar que existe suficiente tensión inicial.
- Eleva los brazos hacia los lados hasta la altura del hombro.

VARIANTE DEL EJERCICIO

Remo con apertura de un solo brazo

Siéntate con las piernas cruzadas o extendidas hacia delante. Cuando los dedos de las manos estén juntos, deja el brazo más fuerte delante y abre el brazo del lado débil. Observa si la apertura de un solo brazo tira de tu torso hacia ese lado. ¿Puedes impedirlo?

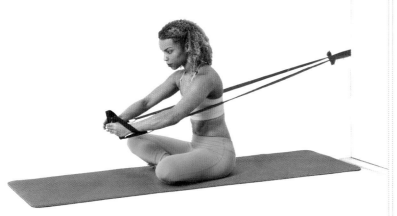

B

- Inspira mientras cierras los brazos para que los dedos de las manos se toquen.
- Espira lentamente mientras abres los brazos, resistiendo la tracción de las bandas.

REPETICIONES: Completa 5 aperturas inspirando al cerrar los brazos y espirando al separarlos; luego invierte el patrón respiratorio y haz otros 5 repeticiones más.

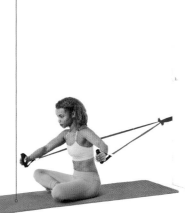

REPETICIONES: Hazlo 5 veces e intenta estabilizar el torso cuando separas un solo brazo.

Accesorios de pilates: bandas

ABRE-PUERTAS: ROTADORES EXTERNOS

- Siéntate con las piernas cruzadas en medio de la esterilla y hombro izquierdo hacia la puerta.
- Introduce el brazo derecho en el asa de la banda que tienes por detrás hasta que esta se sitúe por encima del codo; sujeta la banda que pasa por delante de ti con la mano derecha.
- Estira el brazo derecho hasta que notes tensión en la banda delantera.
- La banda trasera te ayuda a pegar el brazo derecho al costado del cuerpo.
- Siéntate erguida y coloca la mano izquierda por detrás de la cabeza.

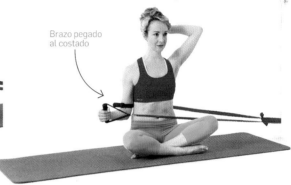

- Inspira mientras separas el antebrazo derecho del cuerpo, como si abrieras una puerta.
- Espira lentamente mientras vuelves a colocar el antebrazo en línea con tu cuerpo.

Brazo pegado al costado

REPETICIONES: Hazlo 5 veces estabilizando el torso mientras rotas el brazo hacia el exterior desde la articulación del hombro.

CIERRA-PUERTAS: ROTADORES INTERNOS

- Colócate en la misma posición del Abre-puertas: Rotadores externos.
- Introduce el brazo izquierdo a través del asa de la banda posterior hasta que esta quede por encima del codo y sujeta la banda delantera con la mano izquierda.
- Estira el brazo hasta que notes tensión en la banda delantera.
- Tira de la banda trasera hacia el costado izquierdo del cuerpo.
- Siéntate erguida y coloca el brazo derecho detrás de la cabeza.

Brazo pegado al costado

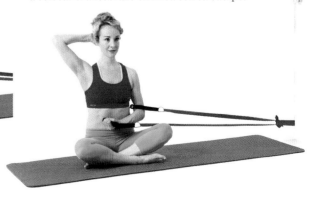

- Inspira mientras mueves el antebrazo izquierdo hacia tu cuerpo, como si estuvieras cerrando una puerta.
- Espira lentamente mientras vuelves a colocar el antebrazo en línea con tu cuerpo.

REPETICIONES: Hazlo 5 veces estabilizando el torso mientras rotas el brazo hacia el interior desde la articulación del hombro.

Bandas:

> POSICIÓN DE RODILLAS

NOTA: ¡Asegúrate de que las rótulas están bien protegidas! Si tu esterilla no es muy gruesa, pon una o dos más. O coloca una toalla doblada bajo las rodillas. Es esencial que las rótulas estén bien acomodadas. Las bandas se sitúan a la altura del muelle de brazo, o del muelle de pierna, si se necesita más tensión.

MUELLES DE BRAZO EN POSICIÓN DE RODILLAS: APERTURA DE PECHO

POSICIÓN DEL ANCLAJE
ALTA

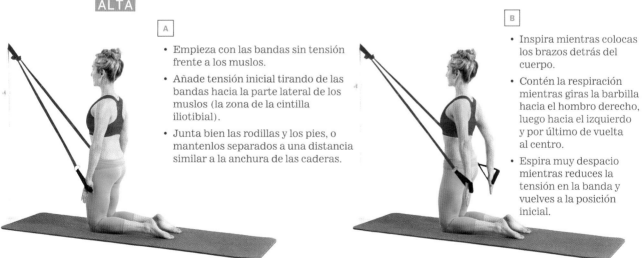

A

- Empieza con las bandas sin tensión frente a los muslos.
- Añade tensión inicial tirando de las bandas hacia la parte lateral de los muslos (la zona de la cintilla iliotibial).
- Junta bien las rodillas y los pies, o mantenlos separados a una distancia similar a la anchura de las caderas.

B

- Inspira mientras colocas los brazos detrás del cuerpo.
- Contén la respiración mientras giras la barbilla hacia el hombro derecho, luego hacia el izquierdo y por último de vuelta al centro.
- Espira muy despacio mientras reduces la tensión en la banda y vuelves a la posición inicial.

REPETICIONES: Hazlo 4 veces, alternando los giros de cabeza y ensanchando las clavículas en cada secuencia.

Accesorios de pilates: bandas

MUELLES DE BRAZO EN POSICIÓN DE RODILLAS: APERTURA INVERTIDA DE PECHO

POSICIÓN DEL ANCLAJE
ALTA

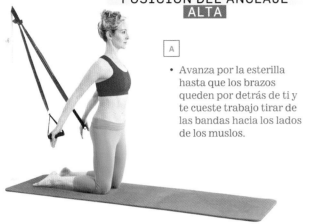

A

- Avanza por la esterilla hasta que los brazos queden por detrás de ti y te cueste trabajo tirar de las bandas hacia los lados de los muslos.

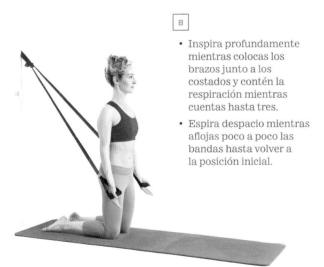

B

- Inspira profundamente mientras colocas los brazos junto a los costados y contén la respiración mientras cuentas hasta tres.
- Espira despacio mientras aflojas poco a poco las bandas hasta volver a la posición inicial.

REPETICIONES: Hazlo 5 veces hinchando al máximo los pulmones durante la inspiración y expandiendo el pecho y los hombros cada vez más en cada espiración.

MUELLES DE BRAZO EN POSICIÓN DE RODILLAS: ESTIRAMIENTO DE LA ESPALDA

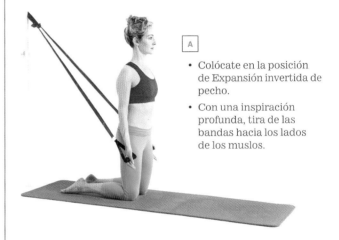

A

- Colócate en la posición de Expansión invertida de pecho.
- Con una inspiración profunda, tira de las bandas hacia los lados de los muslos.

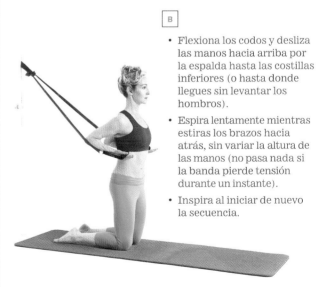

B

- Flexiona los codos y desliza las manos hacia arriba por la espalda hasta las costillas inferiores (o hasta donde llegues sin levantar los hombros).
- Espira lentamente mientras estiras los brazos hacia atrás, sin variar la altura de las manos (no pasa nada si la banda pierde tensión durante un instante).
- Inspira al iniciar de nuevo la secuencia.

REPETICIONES: Hazlo 4 veces en una dirección, luego cambia de dirección y hazlo 4 veces.

MUELLES DE BRAZO EN POSICIÓN DE RODILLAS: MARIPOSA

 A

POSICIÓN DEL ANCLAJE
ALTA

- Arrodíllate en medio de la esterilla, de espaldas al anclaje, con las rodillas y los pies juntos o separados a la anchura de las caderas.

- Mantén los brazos abiertos hacia los lados a la altura de los hombros e inclina el cuerpo ligeramente hacia delante, como si luchases contra el viento (si no hay suficiente tensión para sostener tu peso, sepárate un poco del anclaje).

B

- Inspira lentamente y gira el torso hacia la izquierda, colocando el brazo derecho por encima de la cabeza (el bíceps pegado a la oreja) y el brazo izquierdo por detrás de ti (la mano junto al trasero).

- Mantén una tensión similar en ambas manos mientras giras.

- Espira despacio mientras vuelves a la posición inicial y haz el giro hacia el otro lado.

- Exhala todo el aire de los pulmones mientras giras.

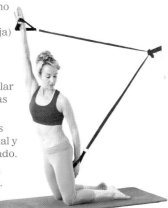

REPETICIONES: Haz 2 series de giros de Mariposa con inspiración en el giro; luego cambia el patrón respiratorio y haz otras 2 series espirando en los giros. ¿Qué patrón respiratorio te ayuda más?

MUELLES DE BRAZO EN POSICIÓN DE RODILLAS: ESTIRAMIENTO DE MUSLO

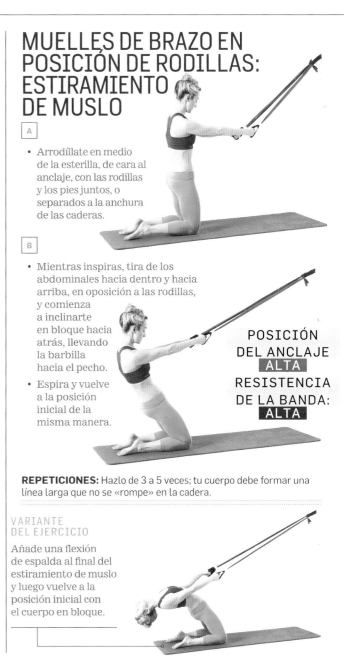

A

- Arrodíllate en medio de la esterilla, de cara al anclaje, con las rodillas y los pies juntos, o separados a la anchura de las caderas.

B

- Mientras inspiras, tira de los abdominales hacia dentro y hacia arriba, en oposición a las rodillas, y comienza a inclinarte en bloque hacia atrás, llevando la barbilla hacia el pecho.

- Espira y vuelve a la posición inicial de la misma manera.

POSICIÓN DEL ANCLAJE
ALTA
RESISTENCIA DE LA BANDA:
ALTA

REPETICIONES: Hazlo de 3 a 5 veces; tu cuerpo debe formar una línea larga que no se «rompe» en la cadera.

VARIANTE DEL EJERCICIO

Añade una flexión de espalda al final del estiramiento de muslo y luego vuelve a la posición inicial con el cuerpo en bloque.

143

Serie Swakate

POSICIÓN DEL ANCLAJE
BAJA O MEDIA

Esta serie de cuatro movimientos es una adaptación de la Secuencia Reformer, en la que nos advertían: «Esto es solo para hombres». ¡Hemos recorrido un largo camino, señoras mías!

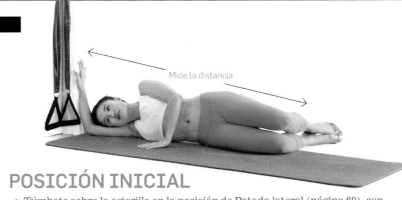

Mide la distancia

POSICIÓN INICIAL

- Túmbate sobre la esterilla en la posición de Patada lateral (página 69), con el codo hacia la pared y el cuerpo recto.
- Marca el lugar en el que las rodillas tocan la esterilla y arrodíllate de lado sobre ese punto.
- Depende de las bandas, pero debería ser un buen punto donde empezar la serie Swakate.

REPETICIONES: Haz toda la serie, luego date la vuelta e intenta mejorar los movimientos.

OOPAH

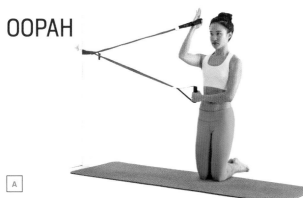

A

- Colócate en la posición inicial Swakate, con las rodillas y los pies juntos, o separados y alineados a la anchura de las caderas.
- Sujeta una banda por delante del vientre con la mano de fuera (la que está más lejos del anclaje); con la mano de dentro, sujeta la banda cerca de la cabeza, con el codo flexionado.

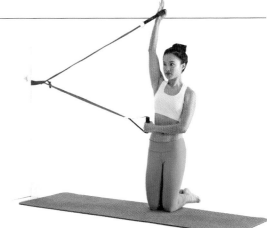

B

- Inspira y estira el brazo de dentro hacia el techo, manteniéndolo en línea con el hombro todo lo que puedas (no dejes que se incline hacia la puerta).
- Espira lentamente mientras vuelves a la posición inicial.

REPETICIONES: Hazlo 4 veces, estabilizando más el torso en cada secuencia.

SWAKATE

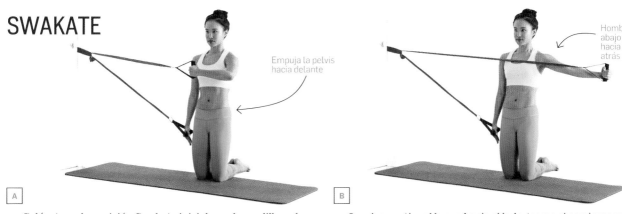

Empuja la pelvis hacia delante

Hombros abajo y hacia atrás

A

- Colócate en la posición Swakate inicial, con las rodillas y los pies bien juntos, o alineados y separados a la anchura de las caderas.
- Tensa la banda de dentro contra el muslo con el brazo interior; con la mano de fuera, sujeta la banda externa en tensión frente al pecho, con el codo flexionado.

B

- Inspira y estira el brazo hacia el lado (como si corrieras unas cortinas), haciendo que la banda recorra todo el pecho.
- Espira lentamente mientras vuelves a flexionar el brazo hasta la posición inicial.

REPETICIONES: Hazlo 4 veces, estabilizando el torso para impedir que rote.

LOTO

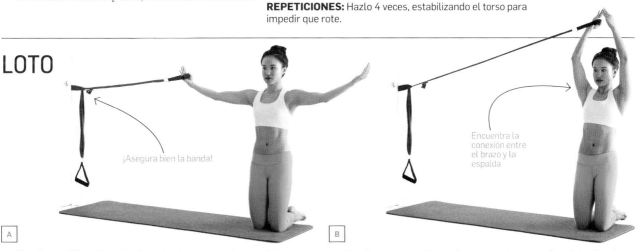

¡Asegura bien la banda!

Encuentra la conexión entre el brazo y la espalda

A

- Con las rodillas y los pies bien juntos en el extremo de la esterilla más alejado de la pared, suelta la banda exterior (comprueba que la banda está asegurada alrededor del anclaje y que no se saldrá) y abre ambos brazos hacia los lados a la altura de los hombros.
- Una mano sujeta la banda de dentro, y la otra mano es la que se mueve.

B

- Inspira mientras llevas los brazos hacia arriba, intentando que las manos se toquen por encima de la cabeza, como si fueran los pétalos de una flor de loto cerrada.
- Espira lentamente mientras abres muy despacio los brazos, resistiendo la tracción de la banda.

REPETICIONES: Abre y cierra tu flor de loto 4 veces, manteniendo los hombros abajo y el pecho elevado.

Accesorios de pilates: bandas

LA SIRENA: CÍRCULOS DE BRAZOS

NOTA: *Intenta conectar los brazos con la espalda. Mantén la actividad muscular por debajo de los hombros y de las axilas para poder recurrir más fácilmente al centro vital.*

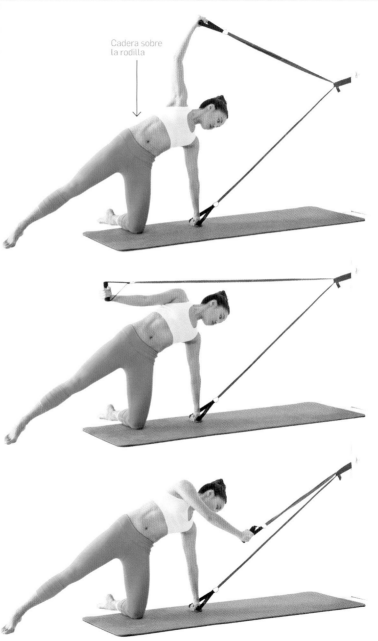

Cadera sobre la rodilla

A

- Camina de rodillas para alejarte del anclaje en busca de más tensión y junta bien las rodillas y los pies.
- Inclínate lateralmente hacia el anclaje y apóyate sobre el puño de dentro.
- Extiende la pierna superior y mueve la banda sobre tu cabeza hasta que empieces a notar tensión.
- Mantén la cadera sobre la rodilla, el pubis hacia delante y los hombros rectos, como en la posición de Patadas laterales en posición de rodillas (página 95).

B

- Inspira y mueve el brazo hasta la cadera superior, dejando que la palma se gire tanto como sea necesario.

C

- Espira lentamente mientras realizas un círculo con la banda y vuelves a colocar la mano sobre la cabeza.

REPETICIONES: Hazlo 3 veces y deja que el brazo realice 3 círculos completos en una dirección y 3 en la otra (no pasa nada si la tensión disminuye momentáneamente cuando el círculo se acerca a la puerta). ¿Quieres un desafío añadido? ¡Mantén la pierna extendida elevada sobre la esterilla durante todo el ejercicio!

Bandas:

> POSICIÓN VERTICAL

Serie de muelles de brazo en posición vertical

POSICIÓN DEL ANCLAJE
AL NIVEL DE LOS HOMBROS

POSICIÓN INICIAL

- Colócate de espaldas al anclaje y abre los brazos hacia los lados.

- Avanza hasta que exista tensión suficiente en las bandas para sostenerte cuando inclines ligeramente el cuerpo hacia delante (los brazos deben estar en línea con los hombros, no por detrás de ellos).

- Junta los tobillos y une con fuerza la parte interna de los muslos.

- Los abdominales deben estar contraídos hacia dentro y hacia arriba... como siempre.

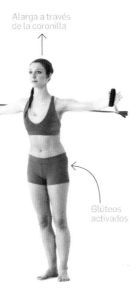

Alarga a través de la coronilla

Glúteos activados

Serie de muelles de brazo con zancada

POSICIÓN DEL ANCLAJE
ALTA

POSICIÓN INICIAL

- Colócate de espaldas al anclaje en la zona central de la esterilla y da una gran zancada hacia delante con una de las piernas; debes situarte en un lugar en el que exista tensión suficiente para que el ejercicio te suponga un desafío sin que te resulte demasiado trabajoso juntar las bandas.

- El pie adelantado está a un lado de la línea media de la esterilla, y la rodilla está justo sobre el tobillo. No dejes que la rodilla se gire hacia dentro.

- La pierna de atrás está ligeramente rotada hacia fuera y puede moverse hacia el borde de la esterilla si necesitas más estabilidad.

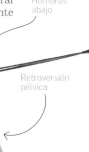
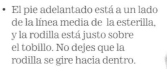

Hombros abajo

Retroversión pélvica

Accesorios de pilates: bandas

APERTURA DE BRAZOS

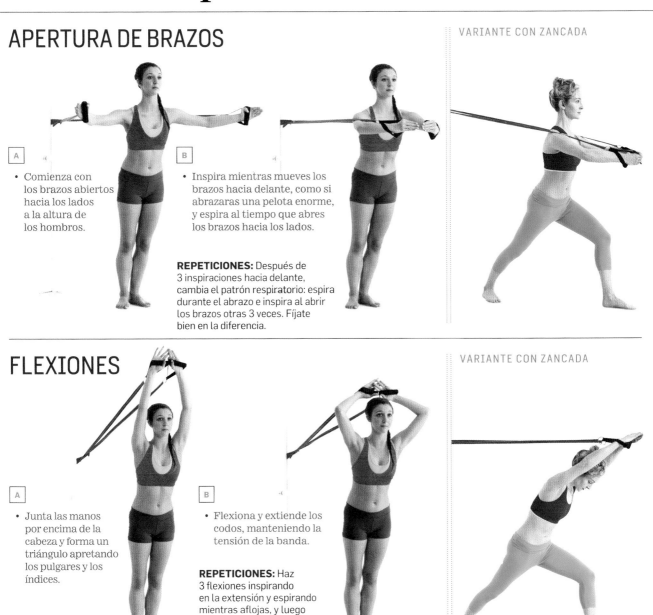

A
- Comienza con los brazos abiertos hacia los lados a la altura de los hombros.

B
- Inspira mientras mueves los brazos hacia delante, como si abrazaras una pelota enorme, y espira al tiempo que abres los brazos hacia los lados.

REPETICIONES: Después de 3 inspiraciones hacia delante, cambia el patrón respiratorio: espira durante el abrazo e inspira al abrir los brazos otras 3 veces. Fíjate bien en la diferencia.

FLEXIONES

VARIANTE CON ZANCADA

A
- Junta las manos por encima de la cabeza y forma un triángulo apretando los pulgares y los índices.

B
- Flexiona y extiende los codos, manteniendo la tensión de la banda.

REPETICIONES: Haz 3 flexiones inspirando en la extensión y espirando mientras aflojas, y luego cambia el patrón respiratorio y haz otras 3 rondas. Compara.

MARIPOSA

- Empieza con los brazos abiertos hacia los lados.

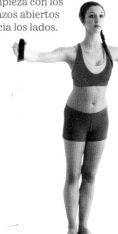

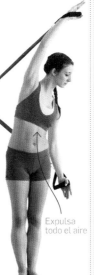

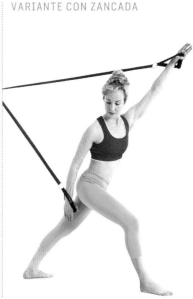

B

- Inspira lentamente mientras giras el torso hacia la izquierda, colocando el brazo derecho sobre la cabeza

  (el bíceps junto a la oreja) y el brazo izquierdo detrás de ti (la mano junto al trasero).

- Mantén la misma tensión en ambas bandas mientras giras.

- Espira despacio al tiempo que vuelves a la posición inicial y repite el giro hacia el otro lado.

Expulsa todo el aire

REPETICIONES: Haz 2 series de giros de Mariposa con inspiración en el giro; luego cambia el patrón respiratorio y haz otras 2 espirando en los giros.

BOXEO

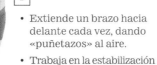

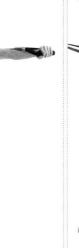

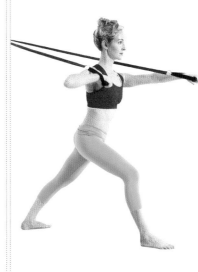

A

- Empieza con los puños junto a los hombros y los codos hacia fuera.

- Inclínate en dirección opuesta al anclaje doblando únicamente los tobillos.

B

- Extiende un brazo hacia delante cada vez, dando «puñetazos» al aire.

- Trabaja en la estabilización del lado que no está golpeando, de manera que exista poca o ninguna rotación del cuerpo mientras boxeas.

REPETICIONES: Haz 1 serie de 5 puñetazos de forma lenta y metódica y luego otra serie de 5 con ritmo y energía, pero sin dejar de controlar los movimientos.

Accesorios de pilates: bandas

FLEXIONES

VARIANTE CON ZANCADA

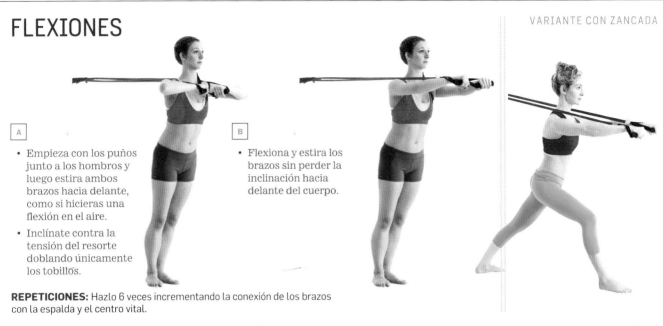

A

- Empieza con los puños junto a los hombros y luego estira ambos brazos hacia delante, como si hicieras una flexión en el aire.
- Inclínate contra la tensión del resorte doblando únicamente los tobillos.

B

- Flexiona y estira los brazos sin perder la inclinación hacia delante del cuerpo.

REPETICIONES: Hazlo 6 veces incrementando la conexión de los brazos con la espalda y el centro vital.

APERTURA DE PECHO

VARIANTE CON ZANCADA

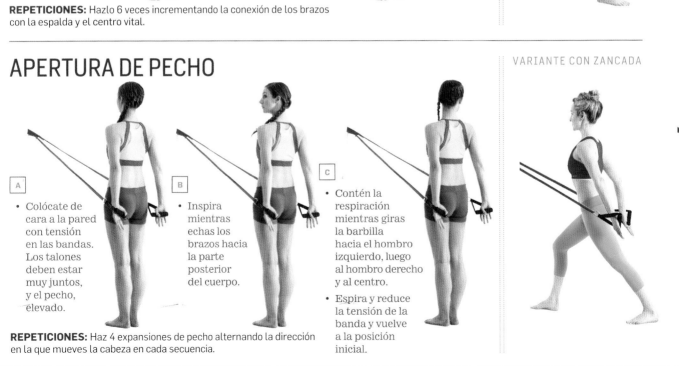

A

- Colócate de cara a la pared con tensión en las bandas. Los talones deben estar muy juntos, y el pecho, elevado.

B

- Inspira mientras echas los brazos hacia la parte posterior del cuerpo.

C

- Contén la respiración mientras giras la barbilla hacia el hombro izquierdo, luego al hombro derecho y al centro.
- Espira y reduce la tensión de la banda y vuelve a la posición inicial.

REPETICIONES: Haz 4 expansiones de pecho alternando la dirección en la que mueves la cabeza en cada secuencia.

CURLS RETORCIDOS

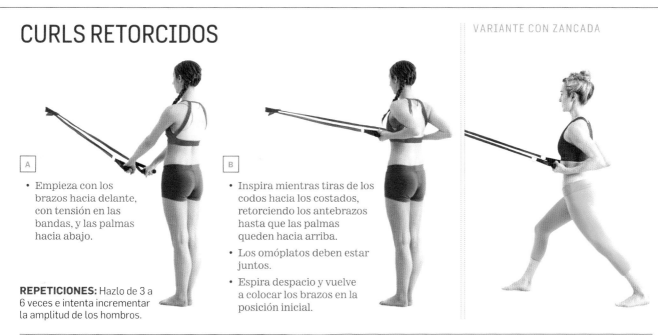

A

- Empieza con los brazos hacia delante, con tensión en las bandas, y las palmas hacia abajo.

REPETICIONES: Hazlo de 3 a 6 veces e intenta incrementar la amplitud de los hombros.

B

- Inspira mientras tiras de los codos hacia los costados, retorciendo los antebrazos hasta que las palmas queden hacia arriba.
- Los omóplatos deben estar juntos.
- Espira despacio y vuelve a colocar los brazos en la posición inicial.

COMBO

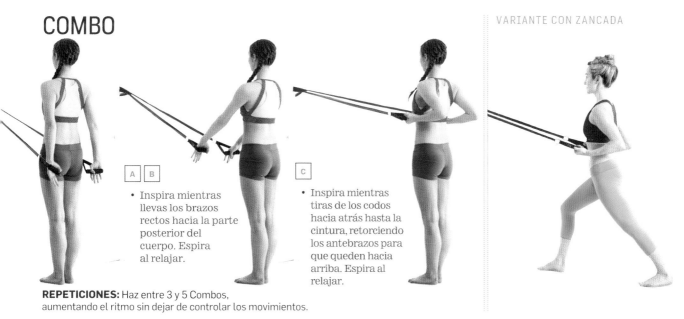

A **B**

- Inspira mientras llevas los brazos rectos hacia la parte posterior del cuerpo. Espira al relajar.

C

- Inspira mientras tiras de los codos hacia atrás hasta la cintura, retorciendo los antebrazos para que queden hacia arriba. Espira al relajar.

REPETICIONES: Haz entre 3 y 5 Combos, aumentando el ritmo sin dejar de controlar los movimientos.

Accesorios de pilates: bandas

SENTADILLAS

NOTA: *Hacer las sentadillas con la técnica adecuada fortalece la espalda, el centro, las caderas, los muslos y los glúteos, todo lo cual contribuye a construir la base de apoyo fundamental para conseguir la postura perfecta.*

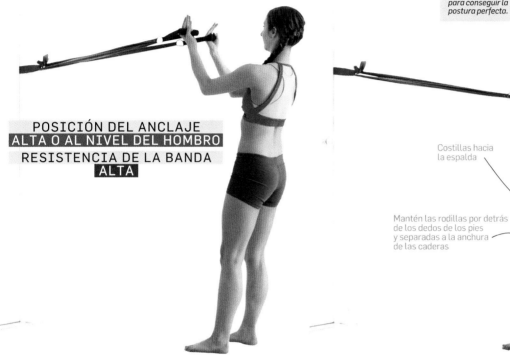

POSICIÓN DEL ANCLAJE
ALTA O AL NIVEL DEL HOMBRO
RESISTENCIA DE LA BANDA
ALTA

Alas abajo

Costillas hacia
la espalda

Mantén las rodillas por detrás
de los dedos de los pies
y separadas a la anchura
de las caderas

A

- Colócate de pie de cara al anclaje, con los pies paralelos separados a la anchura de las caderas.
- Da unos pasos hacia atrás hasta el lugar donde puedas soportar parte del peso corporal cuando te inclinas hacia atrás con los brazos doblados formando un ángulo de 90 grados.

B

- Inspira mientras flexionas las rodillas y deslizas la espalda hacia abajo por una pared invisible para formar con las caderas un ángulo lo más recto que puedas, manteniendo siempre el control.
- Las rodillas deben permanecer en línea con las caderas y justo por encima de los tobillos.
- Espira despacio mientras te elevas y liberas parte de la tensión de las bandas.

REPETICIONES: Reestablece la tensión y vuelve a empezar. Hazlo entre 3 y 5 veces para dominar la sentadilla. Si eres capaz de conseguir un ángulo mayor de 90 grados sin perder la forma, tienes permiso para bajar tanto como quieras, siempre que puedas hacerlo de manera controlada y volver a subir. En las sentadillas, JAMÁS deben doler las rodillas.

PATADAS LATERALES EN POSICIÓN VERTICAL: PARTE INTERNA DE LOS MUSLOS

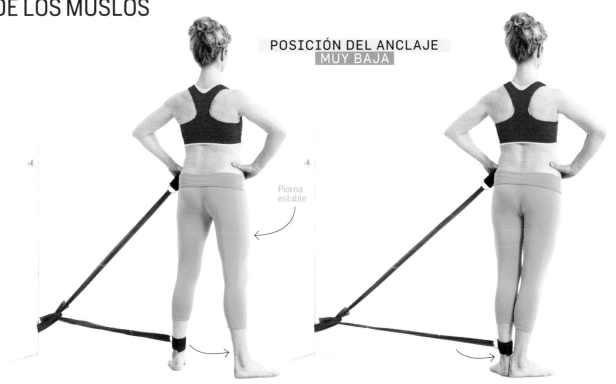

POSICIÓN DEL ANCLAJE
MUY BAJA

Pierna estable

A

- Colócate de lado en la esterilla e introduce el tobillo más cercano al anclaje en una de las bandas (puedes poner las dos bandas en el tobillo para conseguir más resistencia), mientras sujetas la otra banda con la mano de dentro.

- Camina de lado hasta que el pie de fuera esté en el extremo opuesto de la esterilla (lejos del anclaje) y el pie de dentro esté separado a la anchura de los hombros, con suficiente tensión en la banda.

- Las piernas y los pies deben quedar ligeramente girados hacia fuera, y las manos deben estar en las caderas.

B

- Inspira profundamente mientras acercas el talón de dentro al de fuera, cerrando bien las piernas.

- Espira mientras vuelves a colocar lentamente el pie de dentro en la posición inicial controlando la tensión de la banda.

REPETICIONES: Hazlo 5 veces, creciendo en altura y estabilidad en cada secuencia. Luego, y sin quitar la banda del tobillo, date la vuelta para mirar hacia el lado opuesto de la estancia y haz 5 movimientos con la parte externa del muslo (más abajo); después, cambia de tobillo.

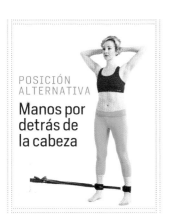

POSICIÓN ALTERNATIVA

Manos por detrás de la cabeza

153

Accesorios de pilates: bandas

PATADAS LATERALES EN POSICIÓN VERTICAL: PARTE EXTERNA DE LOS MUSLOS

Alarga tirando de la coronilla

A

- Después del último apretón de la parte interna del muslo, gírate para colocar el que era el pie exterior por dentro del pie de la banda (el pie exterior se ha convertido ahora en el interior).

- Cambia la banda a la nueva mano interior y da un paso lateral hasta el lugar donde haya suficiente tensión.

- Las piernas y los pies deben estar paralelos, las manos en las caderas, un brazo con la banda y el otro sin ella.

- Inspira mientras elevas el pie de fuera y empujas el muslo hacia el lado, equilibrándote (¡no desplomándote!) sobre la pierna de dentro.

- Espira mientras vuelves a juntar despacio los pies. Los pies y las piernas deben estar paralelos en todo momento. No dejes que el pie elevado se tuerza (o cuelgue) hacia dentro.

- Mantén líneas largas de tensión en todos los músculos.

POSICIÓN DEL ANCLAJE
MUY BAJA

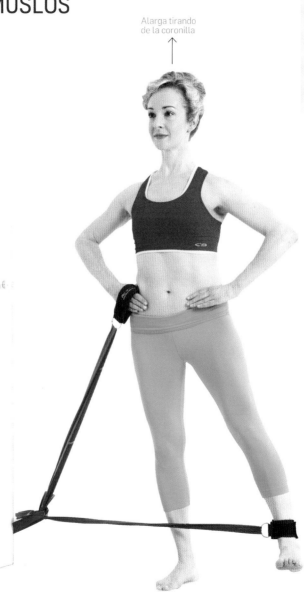

REPETICIONES: Empuja el muslo hacia fuera 5 veces, aumentando la longitud y el estiramiento del cuerpo. Luego, cambia la banda al tobillo opuesto y repite el ejercicio para las partes interna y externa del muslo con la otra pierna.

CURL DE BÍCEPS: AGARRE SUPINO

POSICIÓN DEL ANCLAJE
MUY BAJA

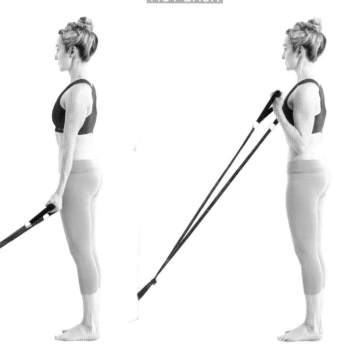

A

- Colócate de cara al anclaje con las bandas en la mano y camina hacia atrás hasta encontrar la tensión deseada en las bandas cuando los brazos están flexionados.

B

- Inspira y, agarrando las asas desde abajo, tira de las manos hacia los hombros con los brazos bien pegados a los costados; espira y baja los brazos hasta que estén rectos.

REPETICIONES: Haz 5 Curl de bíceps, mejorando el aspecto postural en cada secuencia. Si quieres conseguir un beneficio adicional, añade una tracción hacia atrás de la banda con los brazos rectos (las palmas siguen mirando hacia delante), como en la Expansión de pecho (página 150), al final de cada curl.

CURL DE BÍCEPS: AGARRE PRONO

POSICIÓN DEL ANCLAJE
MUY BAJA

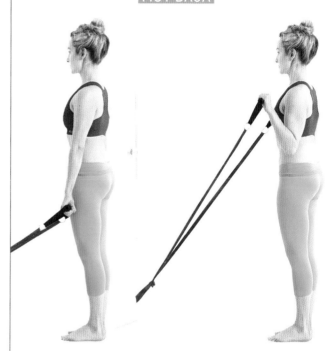

A B

- Este ejercicio se hace igual que el Curl de bíceps, con agarre supino, solo que esta vez las manos deben mirar hacia abajo o hacia atrás durante todo el ejercicio (las asas se agarran desde arriba).

REPETICIONES: Haz 5 series de curl con agarre prono. Si quieres un beneficio adicional, añade una tracción de la banda hacia atrás con los brazos rectos (con las palmas hacia atrás), como en la Expansión de pecho (página 150), al final de cada curl.

>FITBALL

FLEXIÓN HACIA ATRÁS

(ROLL-BACK)
Ejercicio del Cadillac

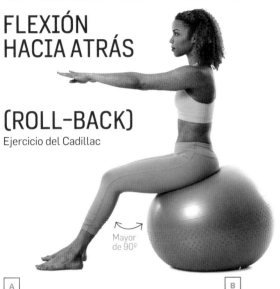

Mayor de 90°

A

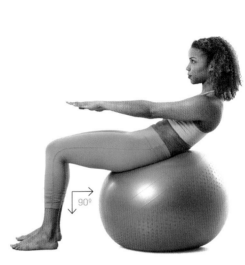

90°

NOTA: *El trabajo abdominal de la Flexión hacia atrás y de el Cien puede intensificarse apretando un accesorio entre las rodillas.*

B

- Siéntate en medio de la pelota, con los pies bien apoyados en la esterilla y los talones separados de la pelota unos 45 centímetros (el ángulo del muslo izquierdo flexionado debería ser mayor de 90°).

- Las rodillas están separadas a la anchura de las caderas.

- Estira los brazos hacia delante, a la altura de los hombros, o bien sujeta una barra de pesas o bien finge que lo haces (recuerda, tu cuerpo no distingue la diferencia).

- Inspira lentamente mientras te sientas más erguida y espira despacio, al tiempo que basculas el trasero y haces rodar la bola hacia los talones mediante la articulación de la columna.

- Mantén la posición cuando llegues a la mitad de la espalda (por detrás de los abdominales), en el punto en que notes que te sostienes.

- ¡Aquí son bienvenidos los temblores abdominales! A esto lo llamamos «El temblor de la verdad».

PROGRESIÓN

Flexión hacia atrás con una sola pierna

Desde la posición inclinada de la Flexión hacia atrás, prueba a levantar una pierna sin perder la conexión con el centro vital.

REPETICIONES: Mantén la posición mientras cuentas hasta 3. Hazlo 5 veces, profundizando más y más en la conexión de la parte baja de la espalda con la pelota.

EL CIEN

Ejercicio de suelo

A

- Siéntate en el medio de la pelota, con los pies bien apoyados en la esterilla y los talones separados de la pelota unos 45 centímetros (el ángulo del muslo flexionado debe ser mayor de 90º).

- Las piernas están separadas a la anchura de las caderas.

- O, si quieres un desafío mayor, junta con fuerza las rodillas y los pies.

- Igual que en la Flexión hacia atrás, bascula el trasero y colócate en el lugar de la pelota donde mejor puedas sentir el trabajo abdominal.

B | C

- Mantén la posición y bombea con los brazos arriba y abajo sobre los muslos (echa un vistazo a El Cien, página 33).

- La pelota botará por debajo de ti mientras bombeas, así que controla los movimientos lo mejor que puedas.

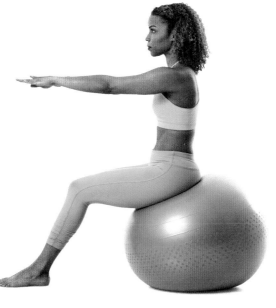

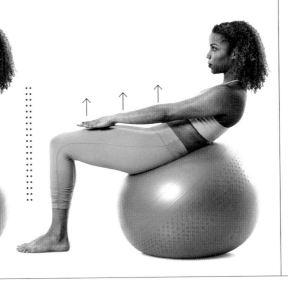

EL TEMBLOR DE LA VERDAD

Una prestigiosa instructora de re:AB Pilates llamada Cary Regan suele referirse al temblor muscular como «El temblor de la verdad», y me encanta. Me llevé el dicho a la zona oeste y ellos me devolvieron el favor dándome un nuevo favorito: «Temblar no se puede simular». En ambos casos, lo que experimentamos es un músculo trabajando al máximo. Tómate el temblor como un signo de que estás trabajando de manera muy intensa, pero debes saber cuándo detenerte para no llevar los músculos al punto de extenuación.

Accesorios de pilates: pelotas

EMPUJE
Ejercicio del Cadillac

A

- Siéntate en la posición de Flexión de columna (consulta la página 40) con la pelota situada entre las piernas y las manos a ambos lados de la pelota.

B

- Inspira para erguirte desde la cintura y espira despacio mientras te enrollas sobre ti misma, al tiempo que haces rodar la pelota hacia delante.

C

- Enróllate hacia atrás y contrae los abdominales en oposición a la pelota.

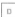

D

- Levanta la pelota por encima de la cabeza, estirando los brazos hacia arriba y ligeramente hacia delante.
- Vuelve a redondear la espalda y sitúa la pelota entre las piernas.

REPETICIONES: Hazlo 5 veces, creando un centro más alargado y estable en cada oportunidad.

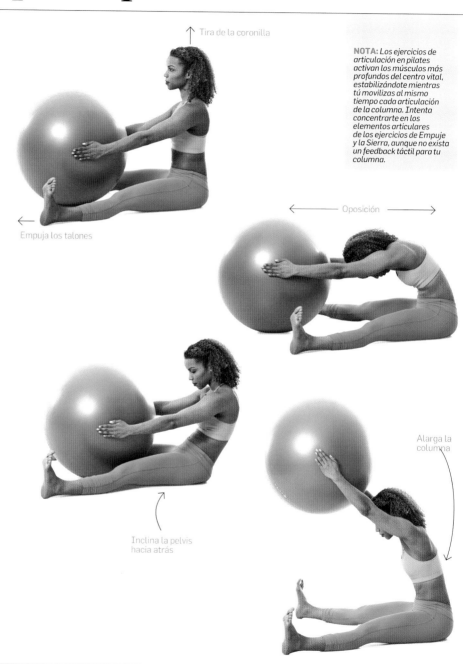

Tira de la coronilla

Empuja los talones

NOTA: *Los ejercicios de articulación en pilates activan los músculos más profundos del centro vital, estabilizándote mientras tú movilizas al mismo tiempo cada articulación de la columna. Intenta concentrarte en los elementos articulares de los ejercicios de Empuje y la Sierra, aunque no exista un feedback táctil para tu columna.*

Oposición

Inclina la pelvis hacia atrás

Alarga la columna

SIERRA
Ejercicio de suelo

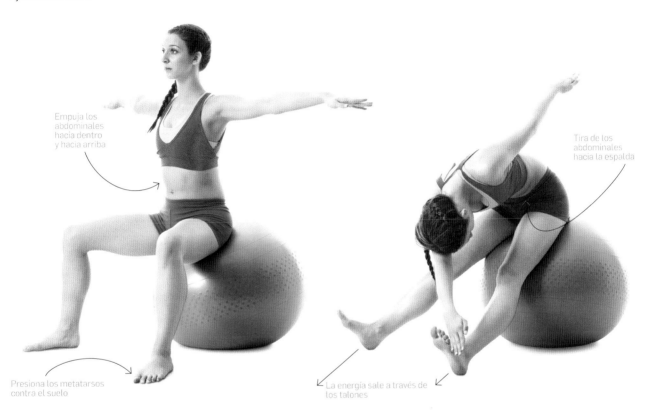

Empuja los abdominales hacia dentro y hacia arriba

Tira de los abdominales hacia la espalda

Presiona los metatarsos contra el suelo

La energía sale a través de los talones

A

- Siéntate erguida sobre la parte delantera y superior de la pelota (es decir, no en el mismo centro) y, con las rodillas flexionadas, separa las piernas por fuera de la esterilla y dirige las rodillas y los pies hacia el exterior (el ángulo del muslo flexionado debe ser mayor de 90°).
- Abre los brazos hacia los lados, junta los omóplatos e inspira lentamente mientras giras hacia la izquierda.

B

- Espira muy despacio mientras redondeas la espalda hacia delante sobre la pierna izquierda, al tiempo que haces rodar la pelota hacia atrás hasta que las piernas queden rectas.

REPETICIONES: Inspira despacio mientras vuelves a la posición inicial y luego repite la secuencia hacia la derecha. Haz 3 series.

Accesorios de pilates: pelotas

CISNE
Ejercicio del Barril

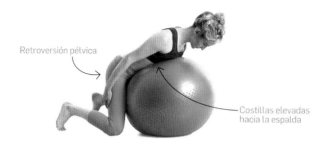

Retroversión pélvica

Costillas elevadas hacia la espalda

POSICIÓN INICIAL

- Túmbate sobre la pelota con las rodillas flexionadas apoyadas en el suelo. Las piernas y los pies deben estar separados a la anchura de la esterilla, con los dedos de los pies flexionados (asegúrate de que tienes bastante agarre bajo los pies para evitar resbalar hacia atrás).
- Coloca las manos, con las palmas hacia abajo, sobre la parte trasera de los muslos.

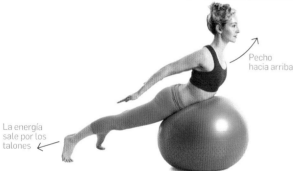

Pecho hacia arriba

La energía sale por los talones

CISNE SIN VUELO

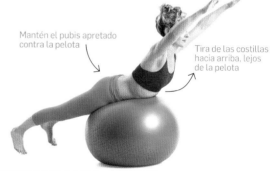

Mantén el pubis apretado contra la pelota

Tira de las costillas hacia arriba, lejos de la pelota

CISNE VOLADOR

- Inspira despacio mientras enderezas las piernas y elevas el pecho de la pelota, extendiendo la columna.
- Para trabajar más la parte superior de la espalda y el hombro deja que las manos se separen de la parte posterior de los muslos y estira los brazos hacia atrás, hacia los talones.
- Para crear más movilidad en el pecho y en los hombros desliza las manos hasta la parte interna de los muslos y utiliza la posición para expandir el pecho.
- Espira profundamente mientras vuelves a la posición inicial sobre la pelota.

REPETICIONES: Hazlo 3 veces, elevándote más con los abdominales en cada secuencia.

- Inspira y estira lentamente las piernas mientras elevas el pecho para alejarlo de la pelota.
- Echa los brazos hacia delante y estíralos en busca de la pared frontal.
- Espira despacio mientras vuelves a la posición inicial con las rodillas flexionadas.

REPETICIONES: Hazlo 3 veces, incrementando la fluidez y el control en cada secuencia.

PATADAS CON UNA SOLA PIERNA

Ejercicio de suelo

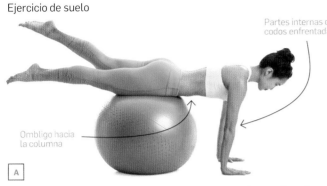

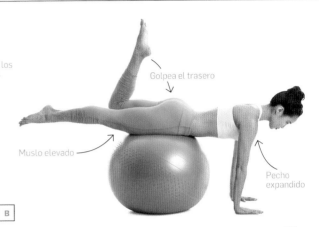

Partes internas de los codos enfrentadas

Golpea el trasero

Muslo elevado

Pecho expandido

Ombligo hacia la columna

A

- Túmbate sobre la pelota con las manos apoyadas en el suelo y rueda hacia delante hasta que la pelvis se sitúe justo en la parte delantera de la pelota y tu cuerpo esté en posición de plancha, con las piernas muy juntas y el pecho expandido y elevado.

B

- Inspira y eleva un muslo de la pelota; luego flexiona la rodilla y golpéate el trasero con el pie.
- Espira lentamente mientras vuelves a estirar la pierna y a apoyar el muslo en la pelota.

REPETICIONES: Repite con la otra pierna. Continúa alternando los lados hasta que hayas completado 3 patadas con cada lado.

NATACIÓN

Ejercicio del Corrector de columna

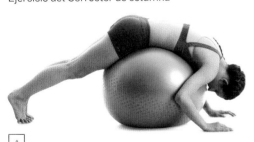

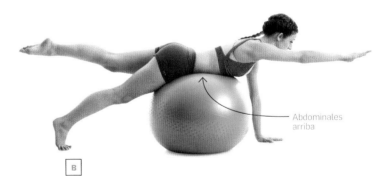

Abdominales arriba

A

- Túmbate sobre la pelota, con el ombligo en el centro de la parte superior.
- Estira las piernas y coloca los metatarsos en el suelo; los muslos deben estar tan pegados como puedas sin perder equilibrio.

B

- Inspira lentamente mientras elevas el brazo derecho y la pierna izquierda al mismo tiempo.
- Espira despacio mientras vuelves a situarlos como estaban. Inspira mientras elevas el brazo izquierdo y la pierna derecha. Vuelve a la posición inicial.

REPETICIONES: Después de 5 series, deja que tu cuerpo cuelgue sobre la pelota para contrarrestar la extensión de la Natación. Continúa alternando en parejas cambiadas, intentando apoyar cada vez menos peso en las manos.

Accesorios de pilates: pelotas

PATADAS LATERALES EN POSICIÓN DE RODILLAS

Ejercicio de suelo

POSICIÓN INICIAL

- Túmbate de costado sobre la pelota y flexiona la rodilla inferior, manteniendo la de arriba recta.
- «Abraza» la pelota entre el brazo inferior flexionado (la palma contra el costado de la pelota) y la pierna de abajo también flexionada.
- Coloca la palma superior por detrás de la base de la cabeza, con el codo bien separado del cuerpo.
- Eleva la pierna superior a la altura de la cadera sin dejar que las caderas rueden hacia atrás en la pelota (la parte inferior del cuerpo está alineada: de los hombros a las costillas y de las costillas a las caderas).
- Una vez estés en la posición inicial, sigue las instrucciones de los ejercicios para realizar cualquiera de las Patadas laterales en posición de rodillas (página 95).

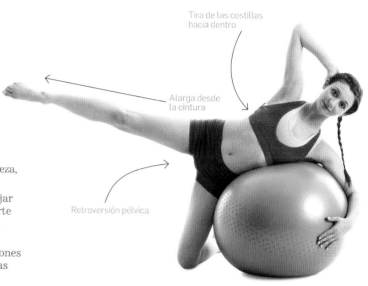

Tira de las costillas hacia dentro

Alarga desde la cintura

Retroversión pélvica

SIRENAS

Ejercicio de suelo

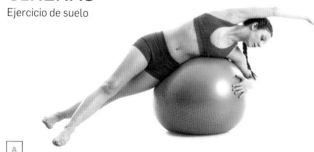

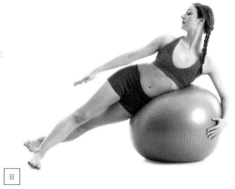

- Desde la posición inicial para las Patadas laterales en posición de rodillas, coloca el pie superior en el borde frontal de la esterilla y estira la pierna inferior para colocar el pie de abajo en el borde posterior de la esterilla.
- «Abraza» la pelota con el brazo de abajo y estira el de arriba junto a la oreja mientras te extiendes sobre la parte superior de la pelota.
- Gira la cabeza para quedar de cara a la esterilla.

- Inspira despacio mientras colocas el brazo superior junto al costado del cuerpo, giras la barbilla hacia el hombro superior y elevas la parte superior del cuerpo de la pelota, estirando la mano de arriba hacia el extremo de la esterilla que queda entre los pies. Vuelve a la posición inicial.

REPETICIONES: Haz 5 Sirenas en cada lado, intentando contraer y expandir al máximo la cintura.

ELEVACIÓN PÉLVICA
Ejercicio del Reformer

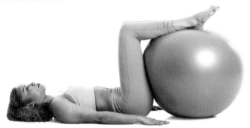

A

- Túmbate de espaldas, con los brazos estirados a los costados y las piernas colocadas encima de la pelota.
- Muévete hacia delante hasta que la pelota quede acomodada entre los muslos.
- Con las rodillas y los pies muy juntos, espira del todo mientras aprietas la pelota con fuerza llevando los talones hacia el trasero.

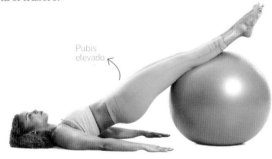

Pubis elevado

B

- Inspira lentamente mientras liberas la pelota y la alejas de ti, elevando las caderas.
- Contén la respiración y mantén la posición elevada, y luego espira lentamente mientras vuelves a enrollarte hacia el suelo, vértebra a vértebra, y aprietas la pelota contra el trasero.

REPETICIONES: Hazlo 6 veces, trabajando la parte posterior del muslo (la corva) de manera concéntrica primero y después excéntrica.

ELEVACIÓN PÉLVICA CON EXTENSIÓN DE PIERNA
Ejercicio del Cadillac

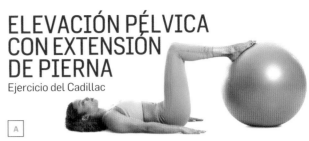

A

- Túmbate de espaldas con los brazos estirados a los costados y las plantas de los pies apoyadas sobre el borde delantero de la pelota, con las caderas formando un ángulo de 90°.

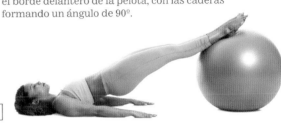

B

- Inspira profundamente mientras haces rodar la pelota para alejarla de ti hasta que las piernas queden rectas y eleva el pubis en el aire.

Parte posterior de los brazos y los hombros pegada a la esterilla

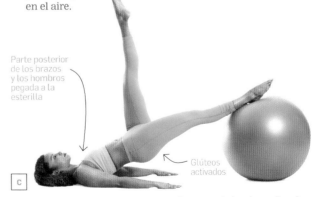

Glúteos activados

C

- Espira lentamente y estira una pierna recta hacia arriba sin bajar las caderas, inspira y vuelve a apoyar el pie en la pelota; cambia de pierna.
- Espira con la patada, inspira al volver. Espira del todo mientras vuelves a enrollarte vértebra a vértebra hacia el suelo y colocas la pelota en la posición inicial.

REPETICIONES: Hazlo 3 veces.

Accesorios de pilates: pelotas

ESTIRAMIENTO DE ESPALDA SOBRE LA PELOTA

Ejercicio del Barril

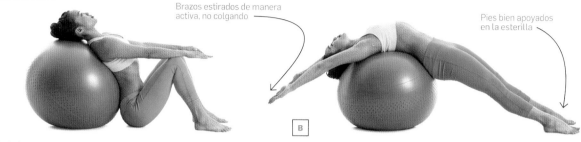

Brazos estirados de manera activa, no colgando

Pies bien apoyados en la esterilla

A

- Siéntate en el suelo con la espalda apoyada en la pelota y las rodillas muy flexionadas.
- Los pies deben quedar tan cerca del trasero como puedas, y separados a la anchura de los hombros.
- Coloca los brazos rectos sobre las rodillas con las palmas hacia abajo.

B

- Inspira lentamente mientras presionas con los pies y haces rodar la pelota hacia atrás, elevando los brazos sobre la cabeza y dejando que la base de esta descanse sobre la pelota.
- Espira despacio e invierte el rodamiento. Lleva los brazos de vuelta a las rodillas, pero deja la base de la cabeza apoyada en la pelota.

REPETICIONES: Haz 5 Estiramientos de espalda, tirando más y más del ombligo hacia la columna en cada extensión.

ELEVACIONES DE CADERA

Ejercicio de la Silla Wunda

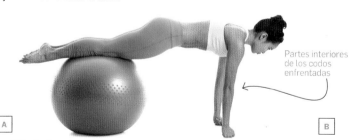

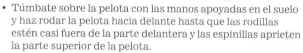

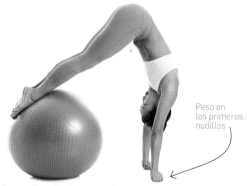

Partes interiores de los codos enfrentadas

Peso en los primeros nudillos

A

- Túmbate sobre la pelota con las manos apoyadas en el suelo y haz rodar la pelota hacia delante hasta que las rodillas estén casi fuera de la parte delantera y las espinillas aprieten la parte superior de la pelota.
- Convierte las manos en puños, con las muñecas alineadas justo por debajo de los hombros.

REPETICIONES: Hazlo 3 veces intentando alcanzar el punto más alto de esta posición. Este ejercicio te permite apreciar la fuerza adquirida con la práctica del pilates.

B

- Inspira despacio mientras comienzas a presionar sobre los primeros nudillos y a tirar hacia arriba de los músculos abdominales.
- Deja que el impulso eleve las caderas y que tu cuerpo forme una montaña en el aire.
- Esfuérzate por mantener los hombros por encima de las muñecas y contraer más los abdominales.
- Espira lentamente mientras bajas el cuerpo hasta la posición de plancha original.

MANCUERNAS EN LA PELOTA

Existen muchas y distintas variantes de ejercicios de brazos que puedes hacer con la pelota. Yo he elegido tres de suelo, pero puedes probar con otras.

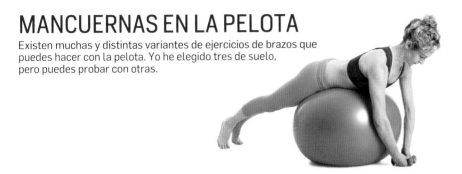

POSICIÓN INICIAL

- Túmbate sobre la pelota, con el ombligo centrado en la parte superior.
- Estira las piernas y apoya los metatarsos en el suelo, con los talones juntos y las puntas de los pies separadas.
- Los talones y los muslos deben estar bien juntos.

EL INSECTO

Página 76

Casca una nuez

Abre y cierra los brazos creando resistencia

BOXEO

Página 77

Mueve un brazo hacia delante y otro hacia atrás, y luego altérnalos

Mantén las costillas elevadas

EXTENSIONES DE TRÍCEPS

Página 100

Tríceps elevados

Extiende y flexiona los codos con los brazos elevados por detrás de ti

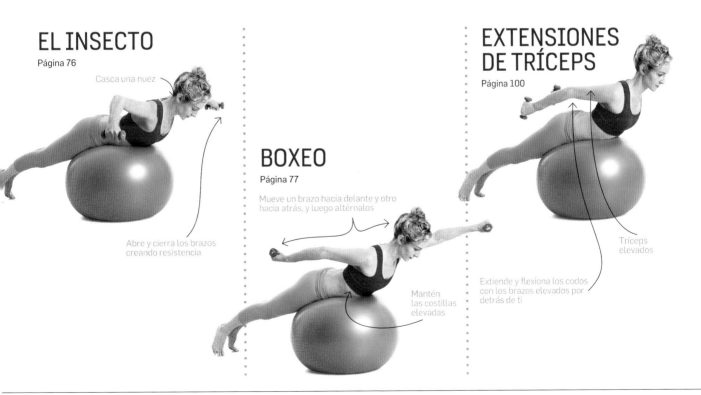

Accesorios de pilates: pelotas

Serie de brazos

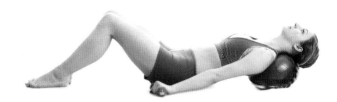

Esta serie trata de movilizar los hombros y trabajar los brazos desde la espalda. Utilizar una pelota mediana bajo la cabeza y el cuello proporciona apoyo a las delicadas vértebras cervicales y te permite expandir el pecho y trabajar los hombros desde un nuevo plano de movimiento.

POSICIÓN INICIAL

- Coloca la pelota bajo la parte superior de la espalda y muévete hacia abajo (el trasero hacia los talones) hasta que la pelota esté situada entre los hombros y el cuello.

- La cabeza debe estar apoyada cómodamente; el cuello debe encontrarse en una extensión respaldada (es decir, deja que la cabeza cuelgue un poco por detrás de la pelota).

- Esta serie puede realizarse con y sin mancuernas.

- Las rodillas y los pies pueden permanecer separados a la anchura de las caderas o (si quieres un desafío mayor para tu centro vital) muy juntos, con o sin un accesorio entre las rodillas.

TIJERAS

NOTA: *Este movimiento es muy similar a nadar de espaldas en la piscina.*

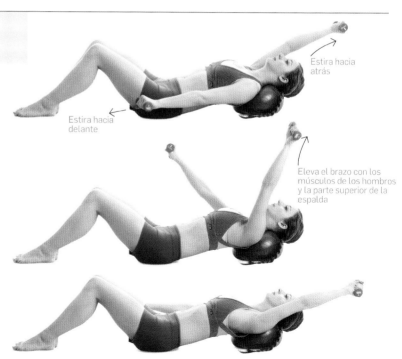

Estira hacia atrás

Estira hacia delante

Eleva el brazo con los músculos de los hombros y la parte superior de la espalda

A

- Eleva el brazo recto hacia arriba y échalo hacia atrás mientras colocas el otro brazo hacia delante, bien estirado al costado.

- Debes notar la tensión de oposición de los brazos, que se alejan el uno del otro.

B **C**

- Intercambia lentamente la posición de los brazos.

- Deja que el brazo estirado hacia atrás movilice también el omóplato para conseguir una perfecta movilización del hombro y de la parte superior de la espalda.

REPETICIONES: Haz 5 series, manteniendo la estabilidad del centro vital mientras buscas la expansión de la parte delantera de los hombros en cada secuencia.

CÍRCULOS

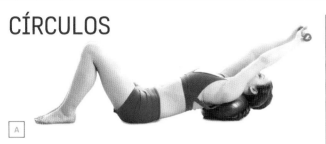

A

- Mueve los dos brazos hacia arriba y hacia atrás, por encima de la cabeza.

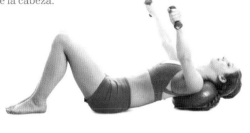

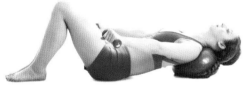

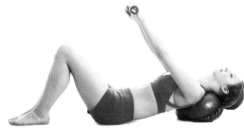

B C D

- Sepáralos todo lo que puedas controlando el movimiento y luego realiza círculos con los dos brazos a la vez.
- Intenta contraer más los abdominales con cada elevación de los brazos.

REPETICIONES: Haz 5 círculos en una dirección y luego otros 5 en la dirección contraria.

ALAS

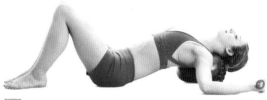

A

- Lleva los dos brazos hacia arriba y hacia atrás, por encima de la cabeza, hasta que las manos toquen el suelo; luego, flexiona los codos hasta que formen ángulos rectos a la altura del hombro.
- Haz 3 respiraciones completas, permitiendo que la parte posterior de los antebrazos descanse sobre el suelo.

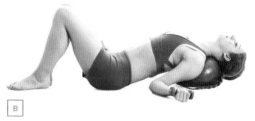

B

- Con el dorso de las manos apoyado en el suelo y los codos formando ángulos de 90°, mueve los codos hacia los costados del cuerpo.

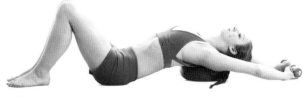

C

- Deslízalos hacia arriba y por encima de la cabeza hasta que las manos se unan (o tanto como puedas sin sentir malestar).

REPETICIONES: Haz 6 movimientos lentos y controlados de tus alas, manteniendo el centro vital activado.

Serie de piernas

Esta serie te ayuda a movilizar las caderas. Utilizar una pelota mediana por debajo del sacro proporciona un apoyo a la parte baja de la espalda y también una oportunidad de extender la parte delantera de las caderas y los muslos. Elevar la cadera de la esterilla te permite trabajar la pierna por debajo del nivel del suelo.

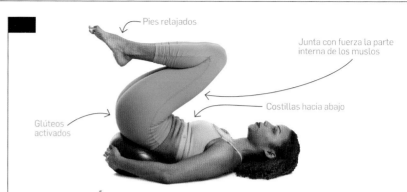

Pies relajados

Junta con fuerza la parte interna de los muslos

Costillas hacia abajo

Glúteos activados

POSICIÓN INICIAL

- Túmbate de espaldas con las rodillas flexionadas y los pies bien apoyados en el suelo. Eleva la pelvis y coloca la pelota entre el coxis y la parte baja de la espalda (contra el sacro).
- Flexiona las rodillas contra el pecho y rodea con las manos la parte delantera de la pelota, con los codos abiertos y apoyados en el suelo.

TIJERAS

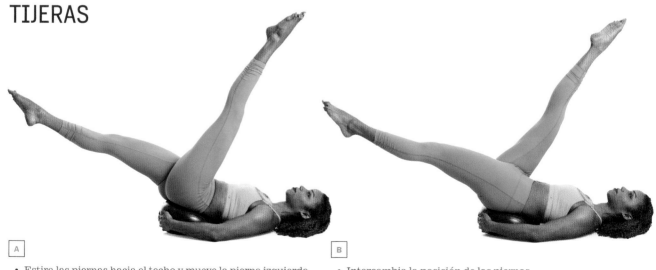

A

- Estira las piernas hacia el techo y mueve la pierna izquierda hacia delante, alejándola de tu centro.

B

- Intercambia la posición de las piernas.
- Los muslos deben permanecer muy cerca el uno del otro, trabajando la fuerza de la parte interna.

REPETICIONES: Sigue alternando las piernas durante 5 series de Tijeras, esforzándote por alargar la cintura con cada movimiento.

HELICÓPTERO

El helicóptero es una combinación de las Tijeras y los Círculos.

- Empieza con la pierna izquierda hacia delante y la derecha hacia atrás. Luego, mueve las piernas en tijera 2 veces y acaba con la izquierda delante otra vez.

- A continuación, realiza un círculo con la pierna izquierda hacia la izquierda y con la derecha hacia la derecha, colocándolas de nuevo en posición de Tijeras con la pierna derecha adelantada.

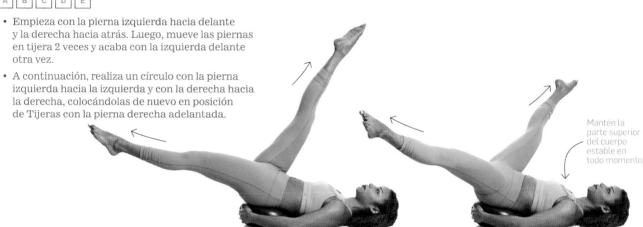

Mantén la parte superior del cuerpo estable en todo momento

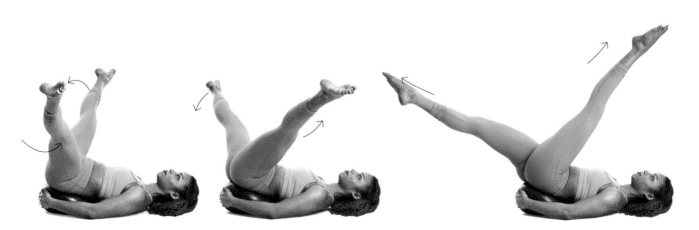

REPETICIONES: Repite el movimiento en hélice hasta que completes 6 series de tijeras y rotaciones.

Accesorios de pilates: pelotas

BICICLETA

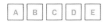

- Estira las piernas hacia el techo y mueve la izquierda hacia delante, alejándola de tu centro.
- Flexiona la rodilla izquierda y desliza el pie sobre el suelo hacia el trasero, acercando la rodilla a tu centro mientras estiras la pierna derecha hacia delante y repites la secuencia.

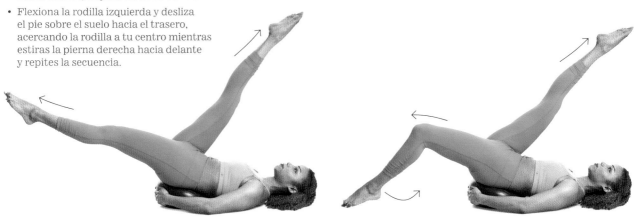

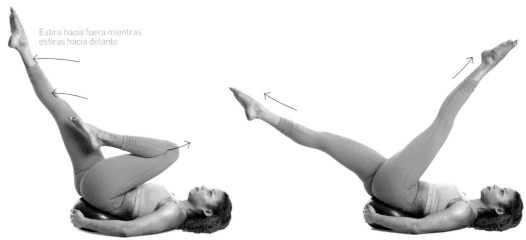

Estira hacia fuera mientras estiras hacia delante

REPETICIONES: Hazlo 6 veces hacia delante y 6 hacia atrás.

SUBIR HACIA DELANTE

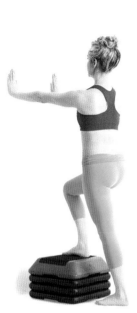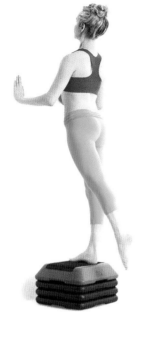

- Coloca el step a unos treinta centímetros de la pared (debes poder apoyar la palma en la pared), en una posición que te permita apoyar todo el pie sobre su superficie.

- Apoya el pie derecho en perpendicular al bloque y coloca las palmas en la pared a la altura de los hombros.

- Inspira y sube al step, asegurándote de que la alineación cadera-rodilla-tobillo-pie es la idónea.

- No dejes que la rodilla o el tobillo se tuerzan hacia dentro. Mantén las caderas rectas.

- Encima del step, eleva la pierna hacia atrás mientras alzas el pecho en oposición (como si se tratara de un Cisne en posición vertical).

- Espira y baja lentamente el pie al suelo.

REPETICIONES: Sube al step 5 veces antes de cambiar de lado; intenta mejorar el alineamiento de la pierna apoyada en el step y mantener la cintura bien alargada.

BAJAR HACIA DELANTE

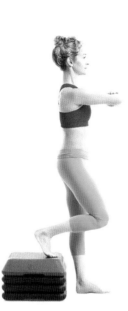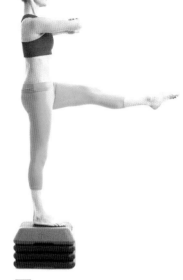

- Colócate de pie sobre el step con un pie y la espalda apoyada en la pared.

- Dobla los brazos al estilo Genio por delante del pecho e inspira lentamente mientras flexionas la rodilla de apoyo y bajas el pie libre hacia el suelo por delante del bloque.

- Espira lentamente mientras presionas con el pie para volver a subir y luego eleva la pierna libre hacia delante.

- Asegúrate de que la alineación rodilla-pie es correcta (no tuerzas la rodilla, el tobillo o el pie ni hacia dentro ni hacia fuera).

- Los abdominales deben estar contraídos hacia dentro y hacia arriba en todo momento para controlar la gravedad.

REPETICIONES: Baja del step 5 veces antes de cambiar de pierna. Intenta controlar el descenso elevando el pecho y los abdominales en oposición.

Accesorios de pilates: steps en vez de sillas

SUBIR DE LADO

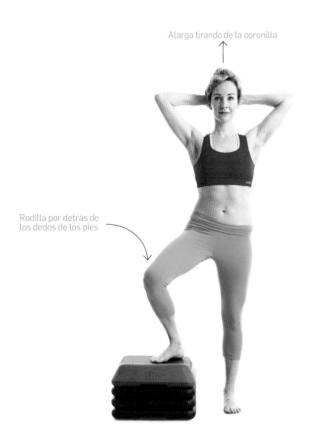

Alarga tirando de la coronilla

Rodilla por detrás de los dedos de los pies

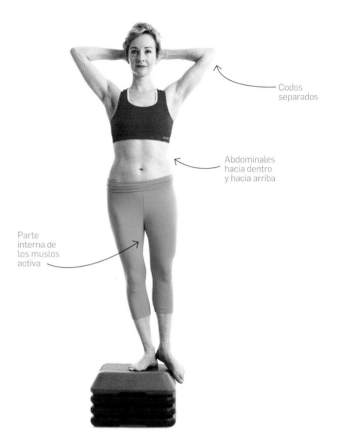

Codos separados

Abdominales hacia dentro y hacia arriba

Parte interna de los muslos activa

A

- Colócate de lado a la pared y sitúa el pie de apoyo en diagonal sobre el step.
- Coloca las manos detrás de la cabeza, o en la cintura, y eleva el pecho.

B

- Inspira y sube al step, juntando con fuerza la parte interior de los muslos sin girar las caderas ni los hombros hacia la pared.
- Espira mientras bajas lentamente el pie al suelo.

REPETICIONES: Sube de lado al step 5 veces antes de cambiar de lado, y asegúrate de que el trasero no se gira y de que el tronco permanece recto.

ESTERILLA REDUCIDA

Una de mis adaptaciones favoritas es realizar algunos de los ejercicios de fortalecimiento abdominal más difíciles encima de un bloque de yoga o step para poner a prueba nuestro control sobre un pequeño centro de gravedad.

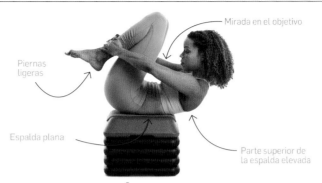

Mirada en el objetivo

Piernas ligeras

Espalda plana

Parte superior de la espalda elevada

POSICIÓN INICIAL

- Enróllate hacia atrás sobre el step con el coxis situado en el borde delantero y el ombligo justo por encima del centro del bloque.

- Si lo necesitas, puedes prepararte para esta serie realizando la parte de piernas del ejercicio tumbada en la esterilla, apoyada en los codos.

- En cualquier caso, cuando los brazos se separan del suelo, el centro vital te acompaña.

EL CIEN

Página 35

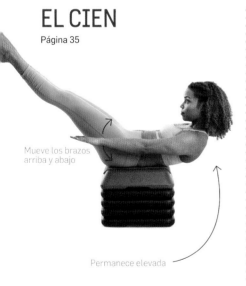

Mueve los brazos arriba y abajo

Permanece elevada

LA UVE

Páginas 71, 94

Intenta tocar las puntas de los pies

Equilíbrate sobre la parte posterior del coxis

LA SERIE DE ABDOMINALES

(página 219)

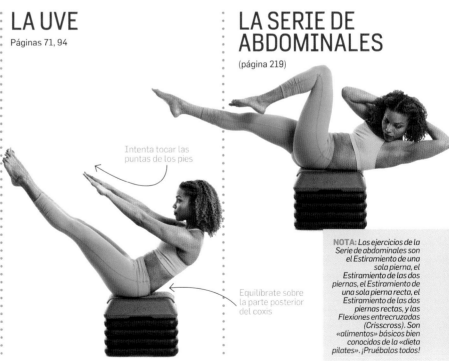

NOTA: *Los ejercicios de la Serie de abdominales son el Estiramiento de una sola pierna, el Estiramiento de las dos piernas, el Estiramiento de una sola pierna recta, el Estiramiento de las dos piernas rectas, y las Flexiones entrecruzadas (Crisscross). Son «alimentos» básicos bien conocidos de la «dieta pilates». ¡Pruébalos todos!*

Accesorios de pilates: steps en vez de sillas

TRABAJO DE PIES IV

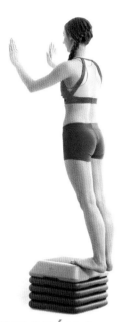

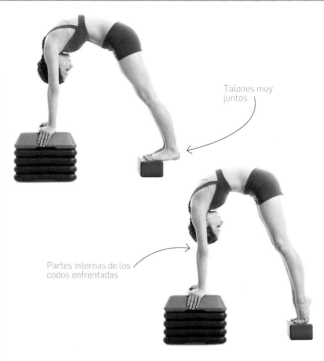

Talones muy juntos

Partes internas de los codos enfrentadas

VERSIÓN 1

 A

- Coloca el step o el bloque de yoga a unos quince centímetros de la pared.
- Sube al step apoyando solo los metatarsos; los talones deben estar juntos y por fuera del borde (sin volcar el step).
- Puedes colocar las manos en la pared como apoyo.

B

- Inspira y eleva los talones, juntándolos con fuerza para mover las dos piernas como si fueran una.
- Espira y baja lentamente los talones más allá del borde del step para estirar la parte posterior de las piernas sin volcar el step.
- Inspira mientras elevas de nuevo los talones.

REPETICIONES: Hazlo 10 veces aumentando cada vez más la ligereza de los pies y la contracción de la parte interna de los muslos y de los abdominales.

VERSIÓN 2

 A

- Enróllate hacia delante y coloca las manos sobre el step. A continuación, sube los pies sobre un bloque dejando los talones juntos por fuera del borde (sin volcarlo).
- Con las manos giradas hacia fuera y aferradas al borde exterior del step, enróllate hacia delante hasta que los hombros estén justo por encima de las muñecas.

B

- Con los talones bien elevados y los abdominales encogidos hacia la columna como si fueras a hacer el pino, espira despacio mientras bajas los talones sin mover los hombros ni la parte superior de la espalda de su posición por encima de las muñecas.
- Inspira y eleva los talones de nuevo.

REPETICIONES: Sube y baja los talones 10 veces a fin de aligerar los pies cada vez más e incrementar la contracción de los abdominales.

CARRERA

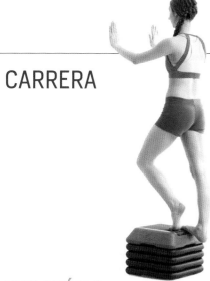

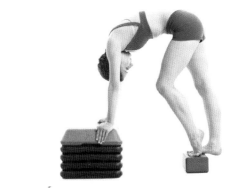

VERSIÓN 1

- Igual que en el Trabajo de pies IV versión 1, solo que en esta ocasión debes separar los talones en paralelo y bajar un talón cada vez durante 10 repeticiones.

VERSIÓN 2

- Igual que en el Trabajo de pies IV versión 2, solo que esta vez debes poner los talones en paralelo y bajar un talón cada vez durante 10 repeticiones.

FLEXIONES ASIMÉTRICAS

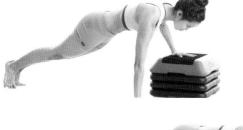

A
- Coloca una mano sobre el step o el bloque de yoga, y la otra en el suelo.

B
- Completa 2 rondas de 3 flexiones sobre el lado derecho; luego, mueve el step al otro lado y haz 2 rondas más.

FLEXIONES Y PLANCHAS INCLINADAS

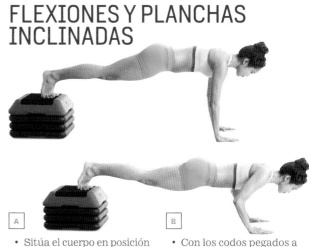

A
- Sitúa el cuerpo en posición de plancha con los metatarsos apoyados en el borde delantero del step o bloque de yoga (los dedos fuera).

B
- Con los codos pegados a los costados y los talones situados por encima de los dedos de los pies, haz tantas repeticiones como puedas sin perder la postura correcta y el control.

>ARO MÁGICO

SENTADA: ARO MÁGICO ENTRE LAS RODILLAS

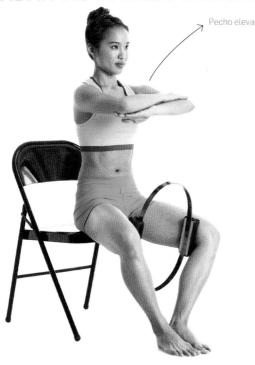

Pecho elevado

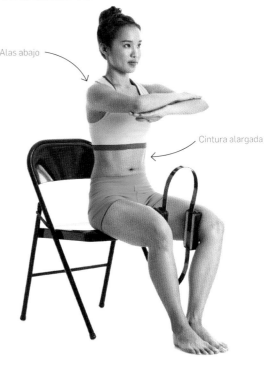

Alas abajo

Cintura alargada

A

- Siéntate en el borde delantero de una cama o una silla (donde las piernas formen un ángulo recto con las caderas) y coloca el aro entre los muslos, justo por encima de las rodillas.
- Siéntate bien erguida con los brazos flexionados por delante del pecho, y camina con los pies hacia delante.

B

- Inspira mientras aprietas el aro hasta convertirlo en un óvalo y mantenlo así mientras cuentas hasta tres.
- Espira lentamente mientras liberas la tensión del aro.

REPETICIONES: Repite la secuencia de apretar-liberar entre 3 y 5 veces, alargando la cintura en cada oportunidad.

SENTADA: ARO MÁGICO ENTRE LOS PIES

NOTA: *Para aquellas que tengan los pies débiles o planos, esta posición invertida abrirá un mundo de nuevas sensaciones en los tobillos y las pantorrillas. Intenta conectar la sensación de elevación de los arcos de los pies con la contracción de la parte interna de los muslos.*

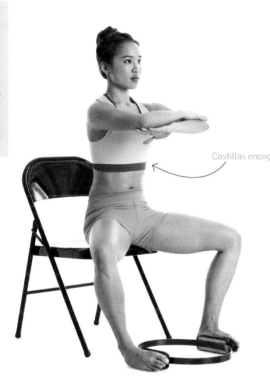

Costillas encogidas

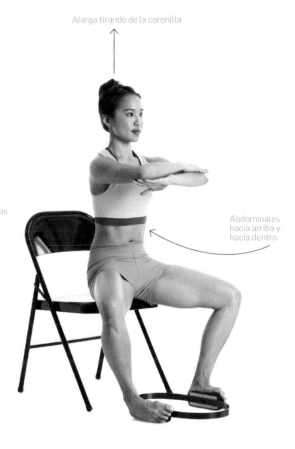

Alarga tirando de la coronilla

Abdominales hacia arriba y hacia dentro

A

- Coloca el aro plano sobre el suelo y pon los pies de lado, de manera que las plantas se aprieten contra las almohadillas del aro.
- Separa las rodillas más allá de la anchura de las caderas, pero que no se abran por completo.
- Siéntate erguida con los brazos flexionados frente al pecho.

B

- Inspira al tiempo que aprietas el aro y mantén la posición mientras cuentas hasta tres.
- Espira lentamente mientras liberas la tensión del aro.

REPETICIONES: Repite la secuencia de apretar-soltar entre 3 y 5 veces.

Accesorios de pilates

NOTA: *Prueba esto: sujeta una de las almohadillas del aro por debajo de la barbilla y las manos una encima de la otra por debajo de la otra almohadilla; los codos separados y al nivel de la cabeza. Presiona la parte posterior de la lengua contra el paladar y el aro hacia arriba contra la barbilla. Cuenta hasta 3 y libera la tensión. Repite 3 veces.*

SENTADA: ARO MÁGICO CONTRA LA CABEZA (SERIE ISOMÉTRICA)

Puesto que en esta serie participan las delicadas vértebras de la columna cervical (el cuello), los movimientos son muy pequeños, pero potentes. Cuando el aro se presiona hacia la cabeza, estabilizas los movimientos de esta con los músculos del cuello y, por tanto, la cabeza no debería moverse de su línea central de equilibrio. Comienza despacio y observa las sensaciones que tienes más tarde, porque los efectos de los ejercicios isométricos mal ejecutados pueden ocasionar problemas en el cuello y los hombros.

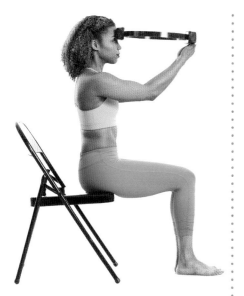

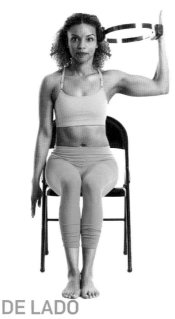

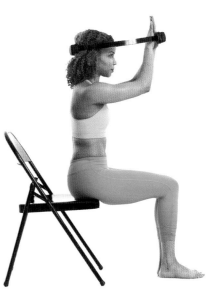

POR DELANTE

 A

- Siéntate erguida, con los muslos bien apretados, y sujeta una de las almohadillas del aro contra la frente. Las manos deben estar una sobre otra por detrás de la otra almohadilla.

REPETICIONES: Presiona y mantén la posición mientras cuentas hasta 3, y luego libera. Repite 3 veces.

DE LADO

 A

- Siéntate erguida con los muslos bien apretados y sujeta el aro con la mano izquierda de manera que una de las almohadillas se asiente contra el lado izquierdo de la cabeza.
- Si lo necesitas, utiliza la mano derecha para asegurar el aro.

REPETICIONES: Presiona y mantén la posición mientras cuentas hasta 3; luego, libera. Repite 3 veces y cambia de lado.

POR DETRÁS

 A

- Siéntate erguida con los muslos bien apretados y mete la cabeza dentro del aro. Apoya la parte posterior de la cabeza contra una de las almohadillas y las dos manos, una encima de la otra, en la parte interna de la almohadilla delantera del aro.

REPETICIONES: Presiona y mantén la posición mientras cuentas hasta 3; luego, libera. Repite 3 veces.

DE PIE: ARO MÁGICO ENTRE LAS PALMAS DE LAS MANOS

CADERA

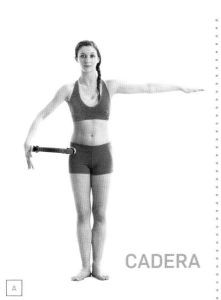

A

- Colócate de pie, con los talones juntos y las puntas separadas, y sujeta el aro entre la mano y el costado de una cadera. El codo debe estar flexionado y bien abierto.

- Con el pecho elevado y los hombros bajos, inspira y presiona el aro hacia la cadera.

- Mantén la posición mientras cuentas hasta tres y luego espira lentamente al tiempo que liberas la tensión del aro.

REPETICIONES: Haz 4 compresiones de aro y luego cambia de lado.

POR DELANTE

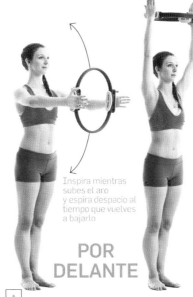

Inspira mientras subes el aro y espira despacio al tiempo que vuelves a bajarlo

A

- Colócate de pie con los talones juntos y las puntas separadas, y sujeta el aro delante de ti a la altura de los hombros, con los codos ligeramente flexionados y elevados.

- Inspira y comprime el aro.

- Espira lentamente mientras liberas la tensión.

B

- Después de entre 3 y 5 compresiones, eleva los brazos por encima de la cabeza y repite.

- A continuación, baja los brazos hasta las caderas y repite.

- Aprieta el aro con 8-10 pulsos bruscos mientras lo elevas a lo largo de las tres posiciones (baja, media y alta) y luego baja de nuevo.

REPETICIONES: Haz 3 pulsos.

POR DETRÁS

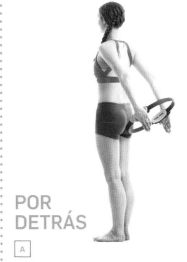

A

- Colócate de pie con los talones juntos y las puntas separadas, y sujeta el aro entre las manos por detrás de la espalda, con los hombros expandidos y el pecho elevado.

- Inclínate ligeramente hacia delante por los tobillos, de manera que todo el cuerpo quede inclinado «contra el viento».

- Inspira y aprieta el aro por detrás de ti.

- ¿Algún movimiento? Mantén la posición mientras cuentas hasta tres y luego espira muy despacio mientras liberas el aro.

REPETICIONES: Hazlo entre 3 y 5 veces.

Accesorios de pilates: anillos y otros

DE PIE: ARO MÁGICO ENTRE LOS TOBILLOS

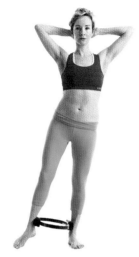
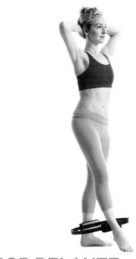
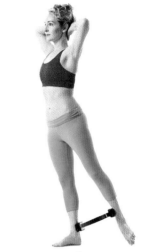

DE LADO

- Ponte de pie y coloca las almohadillas del aro entre la parte superior de los tobillos.
- Abre los brazos hacia los lados o colócalos detrás de la cabeza, con el pecho elevado y los omóplatos juntos.
- Carga el peso ligeramente sobre la pierna de apoyo (la que tú elijas) y eleva el otro pie del suelo.

- Inspira y aprieta el aro moviendo el talón elevado hacia el que está apoyado. Mantén la posición mientras cuentas hasta tres.
- Espira lentamente mientras liberas el anillo.

REPETICIONES: Hazlo de 3 a 5 veces, sin cambiar de pierna hasta completar Por delante y Por detrás con cada una.

POR DELANTE

- Haz rodar el aro hacia delante hasta que las almohadillas queden presionadas entre la parte delantera de uno de los tobillos y la trasera del otro.
- El pie adelantado está elevado, y el cuerpo erguido y estable.

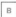

- Inspira y mueve el pie adelantado hacia atrás para apretar el aro. Mantén la posición mientras cuentas hasta tres.
- Espira despacio mientras liberas el anillo.

REPETICIONES: Hazlo de 3 a 5 veces.

POR DETRÁS

- Después del último apretón Por delante, inclínate hacia delante hasta que el pie adelantado esté bien apoyado en el suelo y el posterior se eleve.

- Inspira y empuja el pie atrasado hacia la pierna de apoyo; mantén la posición mientras cuentas hasta tres.
- Espira despacio mientras liberas la tensión del anillo.

REPETICIONES: Hazlo de 3 a 5 veces. Después, cambia de pierna y repite todas las secuencias: De lado, Por delante y Por detrás.

Aro mágico en la esterilla

El aro mágico puede añadir un maravilloso desafío a las rutinas de suelo cuando se incorpora a los ejercicios existentes. Sirve para estabilizar las partes corporales que lo sujetan, incrementando el trabajo de las zonas que se movilizan, para ser más exactos. También he añadido el Tensatoner cuando es posible, como otra alternativa más.

1
El Cien (página 35)

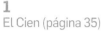
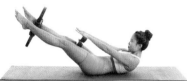

2
Rodar hacia arriba (página 36)

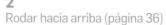
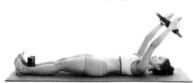

3
Rodar hacia atrás I
(página 87)

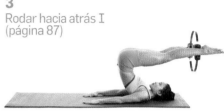

4
Círculos con una
sola pierna II
(página 88)

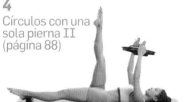

5
Rodar como una
pelota (página 60)

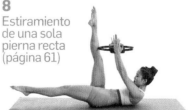
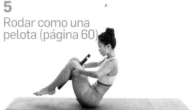

6
Estiramiento de una sola pierna
(página 38)

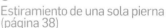
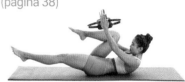

7
Estiramiento de las dos piernas
(página 39)

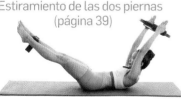

8
Estiramiento
de una sola
pierna recta
(página 61)

9
Estiramiento de las dos piernas
rectas II (página 88)

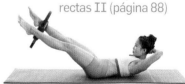

10
Flexiones entrecruzadas (página 89)

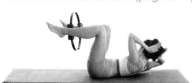

11
Flexión de columna
(página 40)

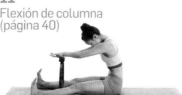

12
Mecedora
con piernas
abiertas
(página 89)

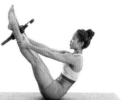

Accesorios de pilates: anillos y otros

13
Sacacorchos (página 90)

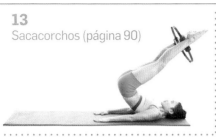

14
Sierra (página 64)

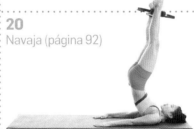

15
Salto del ángel (página 90)

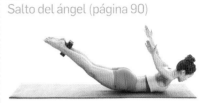

16
Patadas con una sola pierna
(página 42)

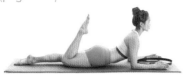

17
Patadas con las dos piernas
(página 66)

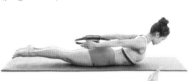

18
Tracción de cuello
(página 91)

19
Giro de columna
(página 67)

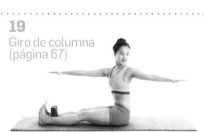

20
Navaja (página 92)

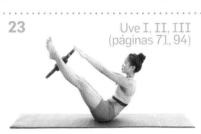

21
Serie de patadas laterales (páginas
43-44, 69-70, 92-93, 113)

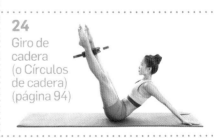

22
Patadas y elevaciones con las
dos piernas (página 70)

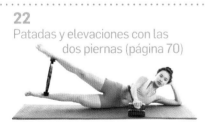

23
Uve I, II, III
(páginas 71, 94)

24
Giro de
cadera
(o Círculos
de cadera)
(página 94)

25
Foca (página 48)

26
Balanceo (página 118)

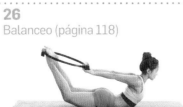

27
Flexiones pilates (página 74)

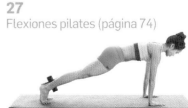

Utiliza el Tensatoner, un accesorio adaptable muy útil en situaciones en las que la proporción e inestabilidad del aro mágico no sirven. El Tensatoner no solo proporciona resistencia y estabilidad en los ejercicios de esterilla, sino que además sirve como corrector de pie e incluso como ayuda para las flexiones. Es también otro accesorio portátil, lo bastante pequeño para llevarlo de viaje, y tener este tipo de cosas contigo aumenta las oportunidades de realizar rutinas en cualquier parte.

FLEXIONES ASIMÉTRICAS CON PRESS

A

- Coloca el Tensatoner sobre un step o bloque de yoga, y sitúate al lado.
- Dóblate hacia delante y pon una mano sobre el ladrillo superior del Tensatoner y la otra en el suelo.

NOTA: *Si tienes un lado más débil, comienza por él y vuelve a ejercitarlo después de trabajar el lado fuerte.*

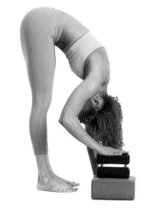

B

- Manteniendo el peso de los hombros sobre las manos, camina con los pies hacia atrás hasta que te encuentres en posición de plancha, con el muelle del Tensatoner cerrado.

Abdominales contraídos

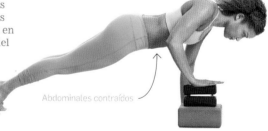

C

- Mantén la posición de plancha mientras liberas la presión del muelle del accesorio sin cambiar la carga del peso.
- Presiona y libera el resorte 3 veces más y, a continuación, manteniendo el muelle cerrado, acerca de nuevo los pies a las manos y enróllate hacia arriba hasta volver a la posición vertical.

Mantenlos tan rectos como sea posible

REPETICIONES: Repite la secuencia con el otro lado.

Accesorios de pilates: anillos y otros

PRESS DE PIE

NOTA: El Tensatoner puede utilizarse en casi todos los ejercicios en los que se usa el aro mágico, incluidos los isométricos de la página 178.

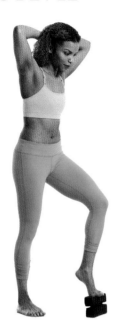

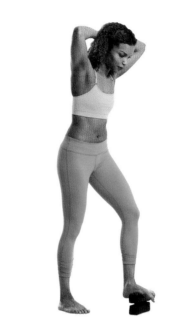

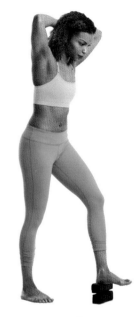

CON EL METATARSO

- Colócate de pie con el metatarso de un pie encima del ladrillo superior del Tensatoner (el talón puede estar apoyado o elevado) y el otro pie bien apoyado en el suelo.
- Puedes poner las manos en las caderas, abiertas hacia los lados o una sobre la otra en la base de la cabeza.
- Inspira mientras presionas con el pie y cierras el resorte del Tensatoner, y aprovecha el impulso del muelle para contraer los abdominales hacia dentro y hacia arriba a fin de retirar toda la presión de las articulaciones de la cadera, la rodilla y el tobillo de la pierna apoyada.

CON EL ARCO DEL PIE

- A continuación, coloca el arco del pie en el ladrillo superior y repite la secuencia, dejando que los dedos se curven hacia delante por encima del borde delantero del Tensatoner y que el talón se curve por detrás del borde posterior, como la pata de un pájaro posado en una percha.

CON EL TALÓN

- Por último, coloca el talón del pie sobre el ladrillo (los dedos pueden estar apoyados o elevados) y repite la secuencia de presión.

REPETICIONES: Mantén la posición mientras cuentas hasta 3 y luego suelta. Hazlo 5 veces. Cuando termines con un lado, cambia de pie.

PRESS EN TABLA

A

- Coloca el Tensatoner sobre un step o bloque de yoga y túmbate de espaldas con los pies juntos y los arcos redondeados sobre el ladrillo superior.

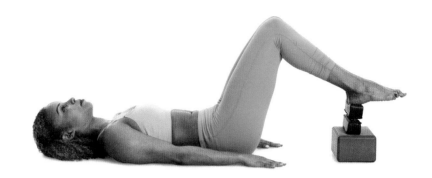

B

- Inspira y presiona el muelle del Tensatoner para cerrarlo.

- Mientras lo mantienes cerrado, eleva la pelvis hacia arriba para separarla del suelo y mantenla en esa posición, con el hueso púbico tirando hacia el techo.

- Espira despacio mientras vuelves a bajar lentamente, vértebra a vértebra, manteniendo el resorte cerrado.

- Cuando el sacro toque el suelo, libera la tensión del muelle.

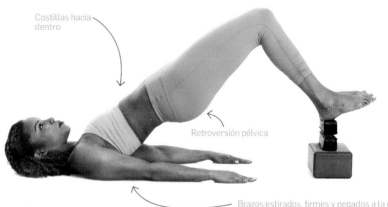

Costillas hacia dentro

Retroversión pélvica

Brazos estirados, firmes y pegados a la esterilla

REPETICIONES: Haz 5 Press en tabla, asegurándote de subir la pelvis con los músculos del centro vital, y no con la espalda (sin doblar la parte baja de la espalda cuando estás en lo más alto del ejercicio).

PROGRESIÓN

Press en tabla con una sola pierna

Repite toda la secuencia del Press en tabla con una pierna elevada y la otra apretando el resorte del Tensatoner.

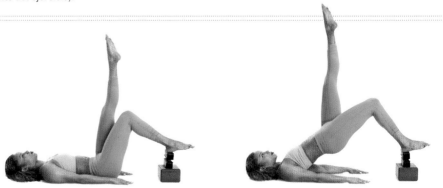

Accesorios de pilates: anillos y otros

PRESS EN POSICIÓN VERTICAL

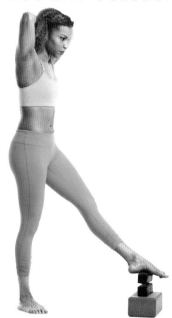
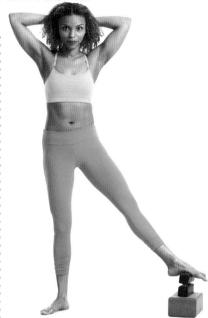
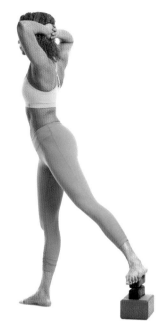

DE FRENTE

- Coloca el Tensatoner sobre el step o bloque de yoga y apoya el arco de un pie sobre el ladrillo superior.

- Sitúa las manos, una encima de la otra, detrás de la cabeza, o en las caderas, o bien abiertas hacia los lados.

- Inspira mientras presionas el muelle del Tensatoner para cerrarlo y mantenlo así mientras cuentas hasta tres. Espira y suelta el aire.

- Las piernas deben estar rectas, pero con las rodillas flojas.

DE LADO

- Sitúate de lado al Tensatoner, y coloca el arco de un pie sobre el ladrillo superior, con la parte interna del muslo girada hacia fuera al nivel de la cadera.

- Coloca las manos, una encima de la otra, por detrás de la cabeza e inspira mientras aprietas el resorte del Tensatoner para cerrarlo, haciendo el esfuerzo con la parte interna del muslo. Mantén la posición mientras cuentas hasta tres.

- Espira y suelta el aire.

- Alarga la cintura cada vez más con cada press.

DE ESPALDAS

- Colócate de espaldas al Tensatoner y gira el pie para que el talón y el arco queden encima del ladrillo superior. A menos que seas extremadamente flexible, esto sin duda rotará tus caderas.

- Permanece recta con el talón pegado al Tensatoner.

- Las manos deben estar detrás de la cabeza (una sobre otra), o en las caderas, o abiertas hacia los lados.

- Inspira y aprieta el muelle y mantenlo así mientras cuentas hasta tres. Espira y suelta el aire.

- Las piernas deben estar rectas, pero sin bloquear las rodillas.

REPETICIONES: Haz 3 press de frente, luego gira 90 grados y haz otros 3 de lado, y luego 3 más de espaldas. Cambia de pierna estando de espaldas y repite la secuencia.

PRESS DE PIERNA SENTADA DE FRENTE

A

- Coloca el Tensatoner sobre el step o el bloque de yoga y siéntate con las piernas rectas y la parte posterior del tobillo sobre el ladrillo superior.
- Siéntate erguida, con los dedos de las manos presionando el suelo por detrás de ti.
- Inspira y presiona el ladrillo para cerrar el muelle del Tensatoner. Mantenlo así mientras cuentas hasta tres.
- Espira y suelta el airre.

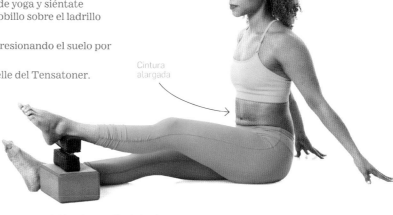

Cintura alargada

REPETICIONES: Hazlo 3 veces e intenta elevar la cintura en oposición a la presión de la pierna. Repite después con el otro lado.

PRESS DE PIERNA TUMBADA DE LADO

A

- Coloca el Tensatoner sobre el step o el bloque de yoga y túmbate de costado con las piernas rectas y la parte interna del tobillo superior sobre el ladrillo superior del aparato.
- La pierna inferior debe estar estirada en el suelo por delante del step.
- Coloca las manos, una sobre otra, detrás de la cabeza, igual que en la Serie de patadas laterales (página 43).
- Inspira y presiona el ladrillo para cerrar el resorte del Tensatoner. Mantenlo así mientras cuentas hasta tres.
- Espira y suelta el aire.

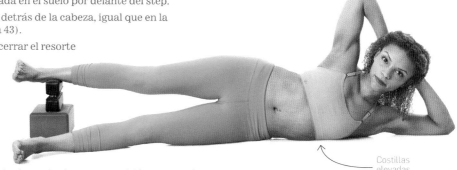

Costillas elevadas

REPETICIONES: Hazlo 3 veces intentando alargar la cintura en oposición a la presión de la pierna. Después, repite con el otro lado.

TRABAJO DE PIES

Romana solía decir: «No puedes construir una estructura sólida sobre una base chapucera». En los estudios de pilates bien equipados, con instructores expertos en todo el sistema pilates, se puede acceder sin problemas a ejercicios de pesas diseñados para fortalecer los pies y los tobillos. Para compensar esa falta de resistencia, nosotras tenemos que añadir una ronda adicional para los pies.

¿CÓMO PODEMOS APOYARNOS MEJOR EN LOS PIES?

El primer paso es equilibrarnos sobre los tres puntos que entran en contacto con el suelo:

- El talón
- El metatarso del meñique
- El metatarso del pulgar

El siguiente paso es equilibrar los tres arcos de apoyo:

- El arco transverso: que recorre transversalmente el metatarso del pie.
- El arco medio: que recorre el lado interno de la parte inferior del pie.
- El arco lateral: que recorre el lado externo de la parte inferior del pie.

Según un artículo del *New York Times*, alrededor de un 75 por ciento de la población de Estados Unidos padece dolor de pies en algún momento de su vida... y, la mayoría de las veces, este dolor está causado por un calzado que no se ajusta adecuadamente o que comprime nuestros pies de forma antinatural. Sí, ¡estoy hablando de tus zapatos de tacón favoritos! Aquí tienes algunos de los problemas que pueden causar los pies y tobillos débiles:

- Pronación excesiva (los pies se tuercen hacia dentro, pies planos).
- Supinación excesiva (los pies se tuercen hacia fuera).
- Dolores de cadera, rodilla, parte baja de la espalda, hombros y cuello.
- Desgarros del ligamento cruzado anterior.

- Fascitis plantar.
- Tendinitis del tendón de Aquiles.
- Periostitis tibial.
- Esguinces de tobillo o fractura por sobrecarga.
- Juanetes, callos, durezas; dedos que sobresalen por arriba o por los lados.

AUTOEVALUACIÓN: COMO ERA DE ESPERAR, LOS ZAPATOS DE TACÓN SON LO PEOR PARA MANTENER LA INTEGRIDAD DE LOS PIES. IR DESCALZA ES LO MEJOR. ANDAR DESCALZA POR LA ARENA ES SENSACIONAL. ¡UNA RAZÓN MARAVILLOSA PARA IR A LA PLAYA! SI NO TIENES ARENA CERCA, INTENTA CAMINAR DESCALZA Y DE PUNTILLAS UNOS CINCO MINUTOS AL DÍA.

CONOCE TUS PIES >>>

El pie es una estructura compleja formada por 26 huesos (más dos sesamoideos) y 33 articulaciones, entrelazada con una complicada red de más de 120 músculos, ligamentos y nervios. Puesto que los pies son muy pequeños en comparación con el resto del cuerpo (incluso si calzas un 43), el impacto de cada paso ejerce una tremenda fuerza sobre ellos. La fuerza que soportan nuestros pies en un día es alrededor de un 50 por ciento mayor que el peso de nuestro cuerpo. Durante un día normal, pasamos unas cuatro horas de pie y, en el mejor de los casos, damos entre 8.000 y 10.000 pasos. ¡Eso supone cientos de toneladas de fuerza al día! Si tus pies no son lo bastante fuertes y flexibles, puede que eso repercuta negativamente en todo el cuerpo.

¡AY! *Muchos de los miembros de la comunidad de corredores descalzos se refieren a los zapatos, y con razón, como «pequeños ataúdes para los pies», debido al daño que puede hacerle a nuestro cuerpo un calzado inadecuado. Puedes revertir esta situación cambiando de zapatos con frecuencia. Y los calcetines también cuentan: asegúrate de que sean de tu talla y de quitártelos a menudo.*

VISTA DORSAL

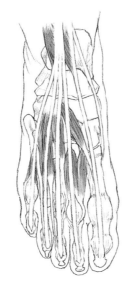

VISTA ANTERIOR

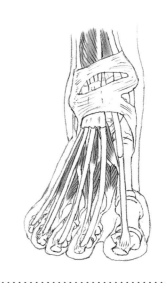

VISTA POSTERIOR

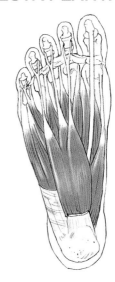

VISTA PLANTAR

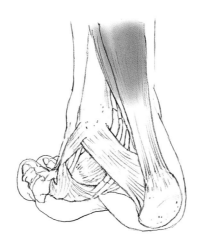

Accesorios de pilates: correctores de pie

Joseph Pilates diseñó unos cuantos artilugios únicos ideados para dar fuerza y conciencia a nuestros pies. Muchos de estos ejercicios fortalecedores pueden realizarse mientras te cepillas los dientes, mientras estás sentada frente al escritorio o viendo la televisión. Algunas veces, comienzo la sesión de un cliente utilizando el Corrector de pie de Joseph antes de empezar a trabajar con los grandes aparatos. ¿Por qué? Porque una vez que conectamos nuestra base con el centro vital, podemos trabajar de manera coordinada.

A medida que hagas los ejercicios de este libro, determina si tus pies están bien conectados o no a tu centro. Simula el Corrector de dedos de Joseph en casa atando dos gomas anchas juntas. Estas gomas son más gruesas y fuertes que las gomillas normales, así que serán bastante resistentes.

EJERCICIO DEL PAÑO DE COCINA

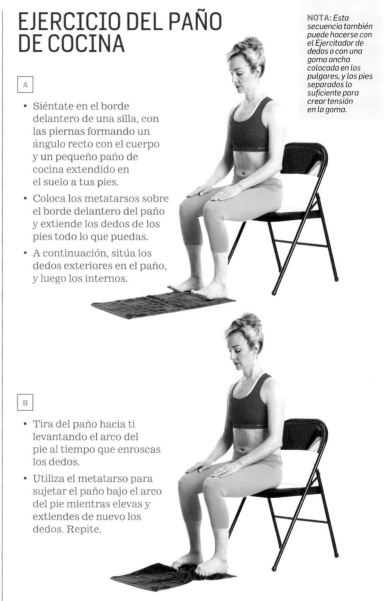

NOTA: *Esta secuencia también puede hacerse con el Ejercitador de dedos o con una goma ancha colocada en los pulgares, y los pies separados lo suficiente para crear tensión en la goma.*

A

- Siéntate en el borde delantero de una silla, con las piernas formando un ángulo recto con el cuerpo y un pequeño paño de cocina extendido en el suelo a tus pies.
- Coloca los metatarsos sobre el borde delantero del paño y extiende los dedos de los pies todo lo que puedas.
- A continuación, sitúa los dedos exteriores en el paño, y luego los internos.

B

- Tira del paño hacia ti levantando el arco del pie al tiempo que enroscas los dedos.
- Utiliza el metatarso para sujetar el paño bajo el arco del pie mientras elevas y extiendes de nuevo los dedos. Repite.

REPETICIONES: Repite los mismos movimientos hasta juntar todo el paño bajo el arco del pie; luego invierte la secuencia: eleva el pie desde el tobillo y flexiona los dedos hacia abajo antes de empujar el paño, pliegue a pliegue, hasta extenderlo.

EJERCICIO 2 × 4

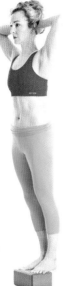
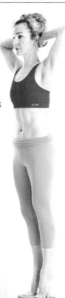
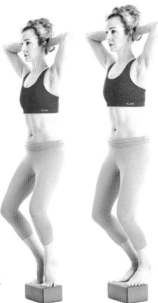

A

- Colócate de pie con los metatarsos apoyados en una superficie elevada (como un 2 × 4, un escalón o un bloque de yoga).

REPS: Hazlo 3 veces e invierte el movimiento y hazlo otras 3; eleva los tobillos y los pies todo lo que puedas.

B

- Eleva los talones y júntalos, cerrando con fuerza toda tu línea media.
- Apóyate en la pared para equilibrarte o coloca las manos, una encima de la otra, detrás de la cabeza.

NOTA: *Este ejercicio también puede hacerse sin step.*

C **D**

- Sin separar los talones, flexiona mucho las rodillas y sepáralas hacia los lados hasta, más o menos, el ancho de los hombros.
- Detente antes de que la pelvis o el torso se muevan hacia delante o hacia atrás.
- Mantén la posición equilibrada y baja los talones hacia el suelo.
- Presiona con los talones y estira las piernas hasta la posición vertical.

PRESS DEL DEDO GORDO

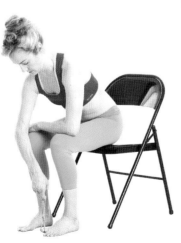
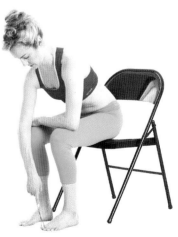

A

- Introduce el pulgar en un extremo de la goma elástica y el dedo índice de la mano en el otro.

B

- Con el pie plano sobre el suelo, eleva el dedo gordo y luego presiona de nuevo hacia abajo contra la resistencia de la goma.
- Fíjate en si tu tobillo intenta torcerse hacia dentro o hacia fuera mientras realizas el ejercicio, y en si puedes minimizar cualquier movimiento que no sea el del pulgar.

REPETICIONES: Haz 10 press con cada pie. Si quieres obtener un beneficio adicional, ¡prueba con otros dedos del pie!

Accesorios de pilates: correctores de pie

10 DEDOS EXTENDIDOS

A

- Siéntate o mejor colócate de pie con los pies bien apoyados en el suelo y los dedos gordos dentro de la goma. Extiende todos los dedos sobre el suelo tanto como puedas contra la resistencia de la goma.

B

- Eleva los talones.

REPETICIONES: Hazlo 10 veces, manteniendo la distancia entre los dedos.

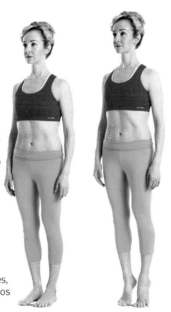

ELEVACIONES DEL DEDO GORDO

A

- Siéntate o mejor colócate de pie, con los pies bien apoyados en el suelo y los dedos gordos dentro de la goma elástica. Extiende los dedos sobre el suelo tanto como puedas contra la resistencia de la goma.

- Presiona todos los dedos contra el suelo y después separa y eleva solo los pulgares.

REPETICIONES: Hazlo 10 veces.

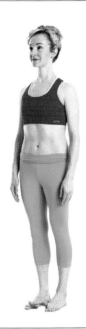

ELEVACIÓN DE 8 DEDOS

A

- Siéntate o mejor colócate de pie, con los pies bien apoyados en el suelo y los dedos gordos dentro de la goma elástica. Extiende los dedos de los pies en el suelo tanto como puedas contra la resistencia de la goma.

- Aprieta los pulgares contra el suelo y eleva el resto de los dedos.

REPETICIONES: Hazlo 10 veces.

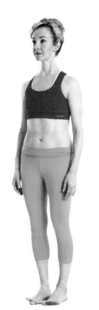

ESTIRAMIENTO DEL ARCO

A

- Colócate de pie con los pies separados a la anchura de los hombros y los pulgares dentro de la goma elástica.

- Flexiona las rodillas y sepáralas ligeramente hacia fuera y cambia el peso hacia el borde exterior de los pies.

B

- Eleva los dedos y mantenlos arriba 5 segundos.

REPETICIONES: Hazlo 5 veces todos los días o lo más a menudo posible.

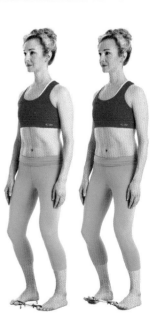

La pared: tu esterilla vertical

ROLL-DOWN CON MANCUERNAS

Consulta la página 52.

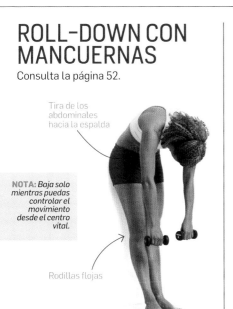

Tira de los abdominales hacia la espalda

NOTA: *Baja solo mientras puedas controlar el movimiento desde el centro vital.*

Rodillas flojas

FLEXIONES DE PARED

Consulta la página 80.

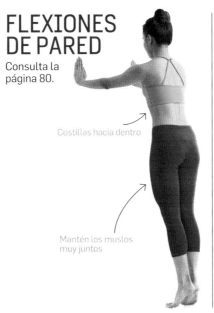

Costillas hacia dentro

Mantén los muslos muy juntos

FLEXIONES DE RINCÓN

Consulta la página 81

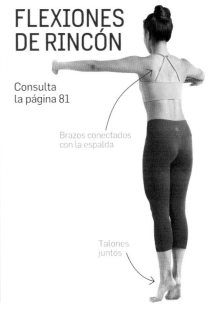

Brazos conectados con la espalda

Talones juntos

CÍRCULOS CON MANCUERNAS

Consulta la página 50.

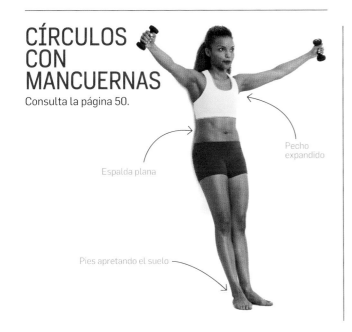

Pecho expandido

Espalda plana

Pies apretando el suelo

CÍRCULOS DE BRAZOS

Consulta la página 78

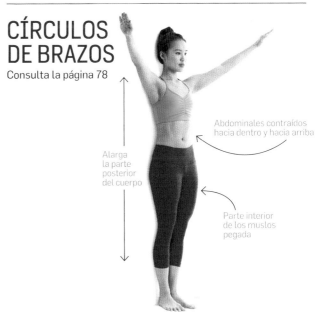

Abdominales contraídos hacia dentro y hacia arriba

Alarga la parte posterior del cuerpo

Parte interior de los muslos pegada

Accesorios de pilates: la pared

SENTADILLAS

Consulta la página 51

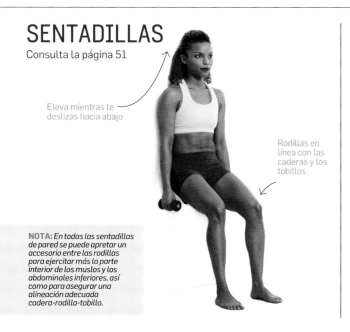

Eleva mientras te deslizas hacia abajo

Rodillas en línea con las caderas y los tobillos .

NOTA: *En todas las sentadillas de pared se puede apretar un accesorio entre las rodillas para ejercitar más la parte interior de los muslos y los abdominales inferiores, así como para asegurar una alineación adecuada cadera-rodilla-tobillo.*

SENTADILLAS CON UNA SOLA PIERNA

Consulta la página 104.

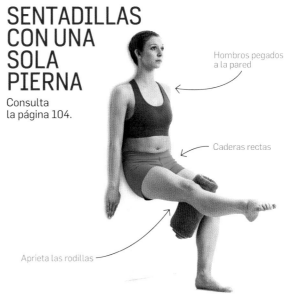

Hombros pegados a la pared

Caderas rectas

Aprieta las rodillas

SENTADILLAS CON CÍRCULOS

Consulta la página 79.

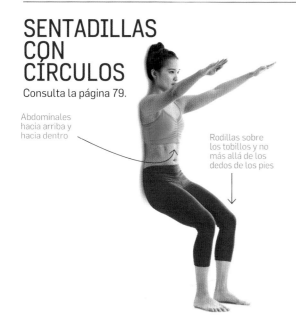

Abdominales hacia arriba y hacia dentro

Rodillas sobre los tobillos y no más allá de los dedos de los pies

SENTADILLAS CON ALAS

Consulta la página 103.

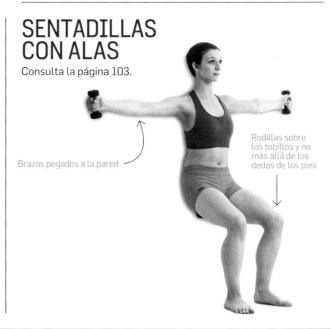

Brazos pegados a la pared

Rodillas sobre los tobillos y no más allá de los dedos de los pies

La pared: tu esterilla vertical

FLEXIÓN DE COLUMNA: ESPALDA CONTRA LA PARED

Consulta la página 40.

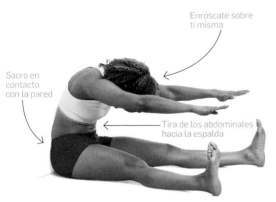

Enróscate sobre ti misma

Sacro en contacto con la pared

Tira de los abdominales hacia la espalda

GIRO DE COLUMNA: PIES CONTRA LA PARED

- Realiza el Giro de columna con los talones apoyados en la pared para conseguir más estabilidad y un *feedback* táctil. Mientras giras, presiona los talones contra la pared, activando el movimiento desde las caderas.

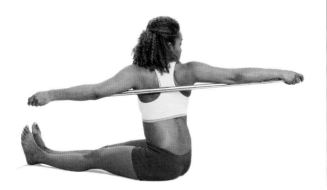

ELEVACIONES DE CADERA: SUBIR POR LA PARED

A

- Túmbate de espaldas, con las plantas de los pies apoyadas en la pared. Las rodillas deben estar separadas a la anchura de las caderas y los brazos, estirados a los costados.

- Los dedos de las manos deben tocar la base de la pared.

- Camina con los pies hacia arriba por la pared hasta que las rodillas estén extendidas tres cuartas partes.

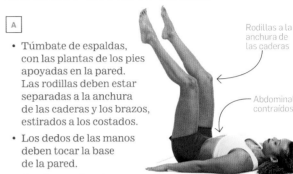

Rodillas a la anchura de las caderas

Abdominales contraídos

B

- Expande el pecho y presiona la parte posterior de los brazos contra la esterilla. Eleva el trasero y rueda hacia arriba hasta que las espinillas estén perpendiculares a la pared y tú estés apoyada sobre la parte superior de la espalda.

Parte posterior de los brazos presionando activamente el suelo

¡Nada de peso en el cuello!

C

- Espira lentamente mientras te enrollas hacia abajo hasta la posición inicial, articulando la columna vértebra a vértebra.

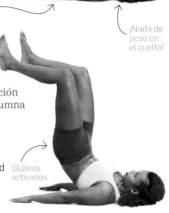

REPETICIONES: Sube la pared 5 veces, manteniendo la posición más alta mientras cuentas hasta 3.

Glúteos activados

Pilates por posturas

Hazte un inventario

Lo primero es lo primero: resulta muy difícil cambiar las cosas si no estás dispuesta a ser objetiva respecto al material físico con el que trabajas. Voy a pedirte que te pongas de pie delante de un espejo y respondas a unas preguntas. Una de mis asignaturas principales en la facultad era el dibujo de la anatomía humana, así que me enseñaron a ver líneas y espacios, masas y volúmenes, con ojos artísticos más que críticos. A primera vista, lo que más me llama la atención generalmente son tres factores: el porte, la proporción y la postura.

Colócate de pie frente a un espejo y busca indicios que delaten hábitos que estén moldeando tu físico:

1. ¿Los hombros están nivelados? ¿Por qué razón está uno más alto que el otro?

2. ¿Tu cabeza está recta sobre los hombros o se inclina hacia un lado? ¿Tu nariz está ligeramente torcida en alguna dirección? ¿Por qué esas posiciones y no otras?

3. ¿El espacio entre los brazos y el torso es igual? Si no es así, ¿en qué dirección tienes que girarte para que lo sea?

4. Cuando miras tus manos descansando a los lados del torso, ¿ves solo el pulgar y el índice, o ves los cinco nudillos? Si se ve algo más que el pulgar y el índice, sigue esa línea hacia arriba, hacia el brazo, ¿ocurre algo en los codos o los hombros que cause ese giro en las muñecas?

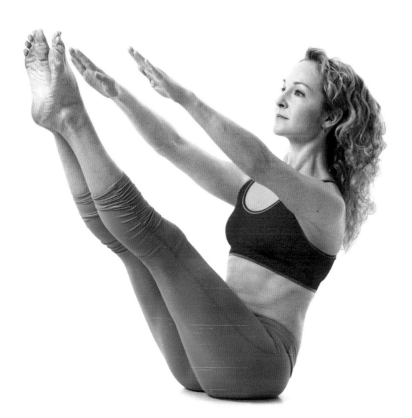

5. ¿La parte superior de las caderas está nivelada? Si no es así, ¿por qué está un lado más alto que el otro? ¿Te apoyas en una pierna más que en la otra? ¿Cargas las cosas más sobre una cadera que sobre la otra?

6. ¿Tus rótulas miran hacia delante, hacia fuera o hacia dentro? Si no están rectas, ¿puedes girarlas para que lo estén y ver qué hay que hacer para que eso ocurra? ¿Empiezan a trabajar músculos diferentes?

7. ¿Tus tobillos están rectos o se tuercen hacia dentro o hacia fuera? ¿Qué ocurre si encuentras una forma de enderezarlos? ¿Sientes más puntos de conexión entre tu pie y el suelo? ¿Te sientes más estable?

8. ¿Tus hombros son anchos en comparación con las caderas o viceversa? ¿Sientes más fuerte la parte superior del cuerpo o la inferior? ¿Podría estar eso relacionado con tus proporciones físicas?

9. ¿Tu torso parece largo en comparación con las piernas o viceversa? ¿O ninguna de las dos cosas? ¿Te da la impresión de que tus dos mitades se apoyan la una a la otra de manera equitativa o acaso una mitad soporta más peso cuando estás de pie?

10. Y lo más importante, ¿qué mensaje transmite tu postura? ¿Estás erguida y eres abierta? ¿Redondeada y retraída? ¿Rígida y resuelta? ¿Relajada y flexible?

¿Has descubierto algo nuevo sobre tu cuerpo? ¿Eres capaz de relacionar alguno de tus descubrimientos con los hábitos a la hora de sentarte? ¿O de ponerte de pie? ¿O de dormir? ¿O de cargar las cosas? ¿Sabías que mantenerse erguido cuando estás de pie o sentado afecta positivamente a la forma en que las personas se ven a sí mismas y a su forma de comportarse en la vida? Hay estudios que demuestran que asumir una postura «abierta y comunicativa» reduce el cortisol (una hormona del estrés), incrementa la testosterona y fomenta la sensación de poder y de tolerancia al riesgo, mientras que una postura cerrada tiene el efecto contrario. Da qué pensar.

A continuación, lee atentamente las secuencias de este capítulo e intenta encontrar las que mejor se ajusten a tus necesidades. Puedes mezclar todo lo que quieras siempre y cuando no olvides los principios del pilates, sobre todo la concentración, el control, el centro, la respiración y el equilibrio. Si lo necesitas, consulta el Capítulo 3: Pilates elemental para refrescar la memoria. Recuerda que todos los ejercicios que aparecen aquí, tanto si son exclusivos del pilates como si no, pueden convertirse en «pilatescos» cuando se realizan con la intención correcta.

También debes tener en mente que las secuencias de esterilla (las de nivel Intermedio) deben seguir el orden que aparece, ya que la intención de Joseph era equilibrar el cuerpo a medida que se avanza (por ejemplo, después de rodar hacia delante, se rueda hacia atrás; después de estar de espaldas, te tumbas boca abajo; y así siempre).

«Más columna, menos mente. En mi opinión, todos los ejercicios mejoran cuando la columna es la que manda. Los órganos y huesos saben qué posición ocupan con respecto a la columna. Todo encaja en su lugar en relación con la columna cuando esta lleva la voz cantante. Con esta orientación, tanto los ejercicios como el cuerpo son más largos, más ligeros, y nos divertimos más.»

MARY BOWEN, discípula de Joseph Pilates

TU MAGNÍFICA COLUMNA

Una de las cualidades por antonomasia del pilates es su focalización en la movilidad y libertad vertebral. A menudo se cita a Joseph diciendo que un hombre es tan joven como flexible sea su columna: «Si tu columna es rígida e inflexible a los treinta, ya eres viejo. Si es completamente flexible a los sesenta, eres joven».

La gravedad siempre trabaja para llevarnos hacia la tierra, tanto si nos gusta como si no, pero nuestra manera de evitar el declive vertebral es confiar en nuestros músculos (no en nuestras articulaciones) para que nos mantengan erguidos. Obviamente, puesto que la columna está compuesta por un montón de pequeños huesos individuales, necesita un poco de ayuda de sus colegas los músculos. Cuando centramos nuestra atención en los cientos de músculos que actúan unos sobre otros en la relativa sencillez de los 26 segmentos vertebrales, e incluso en las curvas que trabajan en la columna vertebral, descubrimos una maravillosa manera de ver el pilates (y el movimiento en general) que resulta accesible y asimilable.

Puesto que todo en este mundo es relativo, resulta difícil saber qué cantidad de movimiento buscas sin tener una guía de cuáles son los rangos «normales». Aquí tienes algunos rangos de movimiento normales (ROM, por las siglas en inglés) para los segmentos de tu columna, así como cuatro desequilibrios posturales comunes.

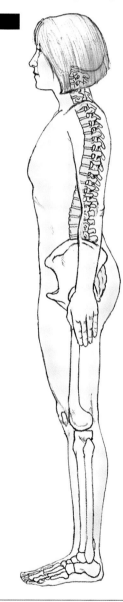

Postura ideal

RANGOS DE MOVIMIENTO NORMALES

- **CUELLO:** Columna cervical (40° de flexión, 75° de extensión, 35° de inclinación lateral y 50° de rotación)

- **PARTE MEDIA DE LA ESPALDA:** Columna torácica (45° de flexión, 25° de extensión, 20° de inclinación lateral y 35° de rotación)

- **PARTE BAJA DE LA ESPALDA:** Columna lumbar (60° de flexión, 35° de extensión, 20° de inclinación lateral y 5° de rotación)

- **SACRO Y COXIS:** Cinco vértebras fusionadas en un solo hueso

«Solo se puede conseguir una buena postura cuando todo el mecanismo corporal está bajo un control perfecto.»

JOE PILATES

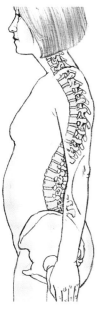

POSTURA CIFÓTICO-LORDÓTICA
(Consulta la página 200)

- Problemas de caderas debido a la tensión de los flexores de la cadera (psoas-ilíaco)
- Tensión en el cuello (ciclistas y *spinners* ¡cuidado!)
- Tensión en el pecho y en la parte superior de la espalda
- Debilidad en los flexores del cuello
- Debilidad o hiperextensión de los isquiotibiales y los glúteos mayores
- Debilidad abdominal

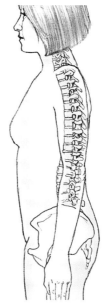

ESPALDA PLANA
(Consulta la página 206)

- Musculatura intercostal tensa, lo que hace que la respiración sea superficial
- Los abdominales superiores y los músculos accesorios de la respiración están acortados y tensos
- Ligamento de la corva tenso
- Flexores de la cadera alargados y débiles
- Aumento de distensiones musculares en la parte delantera del pie debido a la inclinación hacia delante
- Rodillas ligeramente hiperextendidas, con los tobillos en flexión plantar (o ligeramente flexionadas y con los tobillos en flexión dorsal)

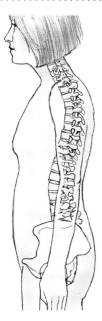

HIPERLORDOSIS LUMBAR
(Consulta la página 212)

- Extensores de la parte superior de la espalda largos y débiles
- Flexores del cuello débiles (lo que limita el ROM)
- Hombros encorvados
- Debilidad del serrato anterior (el anclaje del omóplato)
- Debilidad en los abdominales inferiores, mientras que los superiores son cortos y fuertes
- Oblicuos externos largos y débiles; las fibras superiores de los oblicuos internos, por el contrario, están acortadas y tensas

- Parte baja de la espalda tensa y/o dolorosa
- Glúteos tensos y débiles
- Isquiotibiales tensos, con distensiones recurrentes
- Rodillas hiperextendidas
- Fascitis plantar

Postura cifótico-lordótica

¿ESTA ERES TÚ?

- Tengo la cabeza adelantada con respecto al cuerpo, y hay un incremento en la curva hacia dentro de mi cuello que hace que la barbilla salga hacia delante.

- Tengo una curva hacia fuera en la parte superior de la espalda.

- Mis hombros están inclinados hacia delante, creando un «pecho hundido», y los omóplatos están muy separados (alejados de la columna).

- Se forma un gran hueco entre la parte baja de mi espalda y el suelo cuando me tumbo de espaldas, o cuando me coloco de pie contra una pared, que no desaparece cuando me inclino hacia delante.

- Mi pelvis se inclina hacia delante (Nota: La postura lordótica es común en gimnastas y mujeres embarazadas).

SÍNTOMAS

- Problemas de caderas debido a la tensión de los flexores de la cadera (psoas-ilíaco).
- Tensión en el cuello (ciclistas y *spinners* ¡cuidado!).
- Tensión en el pecho y la parte superior de la espalda.
- Flexores del cuello débiles.
- Debilidad o hiperextensión de los isquiotibiales y los glúteos mayores.
- Debilidad abdominal.

TRUCOS DE ENTRENA-MIENTO

- Trabaja de abajo arriba, alineando correctamente el tren inferior.
- Estira los flexores de la cadera, el cuello, el pecho y la parte superior de la espalda.
- Fortalece los músculos de la parte posterior del muslo (isquiotibiales), los glúteos y los abdominales.
- Usa almohadones o cojines bajo la cabeza en la posición decúbito prono, para mantener la columna alineada.

Principiantes

Nivel Intermedio

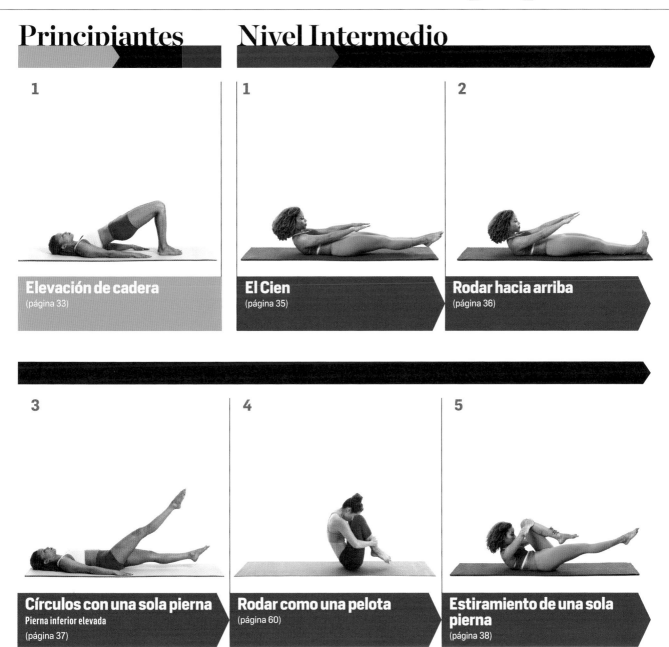

1

Elevación de cadera
(página 33)

1

El Cien
(página 35)

2

Rodar hacia arriba
(página 36)

3

Círculos con una sola pierna
Pierna inferior elevada
(página 37)

4

Rodar como una pelota
(página 60)

5

Estiramiento de una sola pierna
(página 38)

Postura cifótico-lordótica

Nivel intermedio *(continuación)*

6

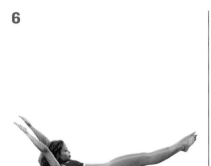

Estiramiento de las dos piernas
(página 39)

7

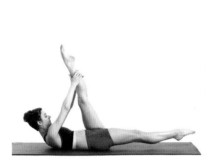

Estiramiento de una sola pierna recta
(página 61)

8

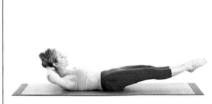

Estiramiento de las dos piernas rectas II
(página 88)

12

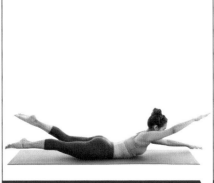

Patadas laterales: Adelante/Atrás
(página 43)

13

Natación
(página 72)

14

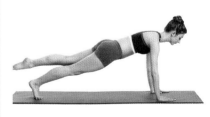

Plancha prono
(página 73)

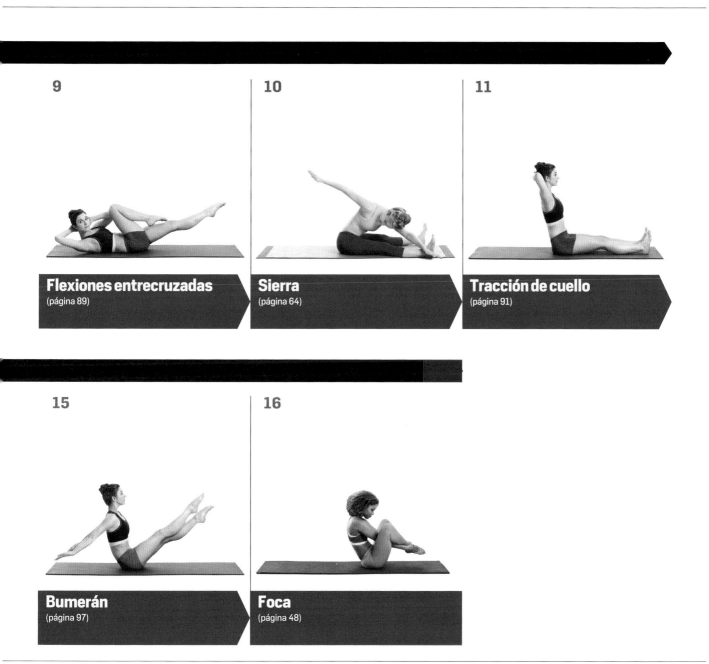

9

Flexiones entrecruzadas
(página 89)

10

Sierra
(página 64)

11

Tracción de cuello
(página 91)

15

Bumerán
(página 97)

16

Foca
(página 48)

Postura cifótico-lordótica

Nivel avanzado

1

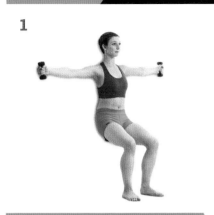

Pared:
Sentadillas con alas
(página 103)

2

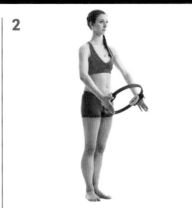

De pie: Aro mágico entre
las palmas de las manos
(página 179)

3

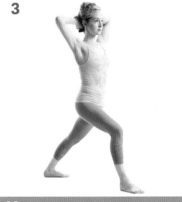

Mancuernas:
Zancada con brazos
(página 123)

7

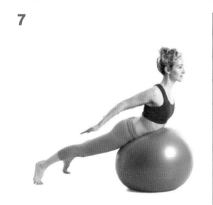

Fitball:
Cisne
(página 160)

8

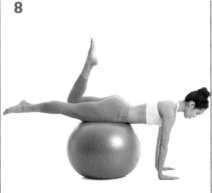

Fitball:
Patadas con una sola pierna
(página 161)

9

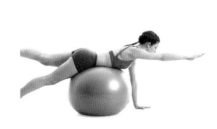

Fitball:
Natación
(página 161)

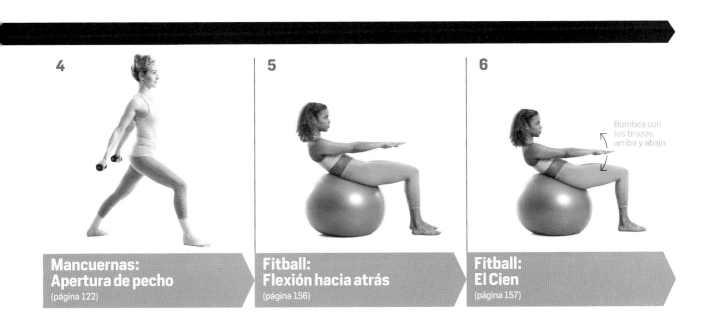

4

Mancuernas:
Apertura de pecho
(página 122)

5

Fitball:
Flexión hacia atrás
(página 156)

6

Bombea con
los brazos
arriba y abajo

Fitball:
El Cien
(página 157)

10

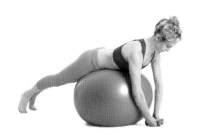

Fitball:
Mancuernas en la pelota
(página 165)

Espalda plana

¿ESTA ERES TÚ?

- Tiendo a respirar de manera superficial.
- Los vaqueros y pantalones suelen quedarme un poco holgados en la zona de atrás debido a que tengo poco trasero.
- Tengo durezas en los metatarsos y/o en los dedos gordos de los pies.
- Mis hombros están encorvados hacia delante, lo que crea un «pecho hundido», y mis omóplatos están muy separados (alejados de la columna).
- Mi pelvis está inclinada hacia delante, por lo que la parte baja de mi espalda está plana y mis rodillas, hiperextendidas. (Nota: Fíjate en si tu cuerpo se inclina un poco hacia delante; esto es más fácil de observar cuando intentas ponerte de pie con la espalda apoyada contra una pared.)

SÍNTOMAS

- Musculatura intercostal tensa equivale a una respiración superficial.
- Los abdominales superiores y los músculos accesorios de la respiración están acortados y tensos.
- Isquiotibiales tensos.
- Flexores de la cadera alargados y débiles.
- Aumento de las distensiones en la delantera del pie por la inclinación del cuerpo hacia delante.
- Rodillas hiperextendidas, tobillos en flexión plantar (o flexionadas y tobillos en flexión dorsal).

TRUCOS DE ENTRENA-MIENTO

- Expande los costados.
- Relaja las corvas.
- Fortalece los flexores de la cadera (psoas-ilíaco).
- Equilibra tobillos y pies.
- Usa cojines bajo la cabeza en decúbito prono para alinear la columna.

Pilates por posturas

Principiantes

Nivel intermedio

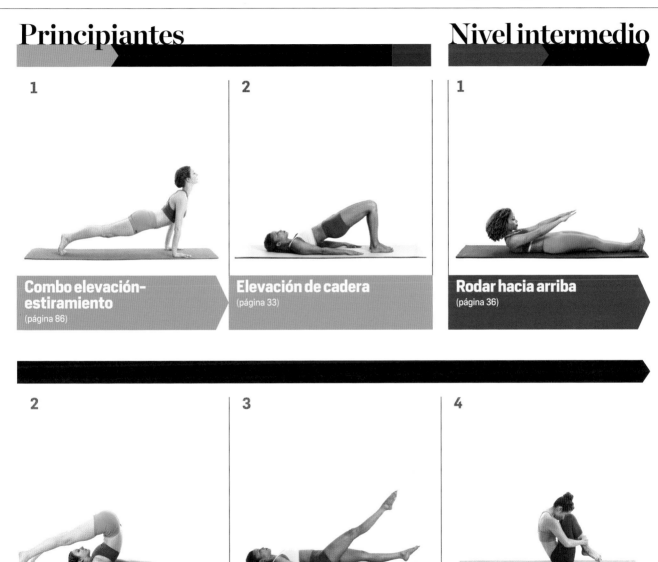

1

Combo elevación-estiramiento
(página 86)

2

Elevación de cadera
(página 33)

1

Rodar hacia arriba
(página 36)

2

Rodar hacia atrás I
(página 87)

3

Círculos con una sola pierna II
Con la pierna de abajo elevada
(página 88)

4

Rodar como una pelota
(página 60)

Espalda plana

Nivel intermedio *(continuación)*

5

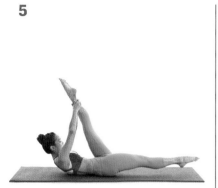

Estiramiento de una sola pierna recta
(página 61)

6

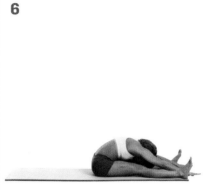

Flexión de columna
(página 40)

7

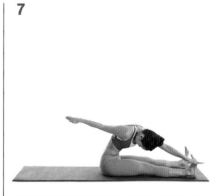

Sierra
(página 64)

11

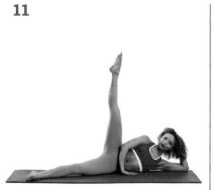

Patadas laterales: Arriba/Abajo
(página 44)

12

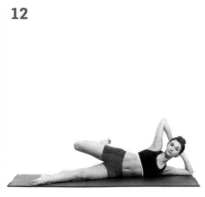

Patadas laterales: Bicicleta
(página 92)

13

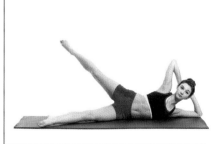

Patadas laterales: Círculos de pierna grandes
(página 93)

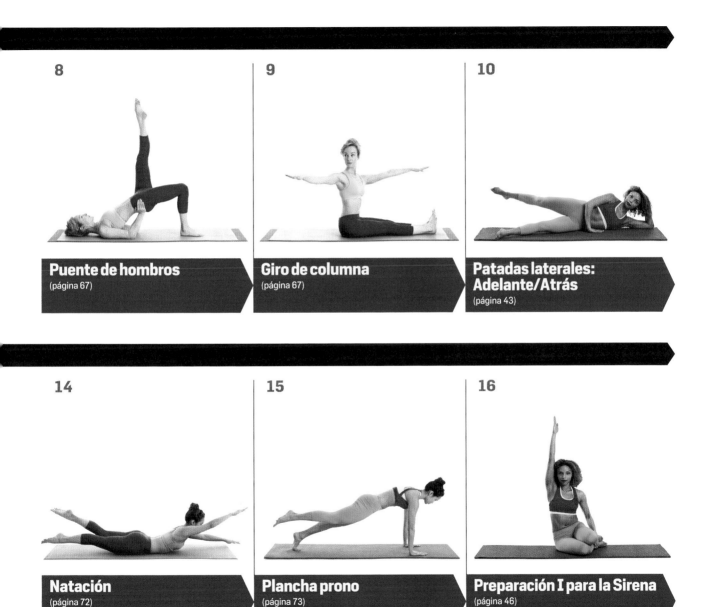

8

Puente de hombros
(página 67)

9

Giro de columna
(página 67)

10

**Patadas laterales:
Adelante/Atrás**
(página 43)

14

Natación
(página 72)

15

Plancha prono
(página 73)

16

Preparación I para la Sirena
(página 46)

Espalda plana

Nivel intermedio (continuación)

Nivel avanzado

17

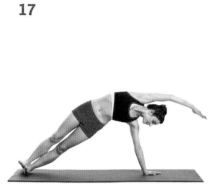

La Sirena
(página 96)

18

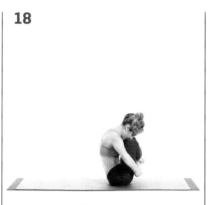

Cangrejo
(página 117)

1

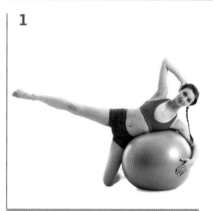

Fitball: Patadas laterales en posición de rodillas
(página 162)

5

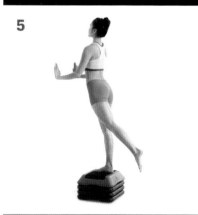

**Steps:
Subir hacia delante**
(página 171)

6

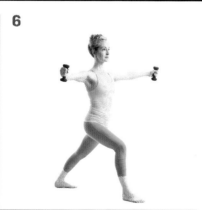

**Mancuernas:
Zancada con abrazo**
(página 123)

7

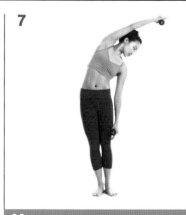

**Mancuernas:
La Sirena**
(página 75)

2

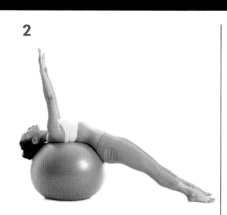

Fitball: Estiramiento de espalda sobre la pelota
(página 164)

3

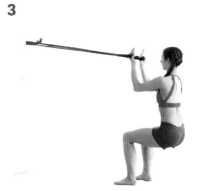

Bandas en posición vertical: Sentadillas
(página 152)

4

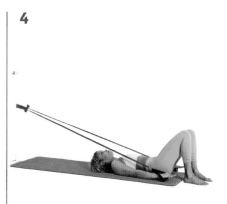

Bandas en decúbito: Apertura de pecho en decúbito supino (página 131)

8

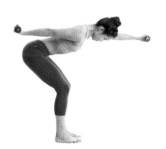

Mancuernas: Boxeo
(página 77)

Hiperlordosis lumbar

¿ESTA ERES TÚ?

- Mi cabeza está algo adelantada con respecto al cuerpo, y el incremento en la curvatura de mi columna vertebral hace que la barbilla salga hacia delante.

- La parte baja de mi espalda es plana, y mis caderas están ligeramente inclinadas hacia delante con respecto a los tobillos. Mi caja torácica, sin embargo, está inclinada hacia atrás.

- La curvatura de mi columna vertebral está en la parte media, y no en la baja, y mis rodillas están hiperextendidas. (Nota: Esta postura es común en corredores, adolescentes, bailarinas e individuos sedentarios o gente que permanece de pie durante largos períodos de tiempo, en especial sobre una sola pierna. También es común en adultos mayores, a causa de los glúteos debilitados.)

SÍNTOMAS

- Extensores de la parte superior de la espalda largos y débiles.
- Flexores del cuello débiles (limitan el ROM).
- Debilidad del serrato anterior (el anclaje del omóplato).
- Debilidad en los abdominales inferiores, mientras que los superiores son cortos y fuertes.
- Parte baja de la espalda tensa y/o dolorosa.
- Glúteos tensos y débiles.
- Distensiones recurrentes en los isquiotibiales.
- Rodillas hiperextendidas.
- Fascitis plantar.

TRUCOS DE ENTRENAMIENTO

- Fortalecer el psoas, los glúteos y los oblicuos externos.
- Incrementar la flexión de la cadera.
- Usar almohadas o cojines bajo la cabeza, en decúbito prono, para tener la columna alineada.

Pilates por posturas

Principiantes

Nivel intermedio

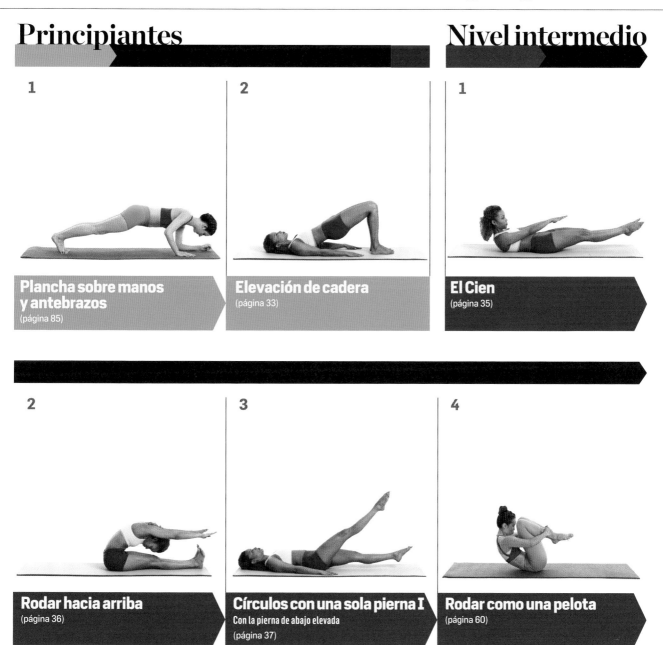

1

Plancha sobre manos y antebrazos
(página 85)

2

Elevación de cadera
(página 33)

1

El Cien
(página 35)

2

Rodar hacia arriba
(página 36)

3

Círculos con una sola pierna I
Con la pierna de abajo elevada
(página 37)

4

Rodar como una pelota
(página 60)

Hiperlordosis lumbar

Nivel intermedio *(continuación)*

5

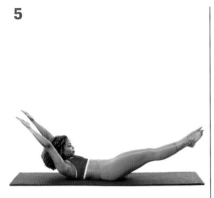

Estiramiento de las dos piernas
(página 39)

6

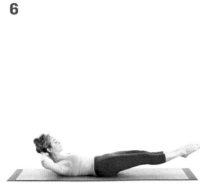

Estiramiento de las dos piernas rectas
(página 61)

7

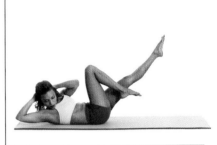

Flexiones entrecruzadas
(página 89)

11

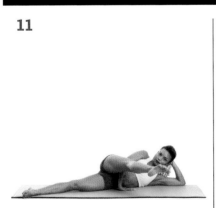

Patadas laterales: Adelante/Atrás
(página 43)

12

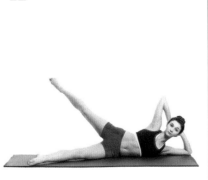

Patadas laterales: Círculos de pierna grandes
(página 93)

13

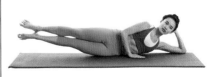

Patadas laterales: Elevaciones de las dos piernas (página 70)

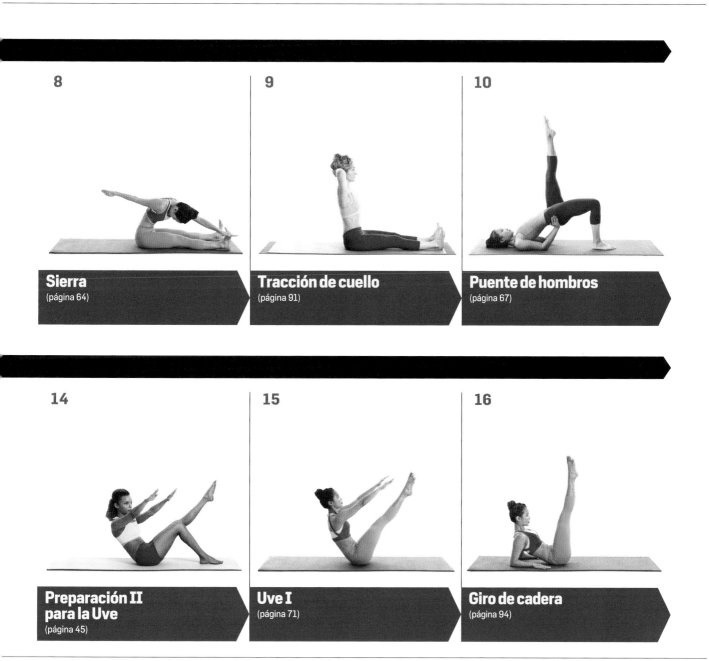

8

Sierra
(página 64)

9

Tracción de cuello
(página 91)

10

Puente de hombros
(página 67)

14

**Preparación II
para la Uve**
(página 45)

15

Uve I
(página 71)

16

Giro de cadera
(página 94)

Hiperlordosis lumbar

Nivel intermedio *(continuación)*

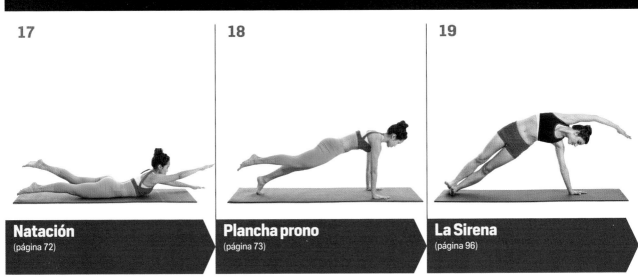

17

Natación
(página 72)

18

Plancha prono
(página 73)

19

La Sirena
(página 96)

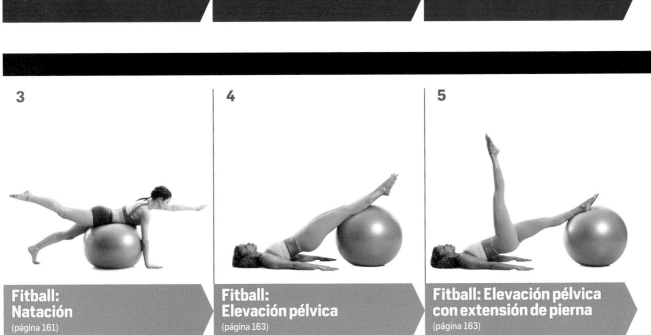

3

**Fitball:
Natación**
(página 161)

4

**Fitball:
Elevación pélvica**
(página 163)

5

**Fitball: Elevación pélvica
con extensión de pierna**
(página 163)

Nivel avanzado

20

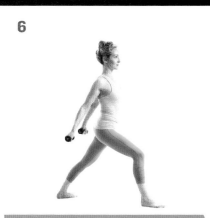

Foca
(página 48)

1

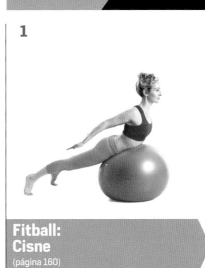

**Fitball:
Cisne**
(página 160)

2

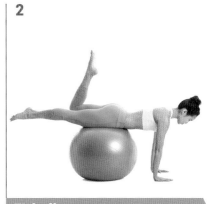
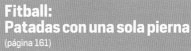

**Fitball:
Patadas con una sola pierna**
(página 161)

6

Mancuernas: Zancada
Elige cualquiera de los ejercicios con mancuernas
en posición de zancada (páginas 121-123)

7

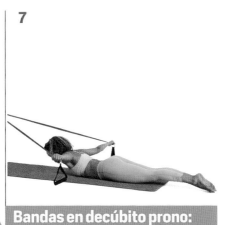

**Bandas en decúbito prono:
Tracción de correas**
(página 133)

Abdominales

Como ahora ya sabes, los músculos abdominales del centro vital intervienen en todos los movimientos de pilates. Sin embargo, algunas veces utilizamos músculos mucho menos idóneos y eficaces para reproducir el ejercicio que te ofrecemos. Aquí tienes más datos sobre lo que son y lo que hacen los músculos abdominales. Y he creado una rutina para ti con ejercicios seleccionados en los que resulta imposible evitar el uso abdominal.

MÚSCULOS ABDOMINALES FUNDAMEN-TALES

- Recto abdominal (el de la tableta de chocolate): tira del esternón hacia el hueso púbico y viceversa (como en Rodar hacia arriba).

- Oblicuos internos y externos: unen las costillas y las caderas opuestas (como en la Sierra).

- Abdominal transverso: ciñe la cintura como si fuera un corsé (es el que se lleva la peor parte cuando decimos «abdominales hacia dentro y hacia arriba»).

- Psoas: flexiona el torso hacia el muslo y a la inversa (como en los Bromistas).

«El sistema pilates se basa en la idea de que prestas atención a todo el cuerpo, lo que significa que la rutina no debe concentrarse tan solo en una lesión o un problema; la rutina utiliza todo el cuerpo en cada ejercicio.»

BRUCE KING, discípulo de Joseph Pilates

Principiantes

Nivel intermedio

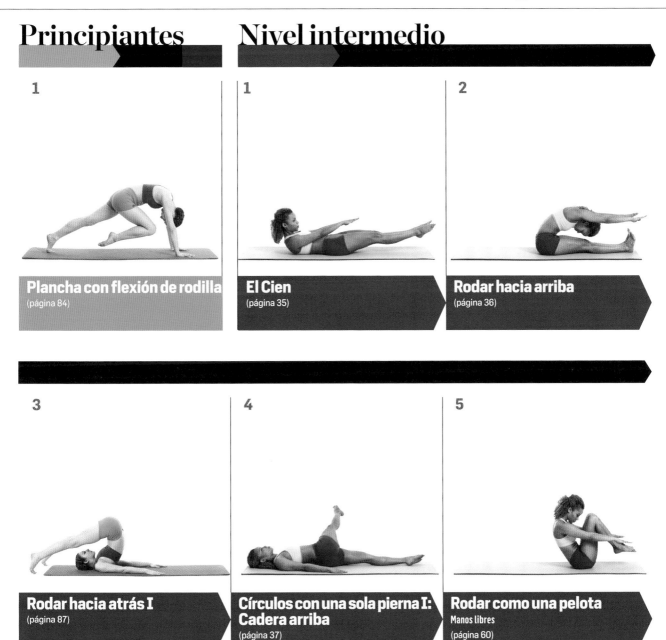

1

Plancha con flexión de rodilla
(página 84)

1

El Cien
(página 35)

2

Rodar hacia arriba
(página 36)

3

Rodar hacia atrás I
(página 87)

4

Círculos con una sola pierna I: Cadera arriba
(página 37)

5

Rodar como una pelota
Manos libres
(página 60)

Abdominales

Nivel intermedio *(continuación)*

6

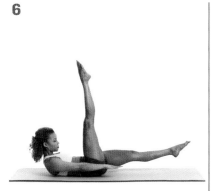

Estiramiento de una sola pierna
Manos libres (página 38)

7

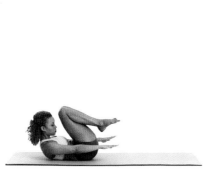

Estiramiento de las dos piernas
Manos libres (página 39)

8

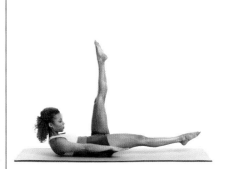

Estiramiento de una sola pierna recta
Manos libres (página 61)

12

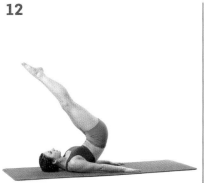

Sacacorchos
(página 90)

13

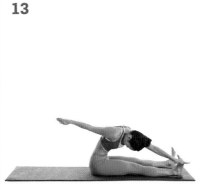

Sierra
(página 64)

14

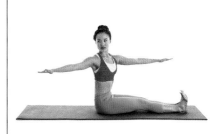

Giro de columna
(página 67)

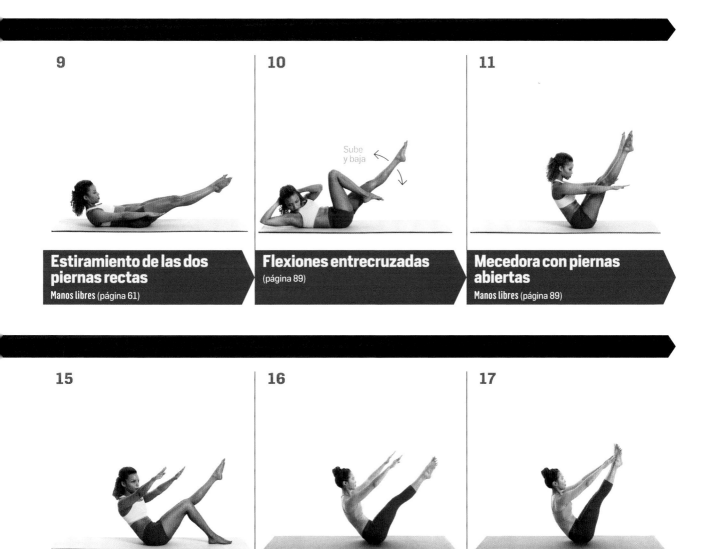

9

Estiramiento de las dos piernas rectas
Manos libres (página 61)

10

Sube y baja

Flexiones entrecruzadas
(página 89)

11

Mecedora con piernas abiertas
Manos libres (página 89)

15

Preparación II para la Uve
(página 45)

16

Uve I
(página 71)

17

Uve II
(página 71)

Abdominales

Nivel intermedio *(continuación)*

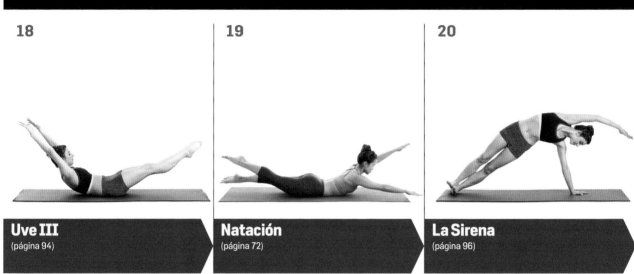

18
Uve III
(página 94)

19
Natación
(página 72)

20
La Sirena
(página 96)

Nivel avanzado

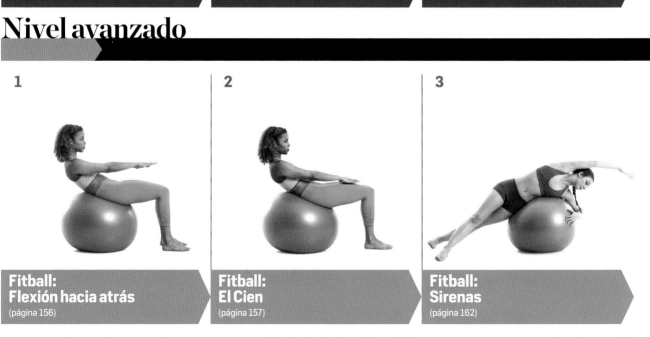

1
**Fitball:
Flexión hacia atrás**
(página 156)

2
**Fitball:
El Cien**
(página 157)

3
**Fitball:
Sirenas**
(página 162)

21

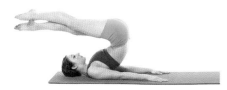

Bumerán
(página 97)

4

5

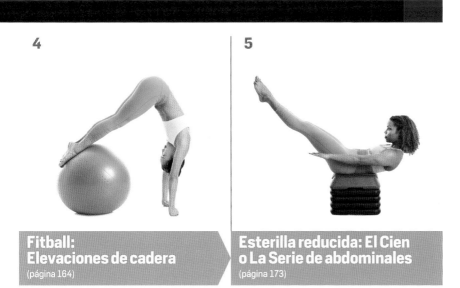

**Fitball:
Elevaciones de cadera**
(página 164)

**Esterilla reducida: El Cien
o La Serie de abdominales**
(página 173)

Espalda

Puesto que la espalda está, obviamente, justo detrás de la parte delantera del cuerpo, estas dos zonas se afectan de manera directa, y por eso muchos de los ejercicios de la sección de abdominales se repiten aquí. Los músculos de la espalda y los músculos abdominales trabajan mejor cuando cooperan entre sí. Piensa en estas dos zonas musculares del cuerpo como si fueran unos tirantes: si la parte delantera de los tirantes es corta, la parte trasera estará estirada y bloqueada en la posición de sujeción, y lo mismo ocurre al revés. Para permanecer erguida y cómoda con el menor esfuerzo posible, es fundamental que equilibremos ambas partes.

MÚSCULOS PRINCIPALES DE LA ESPALDA

- Grupo erector de la columna: extiende e inclina la columna hacia los lados e inclina la pelvis hacia delante (como en el Balanceo y en las Sirenas).

- Trapecio superior: extiende, rota e inclina lateralmente la cabeza; también eleva tus «alas» escapulares.

- Trapecio medio: junta los omóplatos («cascar una nuez»).

- Trapecio inferior: baja las «alas» escapulares.

- Dorsal ancho: lleva el brazo hacia el cuerpo, muévelo hacia atrás y rótalo hacia la línea central del cuerpo (como cuando elevas los brazos por detrás de ti en el Bumerán).

- Cuadrado lumbar: el de los «*hip-hikes*» (eleva la parte lateral de la cadera hacia las costillas), extiende e inclina la columna hacia los lados (como en las Sirenas).

Nivel intermedio

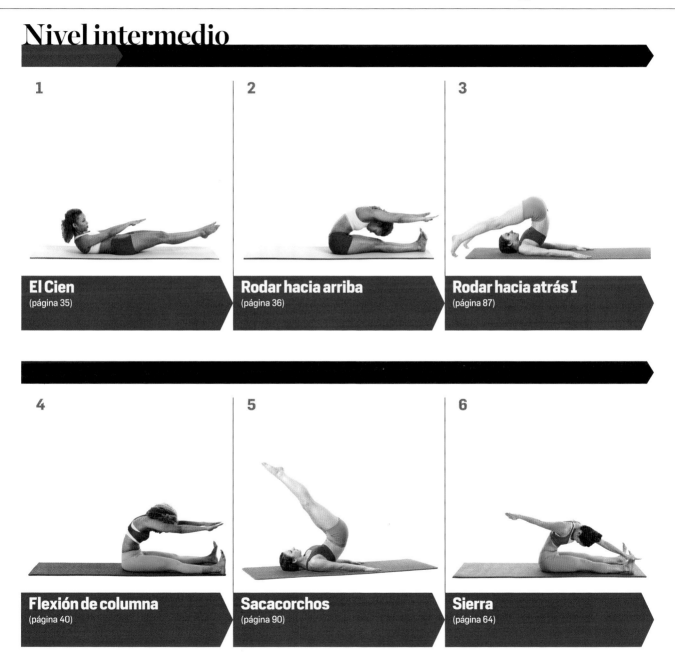

1

El Cien
(página 35)

2

Rodar hacia arriba
(página 36)

3

Rodar hacia atrás I
(página 87)

4

Flexión de columna
(página 40)

5

Sacacorchos
(página 90)

6

Sierra
(página 64)

Espalda

Nivel intermedio *(continuación)*

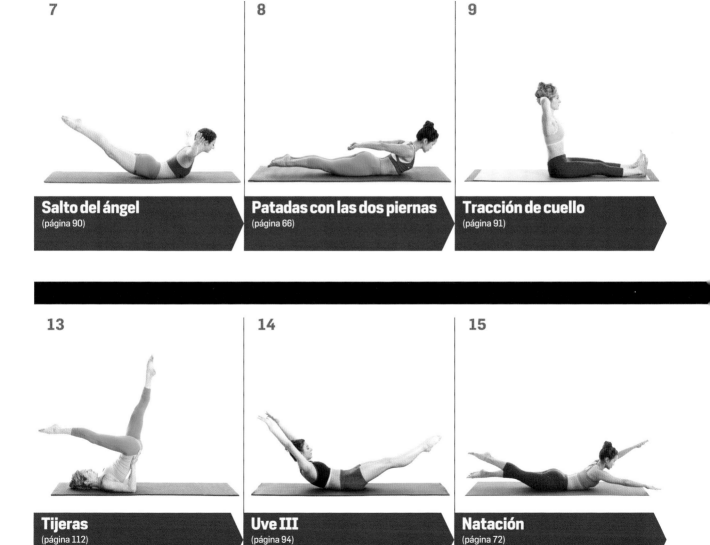

7

Salto del ángel
(página 90)

8

Patadas con las dos piernas
(página 66)

9

Tracción de cuello
(página 91)

13

Tijeras
(página 112)

14

Uve III
(página 94)

15

Natación
(página 72)

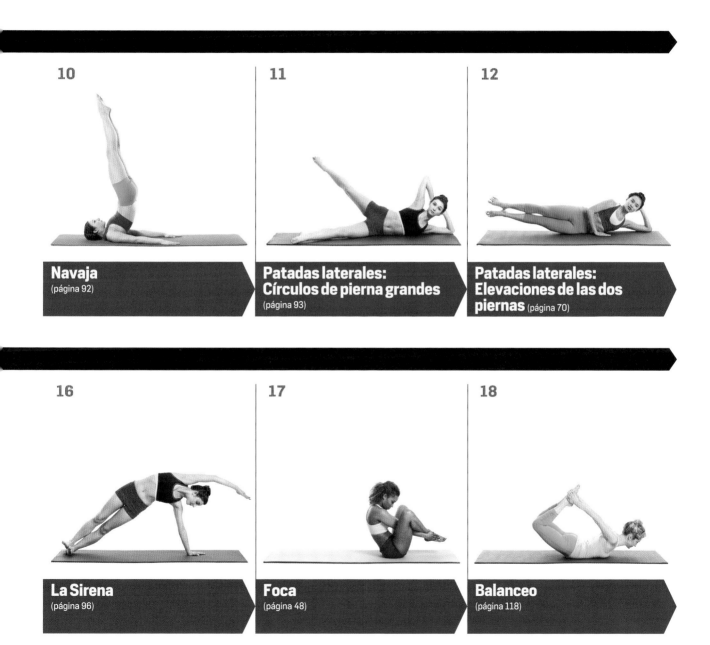

10

Navaja
(página 92)

11

**Patadas laterales:
Círculos de pierna grandes**
(página 93)

12

**Patadas laterales:
Elevaciones de las dos
piernas** (página 70)

16

La Sirena
(página 96)

17

Foca
(página 48)

18

Balanceo
(página 118)

Espalda

Nivel int. *(cont.)*   Nivel avanzado

19

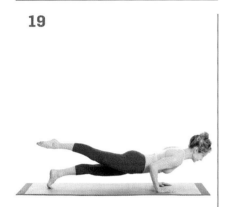

Flexiones con una sola pierna
(página 99)

1

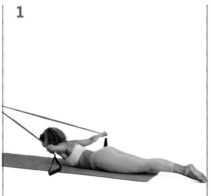

Decúbito prono: Tracción de correas
(página 133)

2

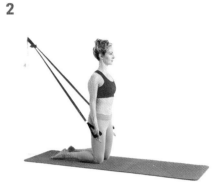

Muelles en posición de rodillas: Estiramiento de la espalda (página 142)

6

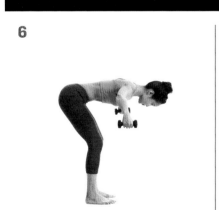

Mancuernas
Cualquier variante en posición mesa, como el Insecto
(página 76)

7

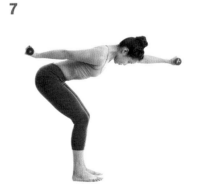

Mancuernas: Boxeo
(página 77)

3

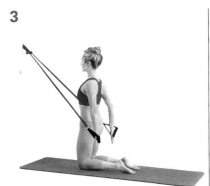

**Muelles de brazo
en posición de rodillas:
Apertura de pecho** (página 141)

4

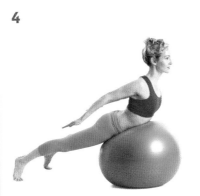

**Fitball:
Cisne sin vuelo**
(página 160)

5

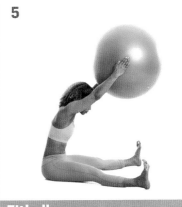

**Fitball:
Empuje**
(página 158)

Glúteos

Todo el mundo tiene, o desearía haber tenido, un magnífico trasero.
Sin embargo, es posible que no sepas que puedes lograr uno nuevo ahora. Para esculpir unos glúteos perfectos, deberás fortalecer tanto la parte superior como la inferior. Endurecer el trasero con algunos ejercicios resulta, a veces, algo más fácil de decir que de hacer; sin embargo, si quieres moldear las nalgas, tendrás que recordar dónde apretar.
Para obtener los mejores resultados, trabaja desde la parte posterior de la zona interna y superior de los muslos (puedes apretar una pelota de tenis ahí hasta que le pilles el truco) y luego seguir la secuencia con la atención puesta en el trasero en todo momento.

MÚSCULOS PRINCIPALES DE LOS GLÚTEOS

- Glúteo mayor, medio y menor: giran los muslos desde la cadera, los extienden hacia atrás y los separan de la línea media del cuerpo (como en el balanceo hacia atrás de las Patadas laterales: Bicicleta).

- Los glúteos también basculan la pelvis (como en Rodar hacia atrás).

Principiantes

Nivel intermedio

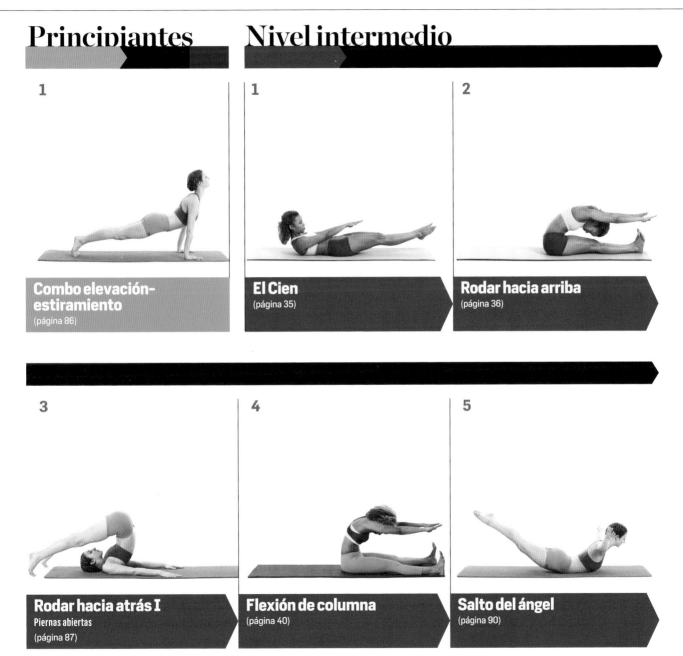

1

Combo elevación-estiramiento
(página 86)

1

El Cien
(página 35)

2

Rodar hacia arriba
(página 36)

3

Rodar hacia atrás I
Piernas abiertas
(página 87)

4

Flexión de columna
(página 40)

5

Salto del ángel
(página 90)

Glúteos

Nivel intermedio *(continuación)*

6

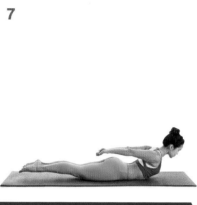

Patadas con una sola pierna
(página 42)

7

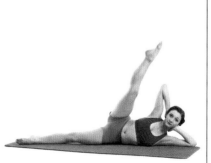

Patadas con las dos piernas
(página 66)

8

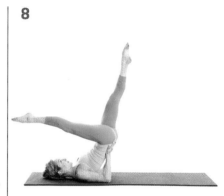

Tijeras
(página 112)

12

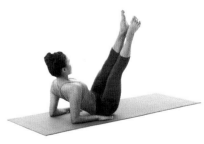

**Patadas laterales:
Bicicleta lateral**
(página 69)

13

**Patadas laterales:
Patata caliente**
(página 93)

14

Giro de cadera
(página 94)

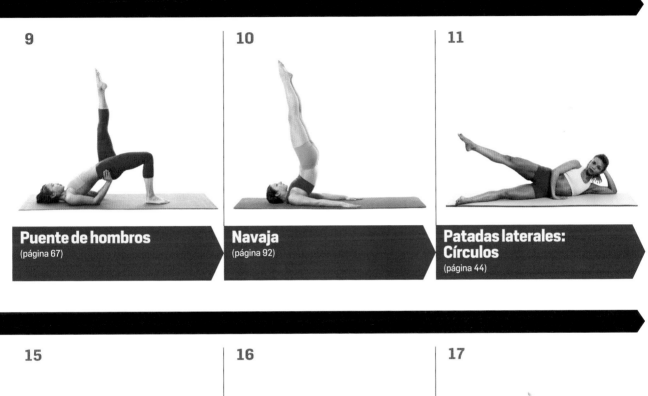

9

Puente de hombros
(página 67)

10

Navaja
(página 92)

11

Patadas laterales: Círculos
(página 44)

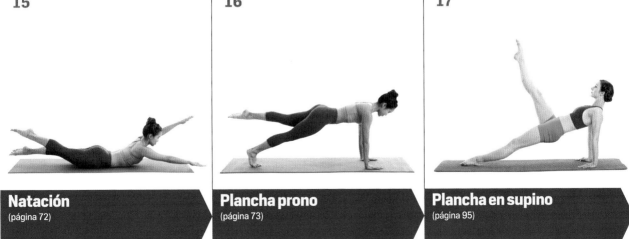

15

Natación
(página 72)

16

Plancha prono
(página 73)

17

Plancha en supino
(página 95)

Glúteos

Nivel intermedio *(continuación)*

18

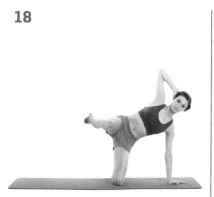

Patadas laterales en posición de rodillas
(página 95)

19

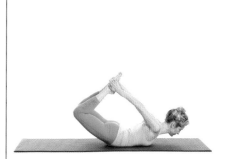

Foca
(página 48)

20

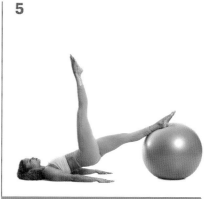

Balanceo
(página 118)

3

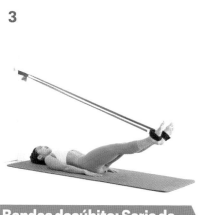

Bandas decúbito: Serie de muelles para piernas
(cualquiera de los que hay en las páginas 135-136)

4

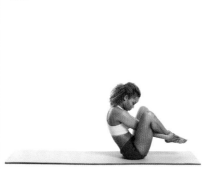

Patadas laterales en posición vertical
(página 153-154)

5

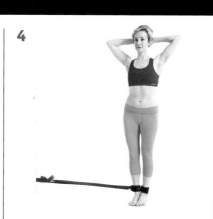

Fitball: Elevación pélvica con extensión de pierna
(página 163)

Nivel avanzado

21

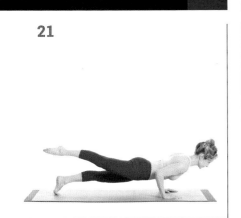

Flexiones con una sola pierna
(página 99)

1

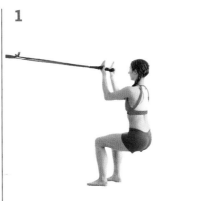

Bandas en posición vertical: Sentadillas (página 152)

2

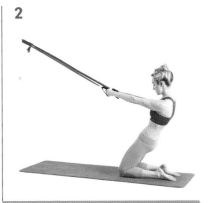

Muelles de brazo: Estiramiento de muslo
(página 143)

6

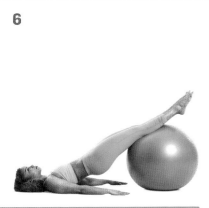

Fitball: Elevación pélvica
(página 163)

7

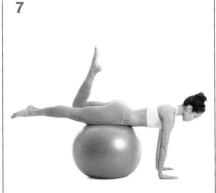

Fitball: Patadas con una sola pierna
(página 161)

8

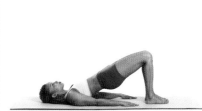

Elevación de cadera
(página 33)

Glúteos

Nivel avanzado (continuación)

9

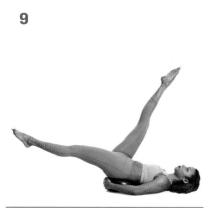

**La pelota mediana:
Serie de piernas**
(páginas 167-170)

10

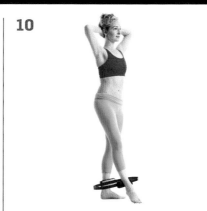

Aro mágico
Entre los tobillos
(de lado , por delante y por detrás; página 180)

11

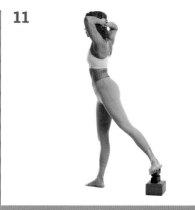

**Press vertical con
Tensatoner en posición
de espaldas** (página 186)

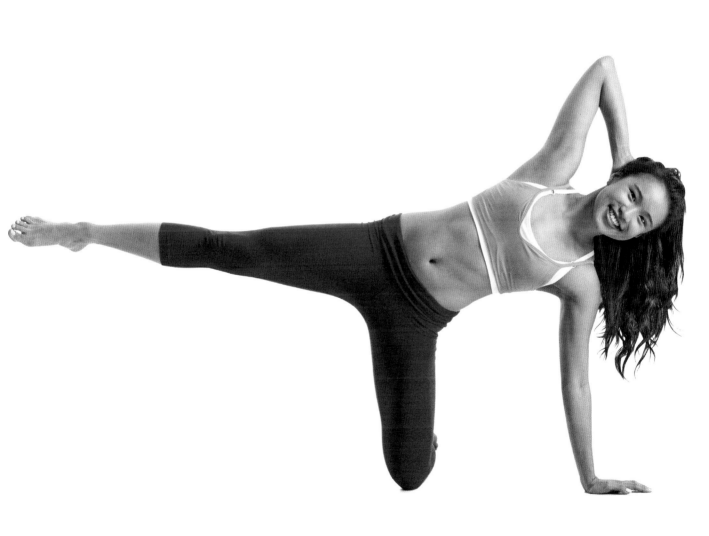

Brazos

Entre Madonna y Michelle Obama,
últimamente los brazos musculosos y
bonitos han causado bastante revuelo.
Tanto si eres fan de los tríceps muy
tonificados o de los bíceps abultados, como
si solo te interesa echar un pulso con
facilidad, seguro que querrás saber qué
es lo mejor para presumir de brazos.
En pilates, vemos los brazos como
extensiones de la espalda, así que
cuando estés realizando los ejercicios
recomendados, asegúrate de encontrar
la conexión más profunda entre los brazos
y la parte posterior de tu centro vital.

MÚSCULOS PRINCIPALES DE LOS BRAZOS

- Bíceps: flexiona el codo y la parte superior del brazo a nivel del hombro (como en el Curl de bíceps).
- Tríceps: estira el codo y extiende la parte superior del brazo a nivel del hombro (lo mueve hacia atrás, como en la Extensión de tríceps).
- Deltoides: elevan los brazos en todas las direcciones, sobre todo hacia los lados (como en Pared: Sentadillas con alas).

Principiantes

Nivel intermedio

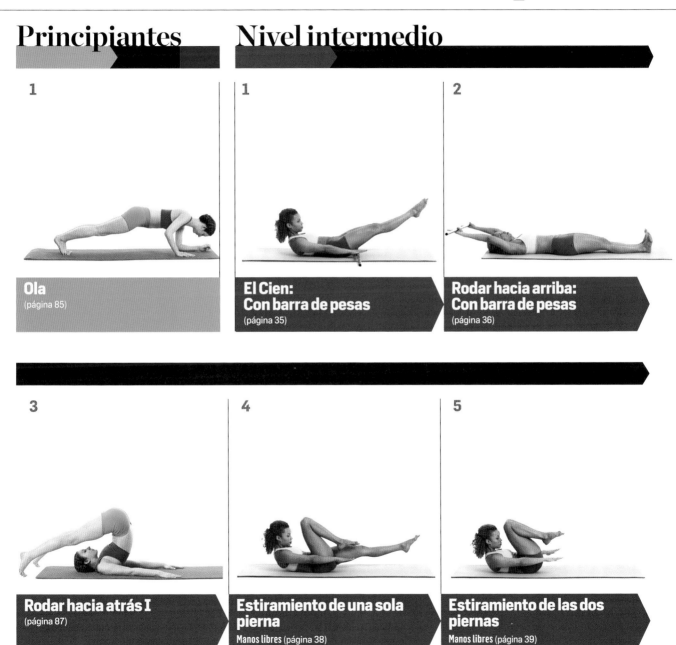

1

Ola
(página 85)

1

**El Cien:
Con barra de pesas**
(página 35)

2

**Rodar hacia arriba:
Con barra de pesas**
(página 36)

3

Rodar hacia atrás I
(página 87)

4

**Estiramiento de una sola
pierna**
Manos libres (página 38)

5

**Estiramiento de las dos
piernas**
Manos libres (página 39)

Brazos

Nivel intermedio *(continuación)*

6

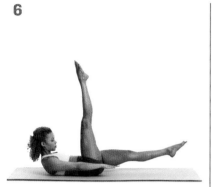

Estiramiento de una sola pierna recta
Manos libres (página 61)

7

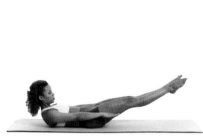

Estiramiento de las dos piernas rectas II
Manos libres (página 88)

8

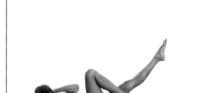

Flexiones entrecruzadas
(página 89)

12

Preparación I para el Salto del ángel
(página 42)

13

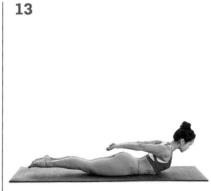

Patadas con las dos piernas
(página 66)

14

Giro de columna
(página 67)

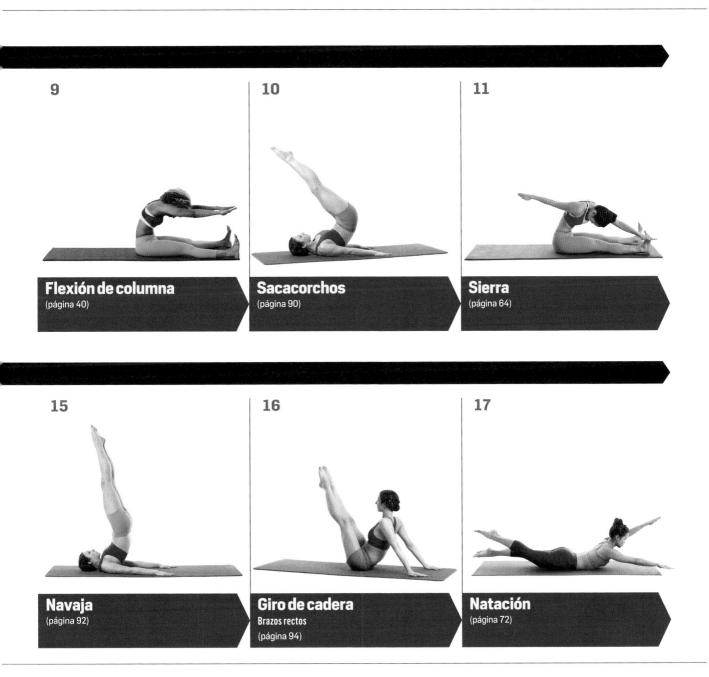

9

Flexión de columna
(página 40)

10

Sacacorchos
(página 90)

11

Sierra
(página 64)

15

Navaja
(página 92)

16

Giro de cadera
Brazos rectos
(página 94)

17

Natación
(página 72)

Brazos

Nivel intermedio *(continuación)*

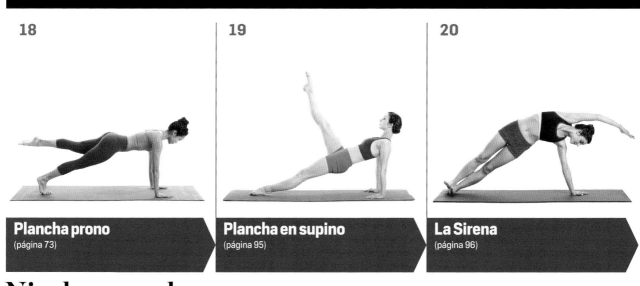

18

Plancha prono
(página 73)

19

Plancha en supino
(página 95)

20

La Sirena
(página 96)

Nivel avanzado

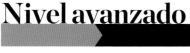

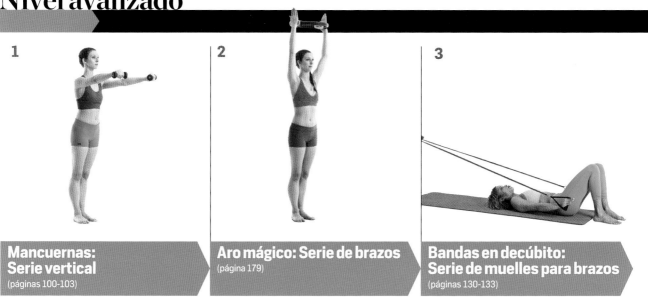

1

**Mancuernas:
Serie vertical**
(páginas 100-103)

2

Aro mágico: Serie de brazos
(página 179)

3

**Bandas en decúbito:
Serie de muelles para brazos**
(páginas 130-133)

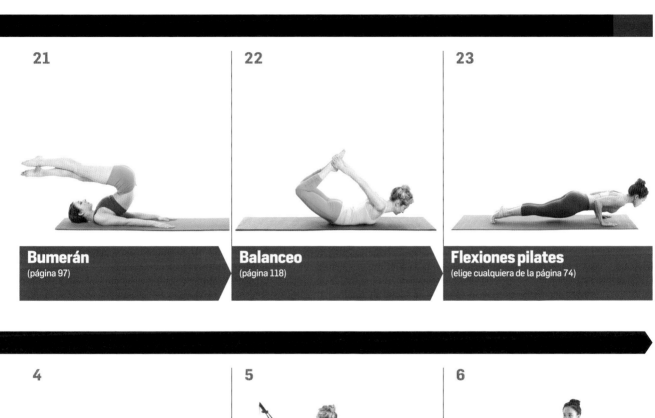

21

22

23

Bumerán
(página 97)

Balanceo
(página 118)

Flexiones pilates
(elige cualquiera de la página 74)

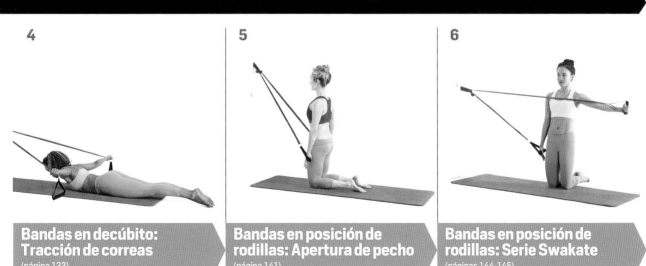

4

5

6

Bandas en decúbito: Tracción de correas
(página 133)

Bandas en posición de rodillas: Apertura de pecho
(página 141)

Bandas en posición de rodillas: Serie Swakate
(páginas 144-145)

Brazos

Nivel avanzado (*continuación*)

7

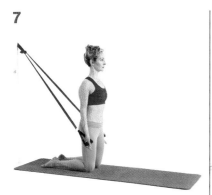

Bandas en posición de rodillas: Estiramiento de la espalda (página 142)

8

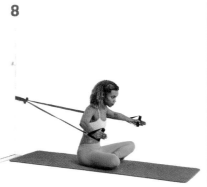

Bandas en posición sentada: Remo con abrazo
(página 139)

9

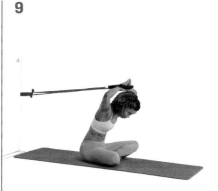

Bandas en posición sentada: Remo con afeitado
(página 138)

13

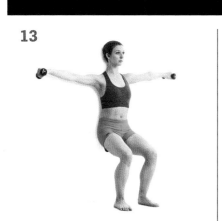

Pared:
Sentadillas con alas
(página 103)

14

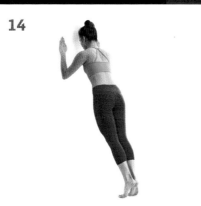

Pared:
Flexiones de pared
(página 80)

10

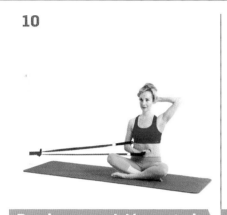

**Bandas en posición sentada:
Cierra-puertas:
Rotadores internos** (página 140)

11

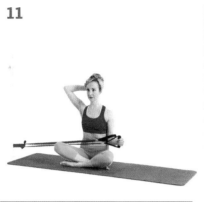

**Bandas en posición sentada:
Abre-puertas:
Rotadores externos** (página 140)

12

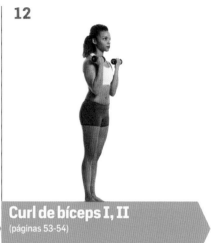

Curl de bíceps I, II
(páginas 53-54)

Muslos

Debido a nuestra forma de movernos a diario, hay músculos del muslo que se activan más que otros. Por ejemplo, caminar, correr y subir o bajar escaleras podría activar muchos más músculos de los que suele hacerlo. Sin embargo, la mayoría de la gente usa sobre todo los cuádriceps porque cree que es lo más fácil. Por supuesto, con el pilates adquieres una visión más amplia. Así pues, cuando empieces con la siguiente secuencia, asegúrate de que incluyes todos los músculos del muslo (los de la parte delantera, los de la trasera y los de los lados) para poder trabajar de manera equilibrada y eficiente.

MÚSCULOS PRINCIPALES DE LOS MUSLOS

- Los músculos de la corva o músculos isquiotibiales te ayudan a doblar la rodilla, mueven el muslo hacia atrás e inclinan la pelvis hacia atrás (como en las Patadas con una sola pierna, cuando se realizan de forma correcta).

- Cuádriceps femoral («cuádriceps», sin más): enderezan la rodilla, flexionan el muslo a nivel de la cadera, inclinan la pelvis hacia delante. («Aflojar las rodillas» significa reducir el trabajo de los cuádriceps y repartirlo un poco.)

- Los aductores mueven los muslos hacia la línea media («mantén los muslos bien pegados»).

- El grupo de abductores (tensor de la fascia lata, sartorio) aleja los muslos de la línea media (como en Patadas laterales: Arriba/Abajo).

Principiantes

1

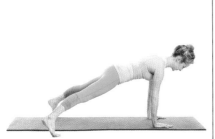

Saltos en plancha
(página 107)

2

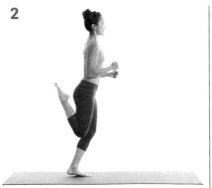

**Trote con Rodillas arriba/
Talones arriba**
(página 59)

3

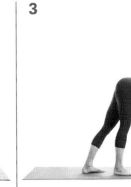

El Elefante
(página 57)

Nivel intermedio

4

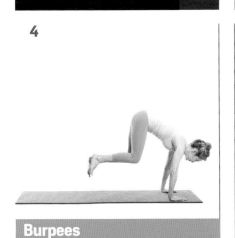

Burpees
(página 108)

1

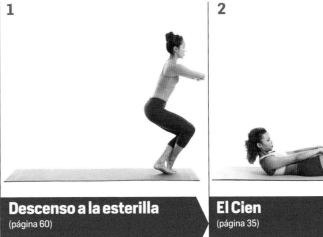

Descenso a la esterilla
(página 60)

2

El Cien
(página 35)

Muslos

Nivel intermedio *(continuación)*

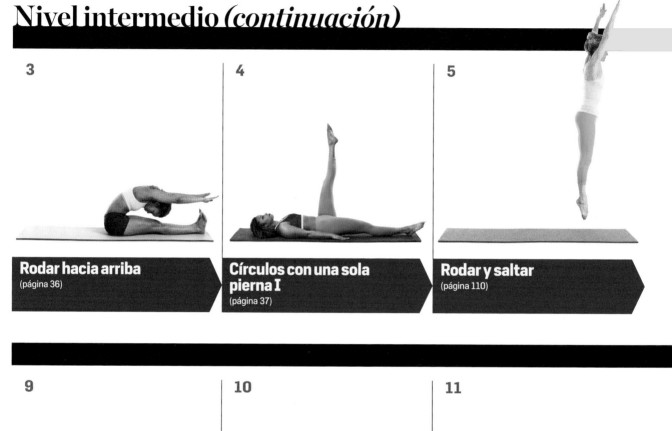

3

Rodar hacia arriba
(página 36)

4

Círculos con una sola pierna I
(página 37)

5

Rodar y saltar
(página 110)

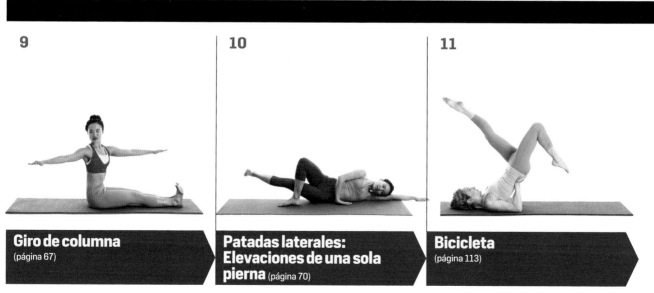

9

Giro de columna
(página 67)

10

Patadas laterales: Elevaciones de una sola pierna (página 70)

11

Bicicleta
(página 113)

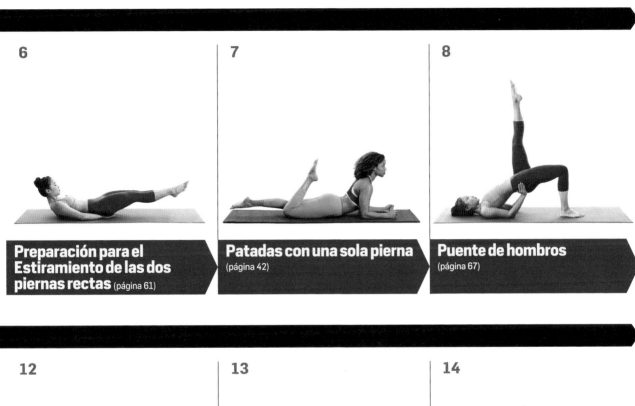

6

Preparación para el Estiramiento de las dos piernas rectas (página 61)

7

Patadas con una sola pierna (página 42)

8

Puente de hombros (página 67)

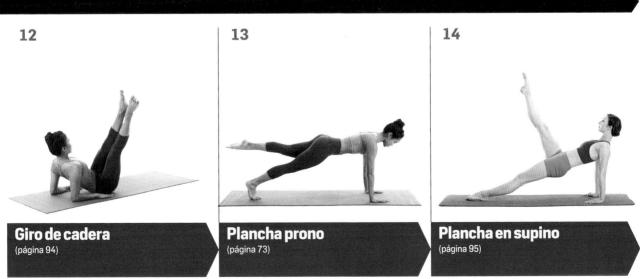

12

Giro de cadera (página 94)

13

Plancha prono (página 73)

14

Plancha en supino (página 95)

Muslos

Nivel intermedio *(continuación)*

Nivel avanzado

15

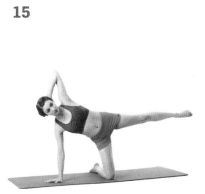

Patadas laterales en posición de rodillas
(página 95)

16

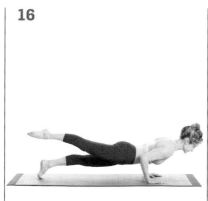

Flexiones con una sola pierna
(página 99)

1

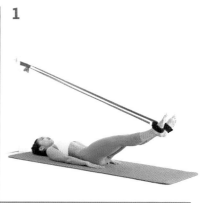

Bandas en decúbito: Muelles para piernas
(páginas 131-134)

5

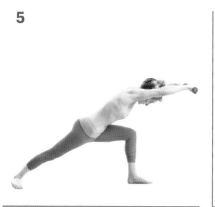

Mancuernas: Zancada larga
(página 103)

6

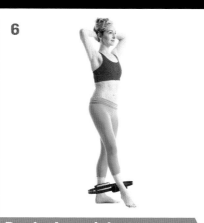

De pie: Aro mágico Entre los tobillos por delante
(página 180)

7

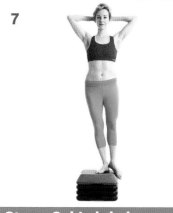

Steps: Subir de lado
(página 172)

2

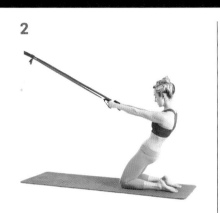

Bandas en posición de rodillas: Estiramiento de muslo (página 143)

3

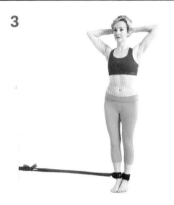

Bandas en posición vertical: Parte interna de los muslos (página 153)

4

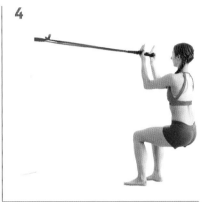

Bandas en posición vertical: Sentadillas (página 152)

8

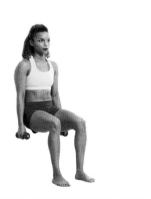

Pared: Sentadillas (página 51)

9

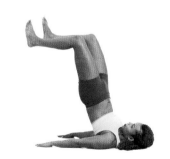

Elevaciones de cadera: Subir por la pared (página 195)

Piernas/Pies

La conexión entre las piernas y los pies es muy importante, ya que todos los patrones compensatorios que tienen lugar ahí abajo consiguen al final ascender hasta las rodillas, las caderas y demás zonas del cuerpo. Si mantienes la parte inferior de la pierna fuerte y flexible, tu conexión con la tierra estará bien arraigada y serás capaz de controlar los distintos bloques del cuerpo que se apilan por encima. En esta serie presta mucha atención a los pies: ponlos en punta y flexiónalos desde el tobillo siempre que puedas, y cuando estén apoyados en la esterilla, asegúrate de que todos los puntos del pie reciben la misma presión. Consulta el apartado «Conoce tus pies» de la página 189 para saber más sobre cómo presionar todos los puntos del pie.

MÚSCULOS PRINCIPALES DE LAS PIERNAS Y LOS PIES

- El grastrocnemio (más conocido como gemelo) y el sóleo (los músculos de las pantorrillas): ponen el pie en punta desde el tobillo; los gemelos, además, flexionan la rodilla.

- Peroneos (en la parte externa de la pierna): dos de estos músculos ponen el pie en punta, y otro de ellos lo flexiona. Los tres tuercen los tobillos hacia dentro y los estabilizan cuando están fuertes.

- Tibial y extensores (músculos de la espinilla): todos flexionan el pie al nivel del tobillo.

Pilates de precisión

Principiantes

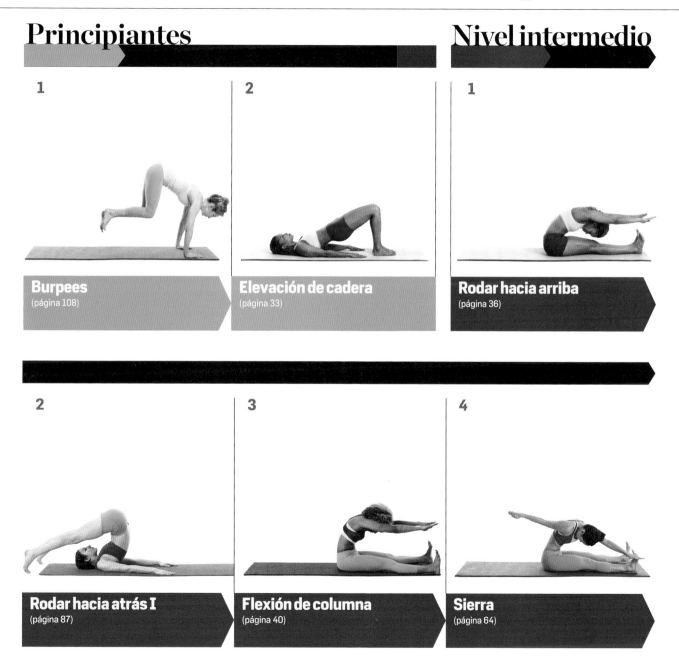

1

Burpees
(página 108)

2

Elevación de cadera
(página 33)

Nivel intermedio

1

Rodar hacia arriba
(página 36)

2

Rodar hacia atrás I
(página 87)

3

Flexión de columna
(página 40)

4

Sierra
(página 64)

Piernas/Pies

Nivel intermedio *(continuación)*

5

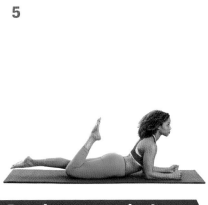

Patada con una sola pierna
(página 42)

6

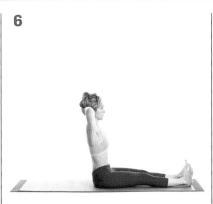

Tracción de cuello
(página 91)

7

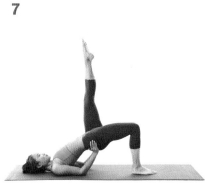

Puente de hombros
(página 67)

11

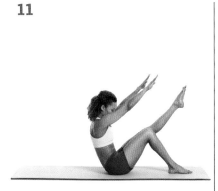

Preparación I para la Uve
(página 45)

12

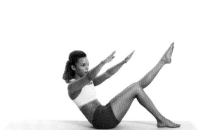

Preparación II para la Uve
(página 45)

13

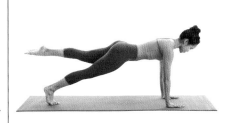

Plancha prono
(página 73)

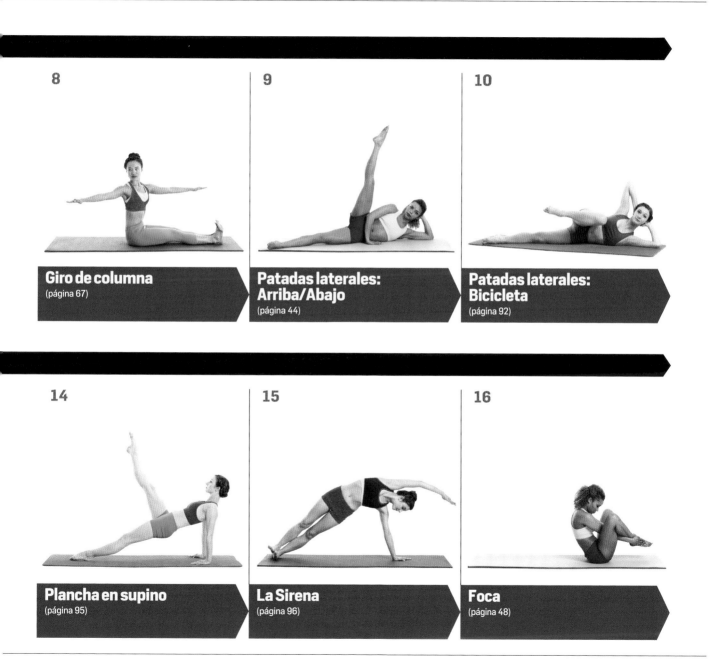

8

Giro de columna
(página 67)

9

**Patadas laterales:
Arriba/Abajo**
(página 44)

10

**Patadas laterales:
Bicicleta**
(página 92)

14

Plancha en supino
(página 95)

15

La Sirena
(página 96)

16

Foca
(página 48)

Piernas/Pies

Nivel intermedio (*continuación*)

Nivel avanzado

17

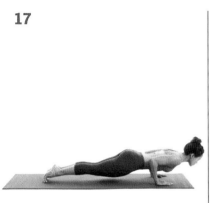

Flexiones pilates
(página 74)

18

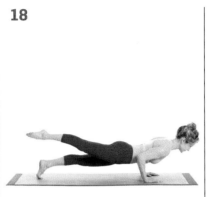

Flexiones con una sola pierna
(página 99)

1

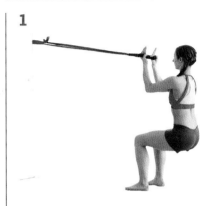

Bandas en posición vertical: Sentadillas
(página 152)

5

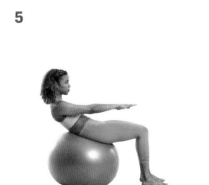

Fitball: Flexión hacia atrás
(página 156)

6

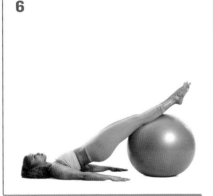

Fitball: Elevación pélvica
(página 163)

7

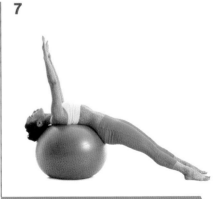

Fitball: Estiramiento de espalda sobre la pelota
(página 164)

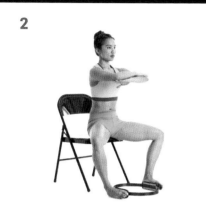

Sentada: Aro mágico entre los pies (o Tensatoner)
(página 177)

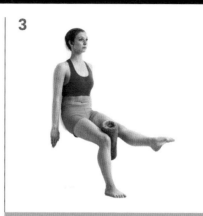

Pared: Sentadillas con una sola pierna
(página 194)

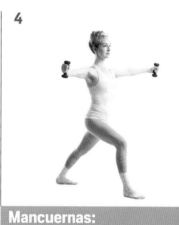

**Mancuernas:
Zancada**
(páginas 103, 121-123)

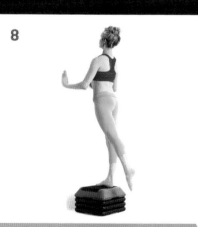

**Steps:
Subir hacia delante**
(página 171)

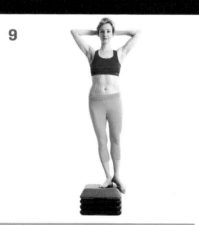

**Steps:
Subir de lado**
(página 172)

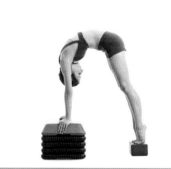

**Steps:
Trabajo de pies IV**
(página 174)

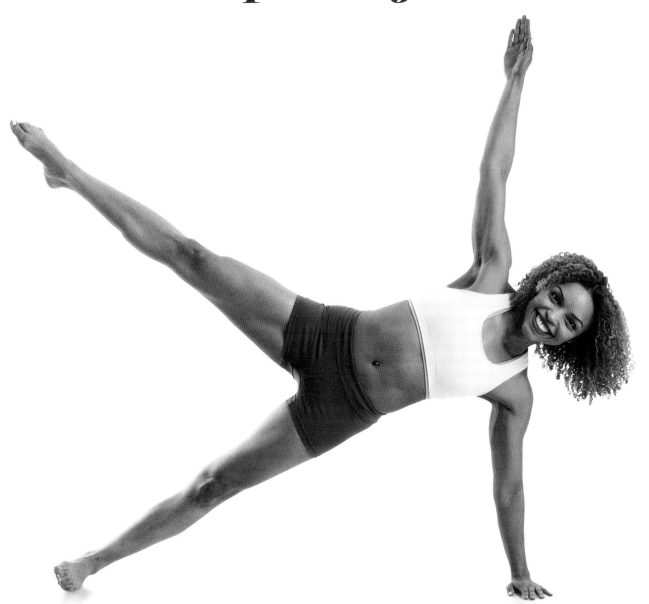

CAPÍTULO 7

Pilates por objetivos

Objetivos de fitness

Este capítulo está orientado hacia los objetivos. Deberías ser capaz de controlar tus progresos a medida que practiques. De hecho, es posible que quieras realizar unos pequeños test de habilidad (como cuánto tiempo puedes contener la respiración, o mantener la posición de plancha, etc.). Anota las respuestas. Después de realizar tres o cuatro veces a la semana las series que hayas seleccionado (¡más, si estás de humor!), echa un vistazo a las anotaciones y comprueba si avanzas hacia tu objetivo.

Para ayudarte a elegir las series con las que empezar, he creado un test rápido de concienciación. Si respondes sí a uno de los apartados, intenta realizar las rutinas correspondientes para ayudarte a mejorar en esa área. Si tienes que trabajar muchas categorías, sencillamente elige una en la que concentrarte ahora y comprueba si es la idónea.

Test de concienciación de fitness

1. Suelo tener frío a todas horas. A

2. Me quedo sin aire cuando subo un tramo de escaleras. A B

3. Tengo un trabajo que me obliga a permanecer sentada la mayor parte del día. A C

4. Suelo contener la respiración muchas veces al día o respirar de manera superficial. B

5. Mis hombros suelen encorvarse hacia delante, y mi pecho es ligeramente cóncavo.

6. Tengo flato (punzadas en los costados) si/cuando corro. B

7. No llego a la parte de la espalda que queda entre los omóplatos. C

8. Me siento rígida la mayor parte del tiempo. C

9. No soy capaz de tocarme la punta de los pies. C

10. Me toco la punta de los pies sin problema. D

11. Todos mis amigos me llaman patosa. D

12. Soy incapaz de hacer una flexión.

13. Tropiezo muchas veces con las cosas. D

A = **Aumentar la quema de calorías**
B = **Serie para mejorar la resistencia**
C = **Serie para mejorar la flexibilidad**
D = **Serie para mejorar la fuerza**

Pilates por objetivos

Principiantes

1

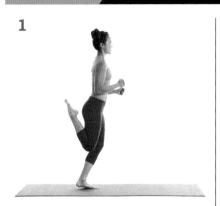

Trote con rodillas arriba/ talones arriba
(página 59)

2

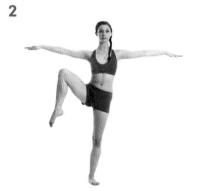

Saltos en plancha
(página 107)

3

El Elefante
(página 57)

4

Rodar como una bala de cañón
(página 110)

5

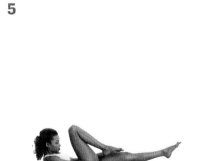

Estiramiento de una sola pierna
Manos libres (página 38)

6

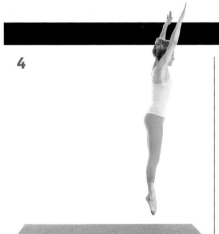

Estiramiento de las dos piernas
Manos libres (página 39)

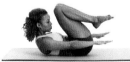

Nivel intermedio

1

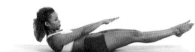

El Cien
(página 35)

2

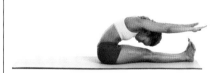

Rodar hacia arriba
(página 36)

3

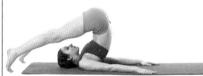

Rodar hacia atrás I
(página 87)

7

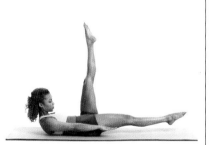

Estiramiento de una sola pierna recta
Manos libres (página 61)

8

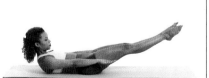

Preparación para Estiramiento de las dos piernas rectas Manos libres (página 61)

9

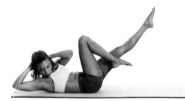

Flexiones entrecruzadas
(página 89)

Nivel intermedio (continuación)

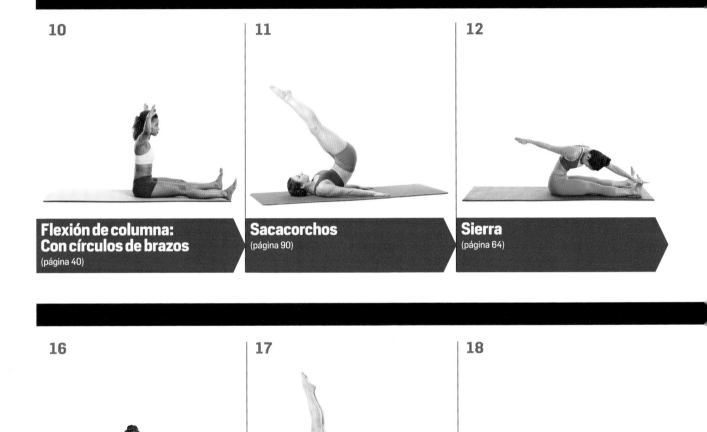

10

**Flexión de columna:
Con círculos de brazos**
(página 40)

11

Sacacorchos
(página 90)

12

Sierra
(página 64)

16

Giro de columna
(página 67)

17

Navaja
(página 92)

18

Uve III
(página 94)

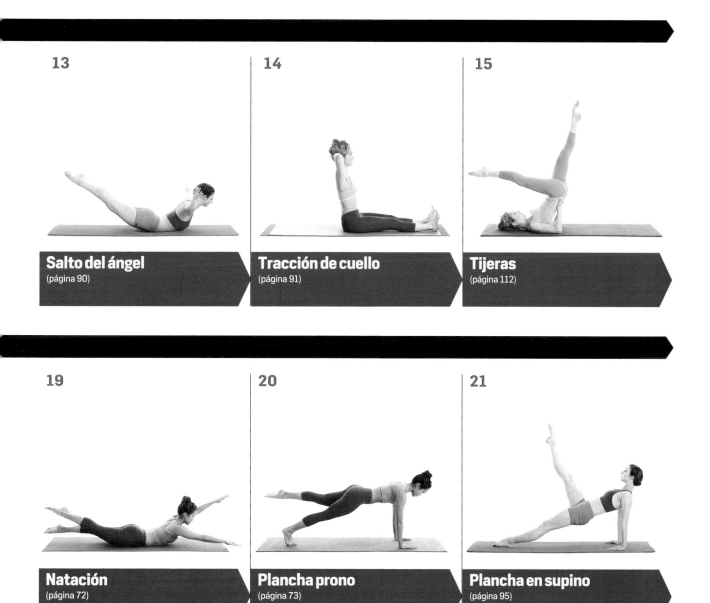

13

Salto del ángel
(página 90)

14

Tracción de cuello
(página 91)

15

Tijeras
(página 112)

19

Natación
(página 72)

20

Plancha prono
(página 73)

21

Plancha en supino
(página 95)

Pilates por objetivos

Nivel intermedio *(continuación)*

22

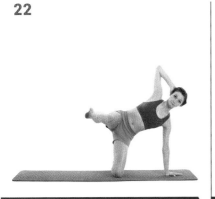

Patadas laterales en posición de rodillas
(página 95)

23

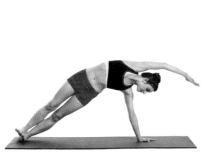

La Sirena
(página 96)

24

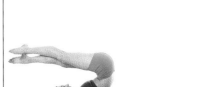

Bumerán
(página 97)

Nivel avanzado

27

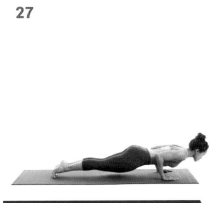

Flexiones pilates
(página 74)

28

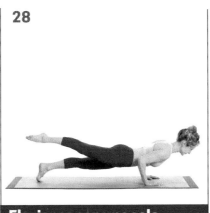

Flexiones con una sola pierna
(página 99)

1

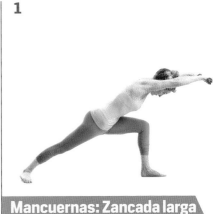

Mancuernas: Zancada larga
(página 103)

TRUCO DEL ENTRENADOR

Otro factor a la hora de incrementar tu capacidad de oxígeno (VO2 máximo) es aumentar la densidad mitocondrial dentro de las células musculares. «Las mitocondrias son las pequeñas centrales de energía de la célula, que permiten la conversión del oxígeno en energía. Cuantas más mitocondrias tengas, más oxígeno podrás utilizar. La mayoría de las investigaciones demuestran que son los esfuerzos cortos e intensos los que mejoran la densidad mitocondrial, y que en realidad no obtienes muchos beneficios después de entrenar más de una hora a baja intensidad», asegura Ben Greenfield, experto entrenador de triatletas.

25

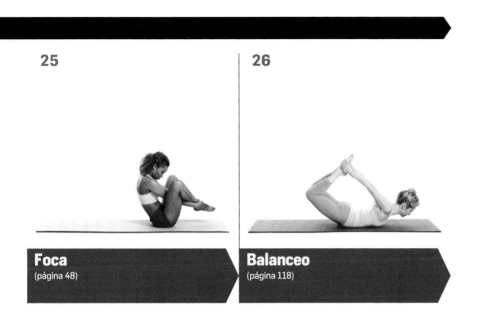

Foca
(página 48)

26

Balanceo
(página 118)

2

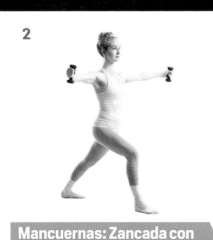

Mancuernas: Zancada con abrazo
(página 123)

3

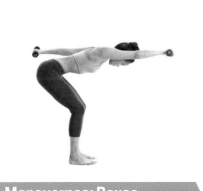

Mancuernas: Boxeo
(página 77)

4

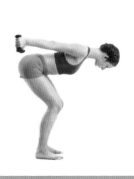

Mancuernas: Extensión de tríceps
(página 100)

Pilates por objetivos

Principiantes

1

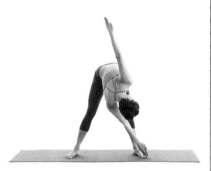

Sierra vertical
(página 58)

2

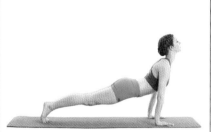

Combo elevación-estiramiento
(página 86)

3

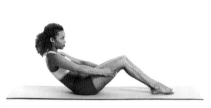

Rodar hacia atrás
(página 32)

4

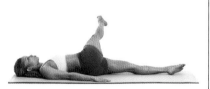

Círculos con una sola pierna I
(página 37)

5

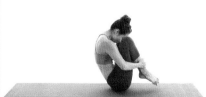

Rodar como una pelota
(página 60)

6

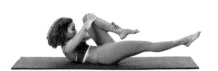

Estiramiento de una sola pierna
(página 38)

Nivel intermedio

1

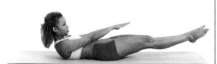

El Cien
(página 35)

2

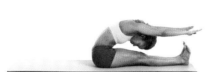

Rodar hacia arriba
(página 36)

3

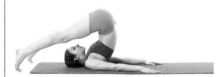

Rodar hacia atrás I
(página 87)

7

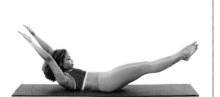

Estiramiento de las dos piernas
(página 39)

8

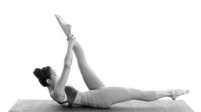

Estiramiento de una sola pierna recta
(página 61)

9

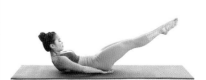

Preparación para el Estiramiento de las dos piernas rectas
(página 61)

Nivel intermedio (continuación)

10

Flexiones entrecruzadas
(página 89)

11

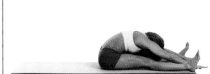

Flexión de columna
(página 40)

12

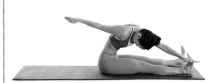

Sierra
(página 64)

16

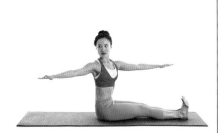

Giro de columna
(página 67)

17

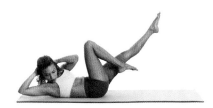

Navaja
(página 92)

18

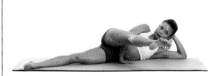

**Patadas laterales:
Adelante/Atrás**
(página 43)

13

14

15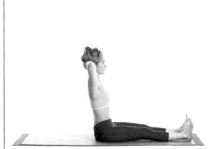

Preparación I para el Salto del ángel
(página 42)

Preparación II para el Salto del ángel
(página 65)

Tracción de cuello
(página 91)

19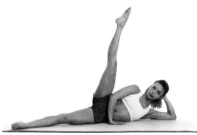

20

21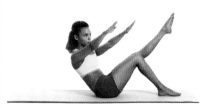

Patadas laterales: Arriba/ Abajo
(página 44)

Patadas laterales: Elevaciones de las dos piernas (página 70)

Preparación II para la Uve
(página 45)

Nivel intermedio (*continuación*)

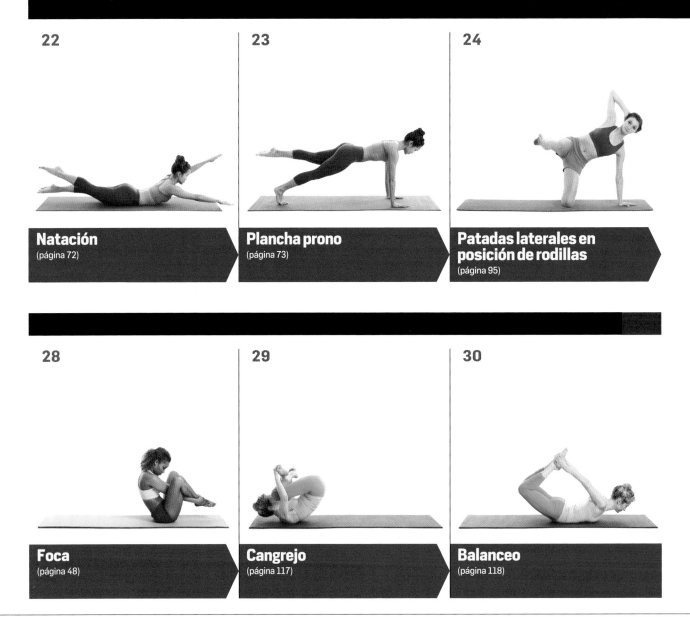

22

Natación
(página 72)

23

Plancha prono
(página 73)

24

Patadas laterales en posición de rodillas
(página 95)

28

Foca
(página 48)

29

Cangrejo
(página 117)

30

Balanceo
(página 118)

25

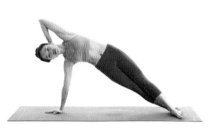

Preparación II para la Sirena
(página 73)

26

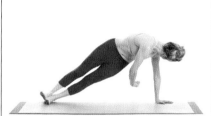

La Sirena: Giro
(página 115)

27

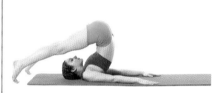

Bumerán
(página 97)

Nivel avanzado

1

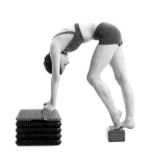

Steps: Carrera
(página 175)

2

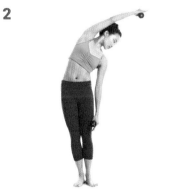

Mancuernas: La Sirena
(página 75)

3

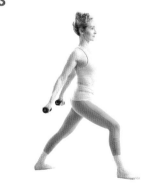

Mancuernas: Zancada con apertura de pecho y torsión de brazos (página 122)

Nivel avanzado (*continuación*)

4

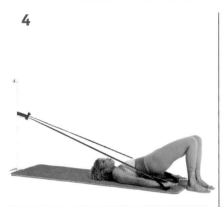

Bandas en decúbito: Decúbito supino. Expansión de pecho (página 131)

5

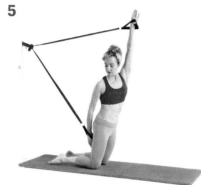

Bandas en posición de rodillas: Mariposa (página 143)

6

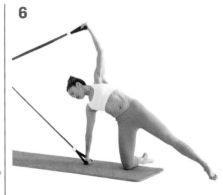

Bandas en posición de rodillas: La Sirena. Círculos de brazos (página 146)

7

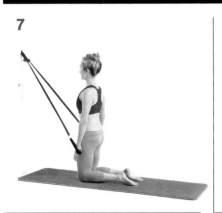

Bandas en posición de rodillas: Expansión de pecho (página 141)

8

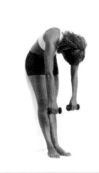

Pared: Roll-down con mancuernas (página 52)

Principiantes

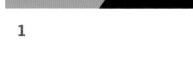

1

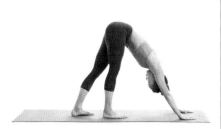

El Elefante
(página 57)

2

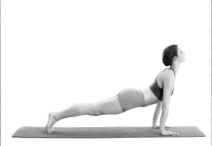

Combo elevación-estiramiento
(página 86)

3

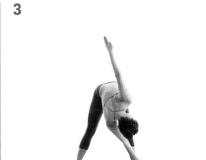

Sierra vertical
(página 58)

Nivel intermedio

4

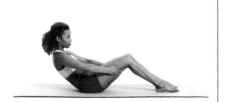

Rodar hacia atrás
(página 32)

1

El Cien
(página 35)

2

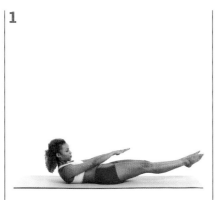

Rodar hacia arriba
(página 36)

Nivel intermedio *(continuación)*

3

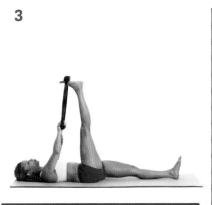

Círculos con una sola pierna con Estiramiento preparatorio (página 37)

4

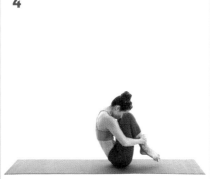

Rodar como una pelota (página 60)

5

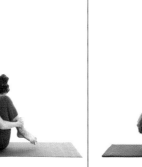

Estiramiento de una sola pierna (página 38)

9

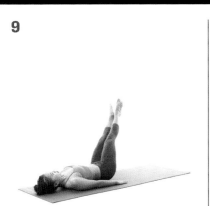

Preparación II para el Sacacorchos (página 62)

10

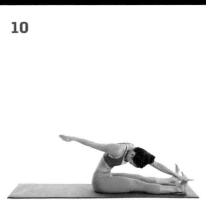

Sierra (página 64)

11

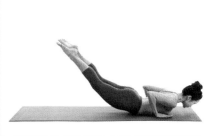

Preparación II para el Salto del ángel (página 65)

6

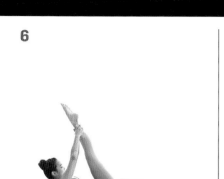

Estiramiento de una sola pierna recta
(página 61)

7

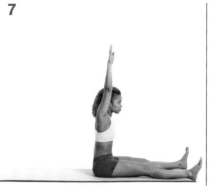

Flexión de columna: Con círculos de brazos
(página 40)

8

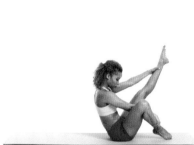

Preparación I para la Mecedora con piernas abiertas (página 41)

12

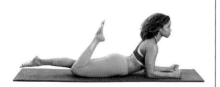

Patadas con una sola pierna
(página 42)

13

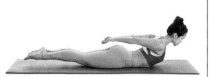

Patadas con las dos piernas
(página 66)

14

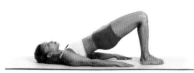

Elevación de cadera
(página 33)

Nivel intermedio *(continuación)*

15

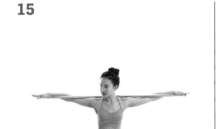

**Giro de columna:
Con barra de pesas**
(página 67-68)

16

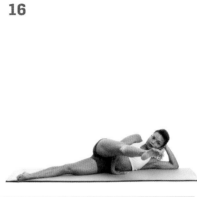

**Patadas laterales:
Adelante/Atrás**
(página 43)

17

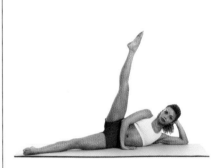

**Patadas laterales:
Arriba/abajo**
(página 44)

Nivel avanzado

21

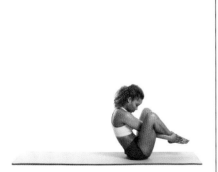

Foca
(página 48)

22

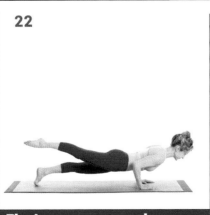

**Flexiones con una sola
pierna**
(página 99)

1

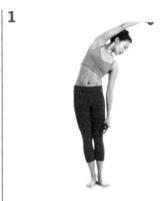

Mancuernas: Sirena
(página 75)

18

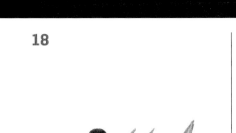

Preparación II para la Uve
(página 45)

19

Natación
(página 72)

20

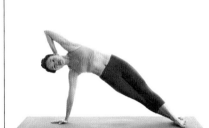

Preparación II para la Sirena
(página 73)

2

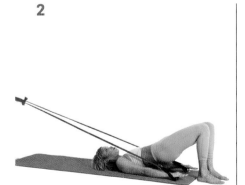

**Bandas en decúbito:
Decúbito supino: Expansión
de pecho** (página 131)

3

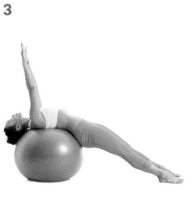

**Fitball: Estiramiento de
espalda sobre la pelota**
(página 164)

4

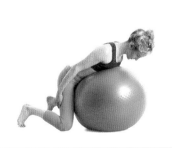

Fitball: Cisne
(página 160)

Pilates por objetivos

Nivel avanzado (*continuación*)

5

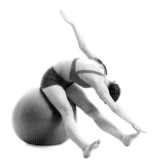

**Fitball:
Sierra**
(página 159)

6

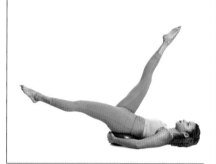

**Pelota mediana:
Serie de piernas**
(páginas 168-170)

7

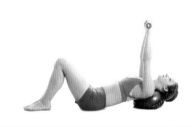

**Pelota mediana:
Serie de brazos**
(páginas 166-167)

8

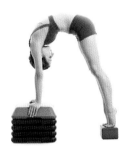

**Steps:
Trabajo de pies IV**
(página 174)

9

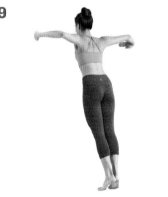

**Pared:
Flexiones de rincón**
(página 193)

10

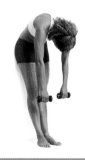

**Pared:
Roll-down con mancuernas**
(página 193)

Principiantes
Nivel intermedio

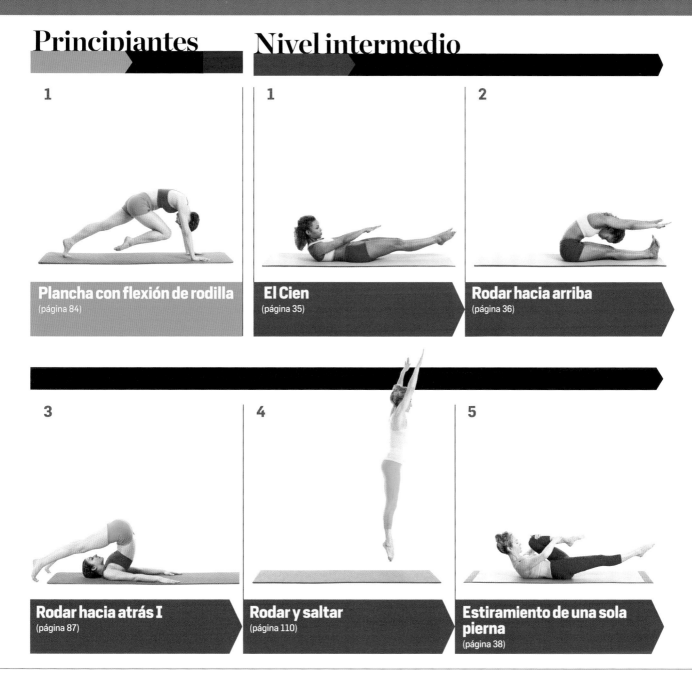

1

Plancha con flexión de rodilla
(página 84)

1

El Cien
(página 35)

2

Rodar hacia arriba
(página 36)

3

Rodar hacia atrás I
(página 87)

4

Rodar y saltar
(página 110)

5

Estiramiento de una sola pierna
(página 38)

Nivel intermedio (continuación)

6

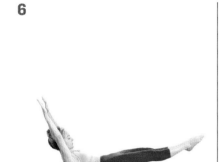

Estiramiento de las dos piernas
(página 39)

7

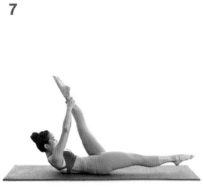

Estiramiento de una sola pierna recta
(página 61)

8

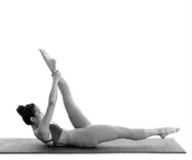

Estiramiento de las dos piernas rectas II (página 88)

12

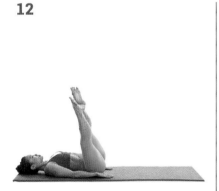

Preparación II para el Sacacorchos
(página 62)

13

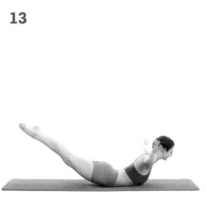

Salto del ángel
(página 90)

14

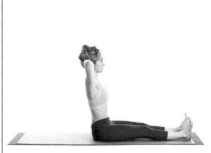

Tracción de cuello
(página 91)

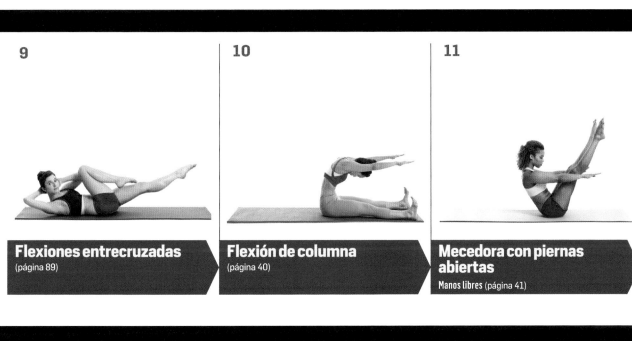

9

Flexiones entrecruzadas
(página 89)

10

Flexión de columna
(página 40)

11

Mecedora con piernas abiertas

Manos libres (página 41)

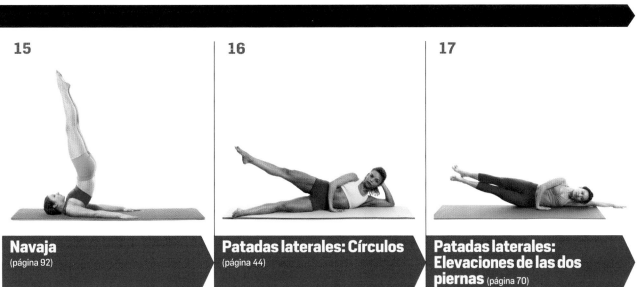

15

Navaja
(página 92)

16

Patadas laterales: Círculos
(página 44)

17

Patadas laterales: Elevaciones de las dos piernas (página 70)

Nivel intermedio (continuación)

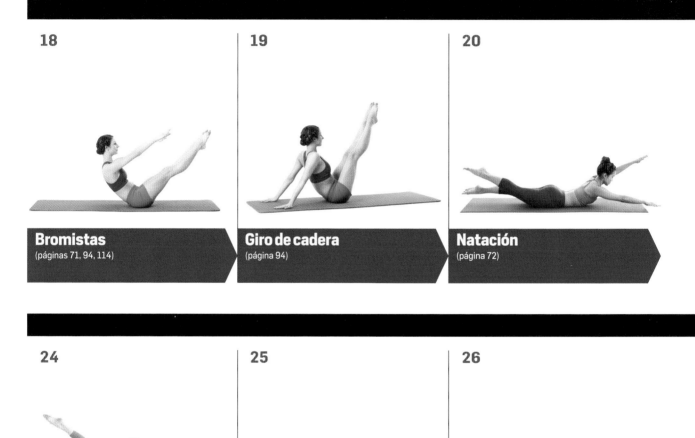

18

Bromistas
(páginas 71, 94, 114)

19

Giro de cadera
(página 94)

20

Natación
(página 72)

24

Bicicleta
(página 113)

25

La Sirena
(página 96)

26

Bumerán
(página 97)

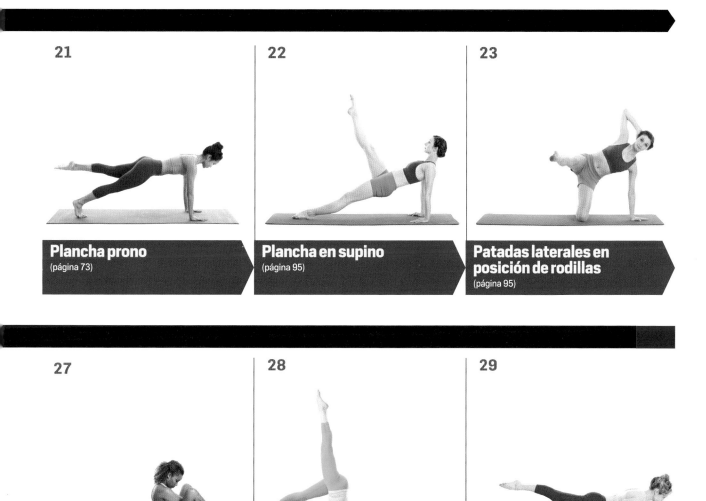

21

Plancha prono
(página 73)

22

Plancha en supino
(página 95)

23

Patadas laterales en posición de rodillas
(página 95)

27

Foca
(página 48)

28

Control y equilibrio
(página 119)

29

Flexiones con una sola pierna
Mantén el equilibrio
(página 99)

Pilates por objetivos

Nivel avanzado

1

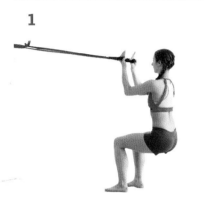

Bandas en posición vertical: Sentadillas
(página 152)

2

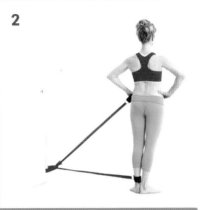

Bandas en posición vertical: Parte interna de los muslos
(página 153)

3

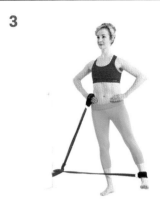

Bandas en posición vertical: Parte externa de los muslos
(página 154)

7

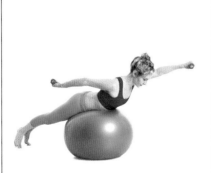

Fitball: Natación
(página 161)

8

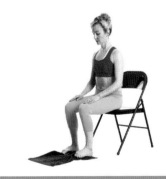

Fitball: Mancuernas en la pelota
(página 165)

9

Corrector de pie: Ejercicio del paño de cocina
(página 190)

4

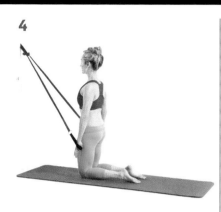

Bandas en posición de rodillas: Expansión de pecho
(página 141)

5

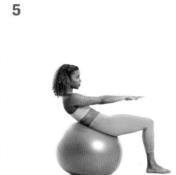

Fitball: El Cien
(página 157)

6

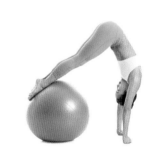

Fitball: Elevaciones de cadera
(página 164)

10

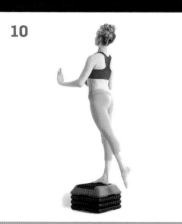

Steps: Subir hacia delante
(página 171)

11

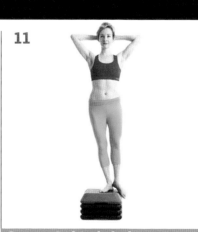

Steps: Subir de lado
(página 172)

12

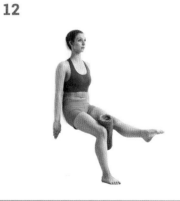

Pared: Sentadillas con una sola pierna
(página 104)

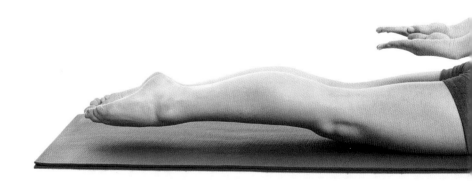

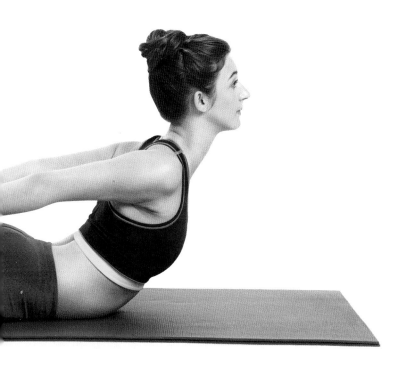

El papel utilizado para la impresión de este libro
ha sido fabricado a partir de madera
procedente de bosques y plantaciones
gestionados con los más altos estándares ambientales,
garantizando una explotación de los recursos
sostenible con el medio ambiente
y beneficiosa para las personas.
Por este motivo, Greenpeace acredita que
este libro cumple los requisitos ambientales y sociales
necesarios para ser considerado
un libro «amigo de los bosques».
El proyecto «Libros amigos de los bosques» promueve
la conservación y el uso sostenible de los bosques,
en especial de los Bosques Primarios,
los últimos bosques vírgenes del planeta.

Papel certificado por el Forest Stewardship Council®

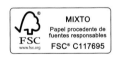